JN117268

START
なかなか赤ちゃんが授からない。不妊治療、
考えた方がいいかな？そう思っているご夫婦に。

SEMINAR
病院は、どこにしたらいいのかしら？
病院選び、医師選びに迷ったときに。

TREATMENT
どう治療を進めたらいいの？ 自分たちにあった
治療を探すとき。治療法の選択に迷ったときに。

EACH OTHER
治療しても妊娠しない…。
ふたりが行き詰まったと感じたとき、お互いのために。

MALE
男性にも不妊原因がある夫婦は、約半数。
検査や治療は、どこで？ なにを？ また夫の役割は？

HEALTH
からだと心はひとつ。ストレスが膨らんで、
とても辛いとき。夫婦が毎日を楽しく過ごすために。

PREGNANCY
妊娠した！ という喜びの日が出産へと続くように。
次の治療周期を最後にするために。

MIND
妊娠しやすいからだづくりは、大切な要素。
では、なにをすればいいの？ みんなが知りたいこと！

不妊治療情報センター

funin.info

不妊治療の先生に
聞いてみた！

TWITTER　FACEBOOK　LINE

Twitter や Facebook、LINE からも情報発信しています。ぜひ、お友達登録してくださいね。

不安と疑問の少ない治療を受けるために

パパ＆ママになりたい！そう願うご夫婦のために、私たちは不妊治療から妊娠、出産に関する情報を提供しています。
不妊治療を行う医療者と治療を受けるご夫婦の架け橋となるよう「i-wish ママになりたい」とポータルサイト不妊治療情報センター・funin.info(www.funin.info) で、不妊に関すること、治療に関すること、病院に関することなど、さまざまな情報を提供し、また全国の体外受精実施施設も一覧紹介しています。

治療を考えているご夫婦にオススメ！
セミナー＆説明会に行ってみよう

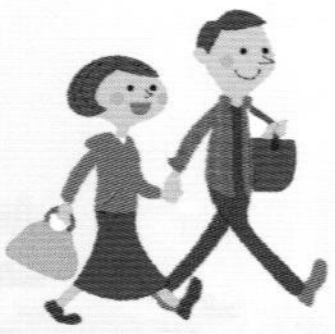

見つけよう！私たちにあったクリニック

企画・編集／不妊治療情報センター funin.info（CION corporation）
スタッフ／谷高哲也、松島美紀、土屋恵子、織戸康雄、塚田寛人、福井奈穂子、福田礼花　編集協力／織原靖子、石川ハル、眞部やよい　イラスト／植木美江

不妊治療と先進医療

CONTENTS

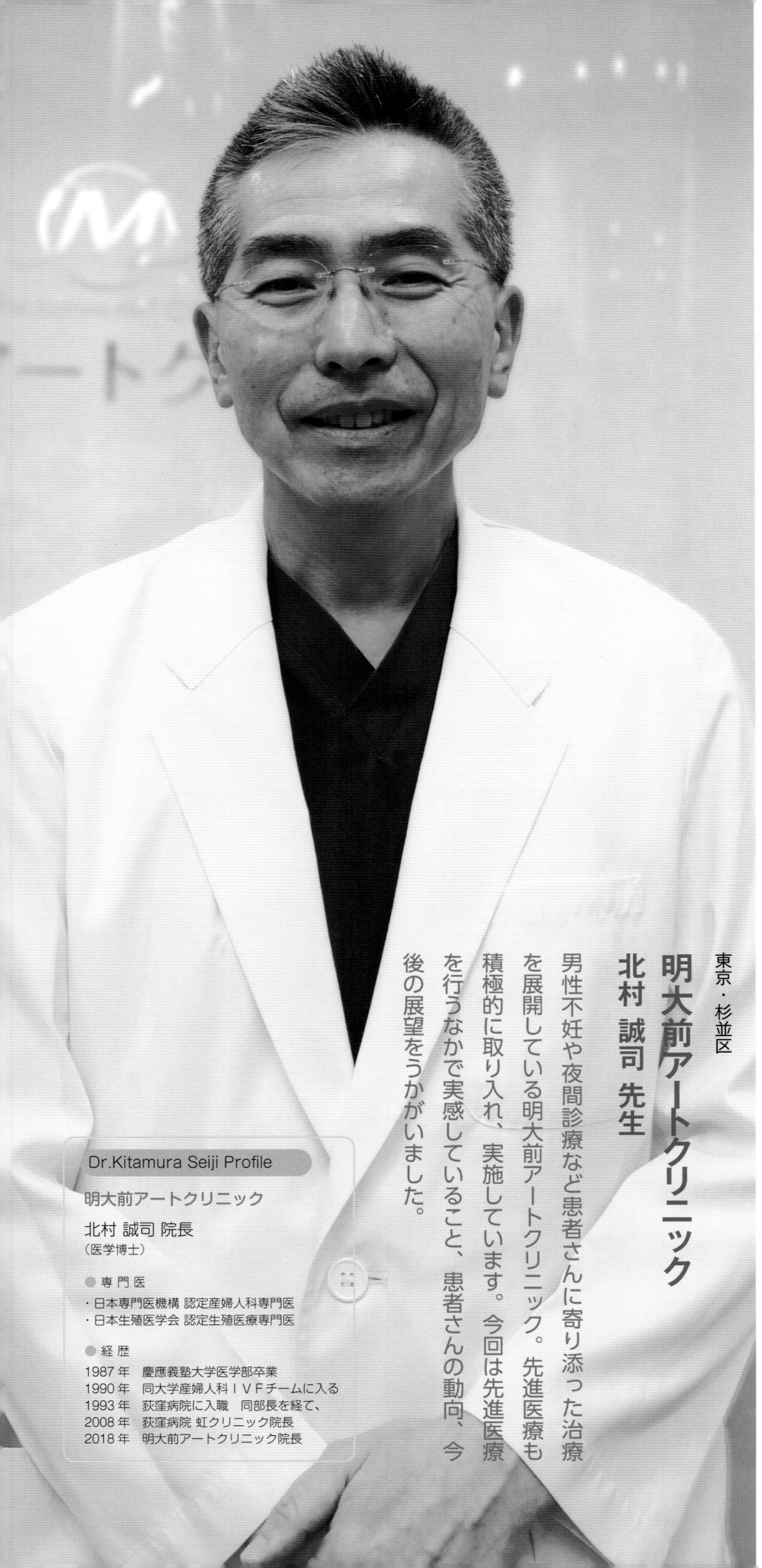

明大前アートクリニックでも、保険診療とともに先進医療を受けることができます

なかなか結果が出ないなら 選択肢のひとつとして 自分に適した先進医療を！

東京・杉並区

明大前アートクリニック 北村 誠司 先生

男性不妊や夜間診療など患者さんに寄り添った治療を展開している明大前アートクリニック。先進医療も積極的に取り入れ、実施しています。今回は先進医療を行うなかで実感していること、患者さんの動向、今後の展望をうかがいました。

Dr.Kitamura Seiji Profile

明大前アートクリニック

北村 誠司 院長
（医学博士）

● 専門医

・日本専門医機構 認定産婦人科専門医
・日本生殖医学会 認定生殖医療専門医

● 経歴

1987年　慶應義塾大学医学部卒業
1990年　同大学産婦人科ＩＶＦチームに入る
1993年　荻窪病院に入職　同部長を経て、
2008年　荻窪病院 虹クリニック院長
2018年　明大前アートクリニック院長

保険診療のオプション的な医療技術となる治療と検査

先進医療は、不妊治療を保険診療で受ける時に、併用して受けることを厚生労働省が認めている検査や治療などの医療技術のことで、現在、全額自己負担となる治療です。将来的には、保険適用が認められることも考えられるのですが、そのためには更なるエビデンスが必要になります。

先進医療にはAとBがあり、ともに厚生労働省が認めた施設でしか先進医療として受けることができません。違いは、先進医療Aは、保険診療になっている検査や治療などに比べると、エビデンスが不足しているけれど、一定の効果が認められています。これに対し、先進医療Bは臨床研究をしながら効果を確認して評価するための医療で、実施施設が限定されています。

先進医療は妊娠しやすくするための治療!?

不妊治療における先進医療の位置づけは、適応する患者さまがより妊娠しやすくなるよう行う検査や治療、医療技術だと思ってください。

当院で実施している先進医療は、PICSI、タイムラプスインキュベーター、SEET法、ERA検査、子宮内膜スクラッチ法、子宮内フローラ検査、二段階胚移植です。

タイムラプス、ERA検査の希望者は多い

実際に患者さまが一番利用されるのはタイムラプスインキュベーターです。採卵したあと、受精やその後の受精卵（胚）の発育状況を撮影して確認できるので、患者さまからの希望は高く、実施頻度はとても多いです。

そのほか、治療をしてもなかなか妊娠しない時にERA検査を行ったり、子宮内フローラ検査をする方も多くいらっしゃいます。

先進医療の申請はしていませんが、ERA検査や子宮内フローラ検査と同様の特徴を持つERPeak、EMMAやALICEなどの検査を自由診療で選択される方もいらっしゃいます。

保険診療と併用して受けられることが大きなメリット

治療をしていてもなかなか妊娠にいたらない時に、これらの先進医療があること、そしてその方法をひと通りご説明します。その中で、何が適しているかというアドバイスもしています。

ただ、かなり高額なものもあるため、患者さまに適しているだろう検査の中で、費用的にも受けやすいものを選択するケースが多いですね。

今は保険診療をしている方が多いですから、治療先で保険診療と併用して受けられる医療技術か否かも重要なポイントとなってきます。

同じ先進医療の項目でも、クリニックが厚生労働省に届け出を出し、認められた技術のみ、そのクリニック内で受けることができるからです。

いつ受けるかも大切 40歳以上は早めに

最近、ERA検査の結果に基づいて移植日をずらすことで妊娠される方が複数いらっしゃいました。

ERA検査を受ける方は多いのですが、40歳以上の方は早めに受けることをおすすめします。

というのも、40歳以上ですと保険が使えるのは移植3回までと定められています。

反復して妊娠しなかった場合は、次の移植前にERA検査を検討するといいでしょう。当院では40歳以上のカップルには特におすすめをしている先進医療です。

保険適用が認められる先進医療も出てくると思います

今後の予測として、数年後にはPGT-Aが保険適用になるかもしれません。そして、現在、先進医療に位置づけられているものの中から保険適用になるものもあるかと思います。

そのカギを握っているのが実施件数やエビデンスでしょう。

保険適用が認められるものがある一方で、先進医療から外れていくものもあるかもしれません。

どの先進医療の項目を受けるのか、迷ったら主治医に相談をしましょう

先進医療は、不妊治療を受けていてもなかなか妊娠しない方向けの医療です。したがって、妊娠を妨げている理由には何が考えられるのか、どのような対策が考えられるのかをよく確認することが大切です。

そこを踏まえた上で、自分に合った先進医療を選択しましょう。

もちろん、どの先進医療を受けるかは患者さまご自身が判断することですが、主治医のアドバイスも参考になると思います。

気になる点はぜひ医師に確認してください。

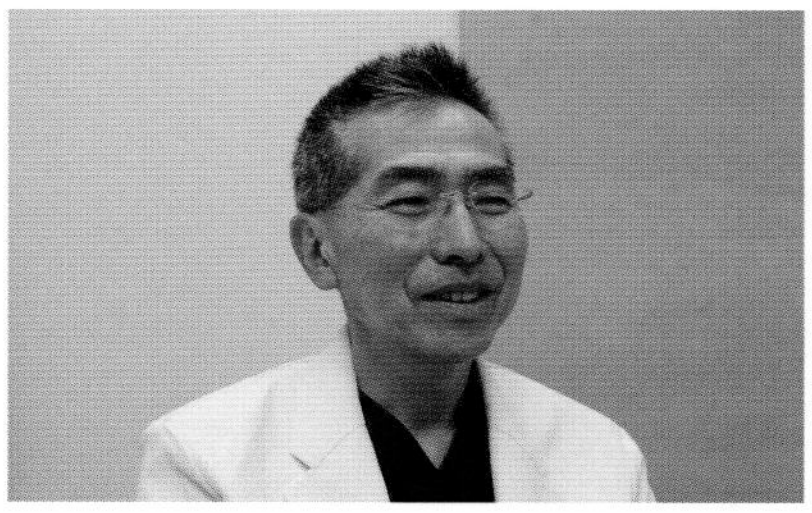

「タイミング療法から人工授精、体外受精まで視野に入れて通っていただける不妊専門のクリニック。子どもを授かりたい皆さまのお手伝いが出来るよう、ベストを尽くします」と患者さんに向けて抱負を語る北村先生。

明大前アートクリニック

電話番号．03-3325-1155

診療科目／婦人科（生殖医療）・婦人科

受付時間	月	火	水	木	金	土	日/祝
午前 9:30～12:30	●	●	●	●	●	●	ー
午後 15:30～20:00	●	●※	●	●※	●	●※	ー

休 診 日／日・祝日 詳細は、HPなどでご確認ください

注 ※ ／火木 PM:18:00 終了　土 PM:17:00 終了

変更情報等、HPでの確認をお願いします。

https://www.meidaimae-art-clinic.jp

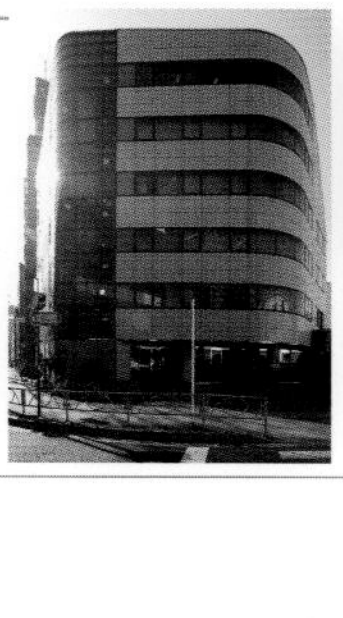

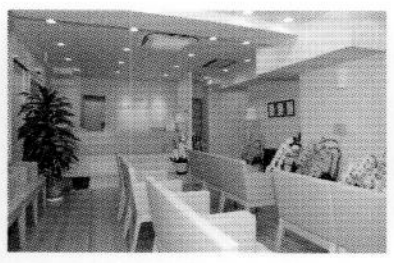

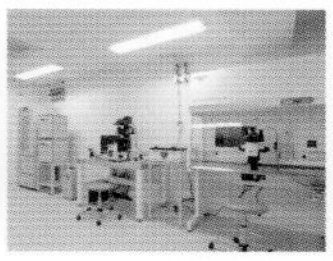

〒168-0063
東京都杉並区和泉 2-7-1 甘酒屋ビル 2F
京王井の頭線　明大前駅より　徒歩 5 分

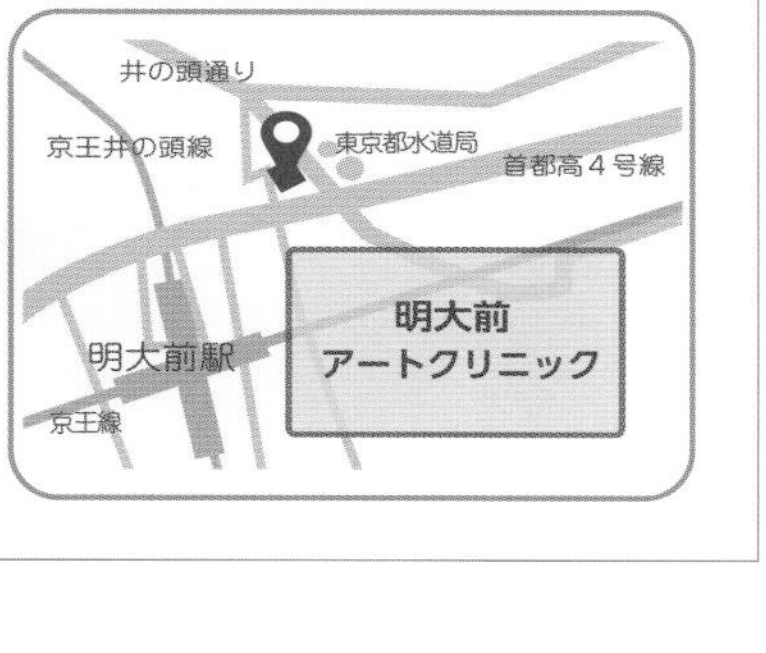

どんな時に受ければ良いの？

不妊治療と先進医療

体外受精に保険が適用されるようになり1年が過ぎました。

年齢制限や回数制限があるなかで妊娠を成立させるためには標準治療以外の医療技術が必要なこともあります。なかでも先進医療は、保険診療で受ける体外受精のアドオンとして期待されています。

医療技術は、精子調整、胚培養、移植、着床に関することがあり、その1つひとつに適応があり、誰でも受けられるというわけではありません。また、体外受精を行う病院やクリニックなら、どこでも受けられるというわけでもありません。

それぞれの先進医療技術について、どのような人が対象で、どのような医療技術なのか、またどのような効果があるのかをお伝えし、よりよい環境で体外受精を受けるための参考となるよう紹介します。

● **受精**に関する先進医療

IMSI

PICSI

● **精子選別**に関する先進医療

ZyMōt

胚培養に関する先進医療

- タイムラプス

着床環境に関する先進医療

- ERA検査
- EMMA／ALICE検査
- ERPeak検査
- 子宮内フローラ
- 子宮内膜スクラッチ

胚移植に関する先進医療

- SEET法
- 二段階胚移植法

反復着床不全に関する先進医療

- タクロリムス投与療法

着床前胚に関する先進医療

- PGT

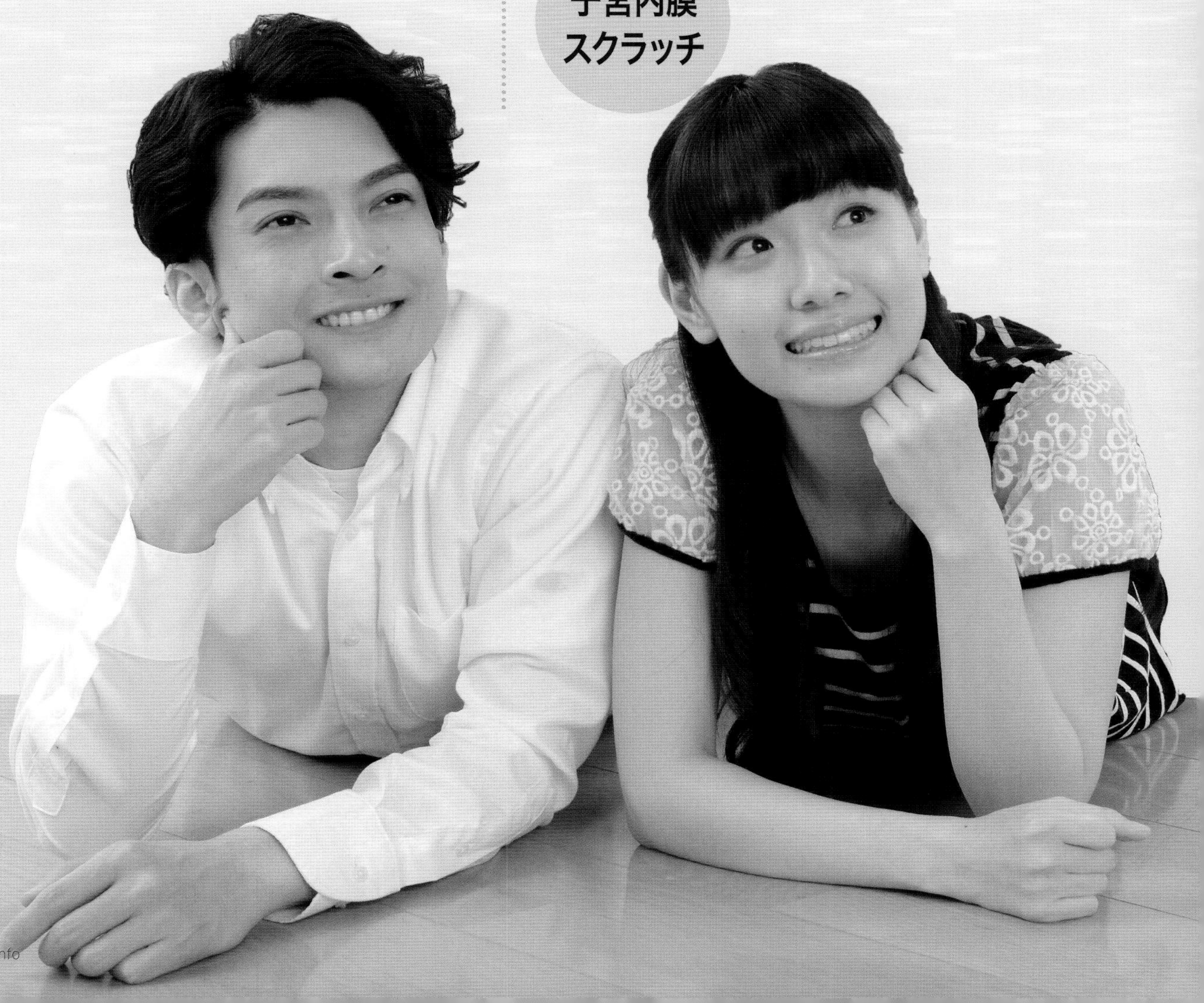

先進医療とは？

保険診療と先進医療

２０２２年４月から不妊治療が保険診療となり、体外受精においても採卵から移植までの基本的な治療を保険診療で受けられるようになりました。

保険診療で行われている医療は、すでに有効性や安全性が評価されていて国が認めているものです。しかし、保険診療として認められていない治療や検査、医療技術もあり、それらは保険適用化される以前から行われてきたものもあります。その中でも先進医療として認められた治療や検査、医療技術があります。

先進医療とは、厚生労働大臣が承認した高い医療技術で、医療技術ごとに適応があり、また保険医療機関が実施する項目ごと厚生労働省へ申請し、その認定を受けなければなりません。

先進医療は、保険診療と併用して受けることができますが、誰でも、いつでも、どこの治療施設でも受けられるわけではありません。

治療施設ごと、それぞれの考え方などにより、実施する先進医療項目には違いがあるため、項目ごとに先進医療の実施を認められた治療施設でなければ、保険診療と併用して受けることができません。

また、医療技術によっても、実施するための認定基準に違いがあり、日本産科婦人科学会認定産婦人科専門医でなければならないことや日本生殖医学会認定生殖医療専門医でなければならないことなどがあります。

患者は、適応があり希望した先進医療を受ける場合には、説明を受け、同意書に署名することが必要となります。

現在、先進医療として認められているのは13項目（前ページの一覧）になります。

先進医療には、AとBがある

先進医療は、保険適用の対象外となっています。その理由の一つに治療効果に関するエビデンスが不十分な面があげられますが、将来的には保険適用が検討されている医療技術です。そのため、保険診療と併用して受けることができるため、保険が適用される医療については医療費の３割を負担することで受けられ、先進医療については医療費の全額が自己負担となります。先進医療にかかる医療費には治療施設ごとに違いがあります。

先進医療には、将来保険医療に移行する可能性が高い「先進医療【Ａ】」と、Ａよりもさらに有効性と安全性の評価のための臨床研究が必要とされる「先進医療【Ｂ】」がありますが、どちらも暫定的なもので、有効性や安全性が認められない場合は、先進医療から除外されることもあり、その検討が、おおよそ認定から２年後に行われます。

不妊治療に関する先進医療項目

不妊治療に関する先進医療は、２０２３年５月現在で13項目あります。

受精に関するＰＩＣＳＩ、ＩＭＳＩ、精子選別に関するザイモート、胚培養に関するタイムラプスインキュベーター、着床環境に関するＥＲＡ検査、ＥＲＰｅａｋ検査、ＥＭＭＡ／ＡＬＩＣＥ検査、子宮内フローラ検査、子宮内膜スクラッチ、胚移植に関するＳＥＥＴ法、二段階胚移植法、反復着床不全に関するタクロリムス投与療法があります。また、これらに加え、ＰＧＴ-Ａ（着床前胚染色体異数性検査）が厚生労働省の専門家会議で２０２３年３月に了承され、先進医療として保険診療との併用が一部で実施されています。

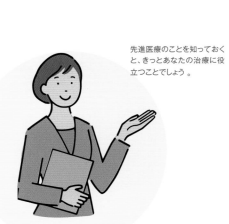

先進医療のことを知っておくと、きっとあなたの治療に役立つことでしょう 。

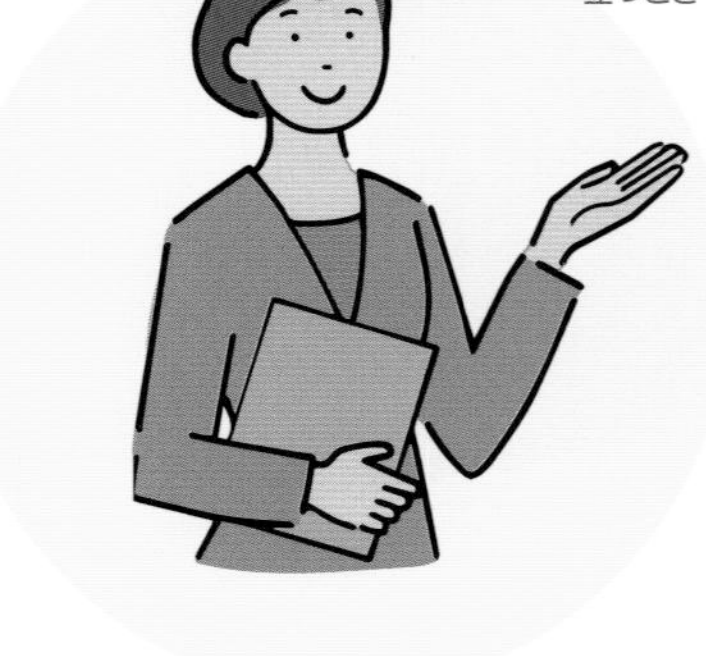

1

先進医療は、どこの治療施設でも受けられるわけではありません。

2

受けたい先進医療がある場合は、その医療技術のみ他院で受けることができる場合もあります。

3

先進医療にかかる医療費は、保険が適用されず全額自己負担となります。

4

約２年ごとに見直しがあり、先進医療の項目から外れたり、保険が適用になる医療技術もあります。

先進医療の申請と認定

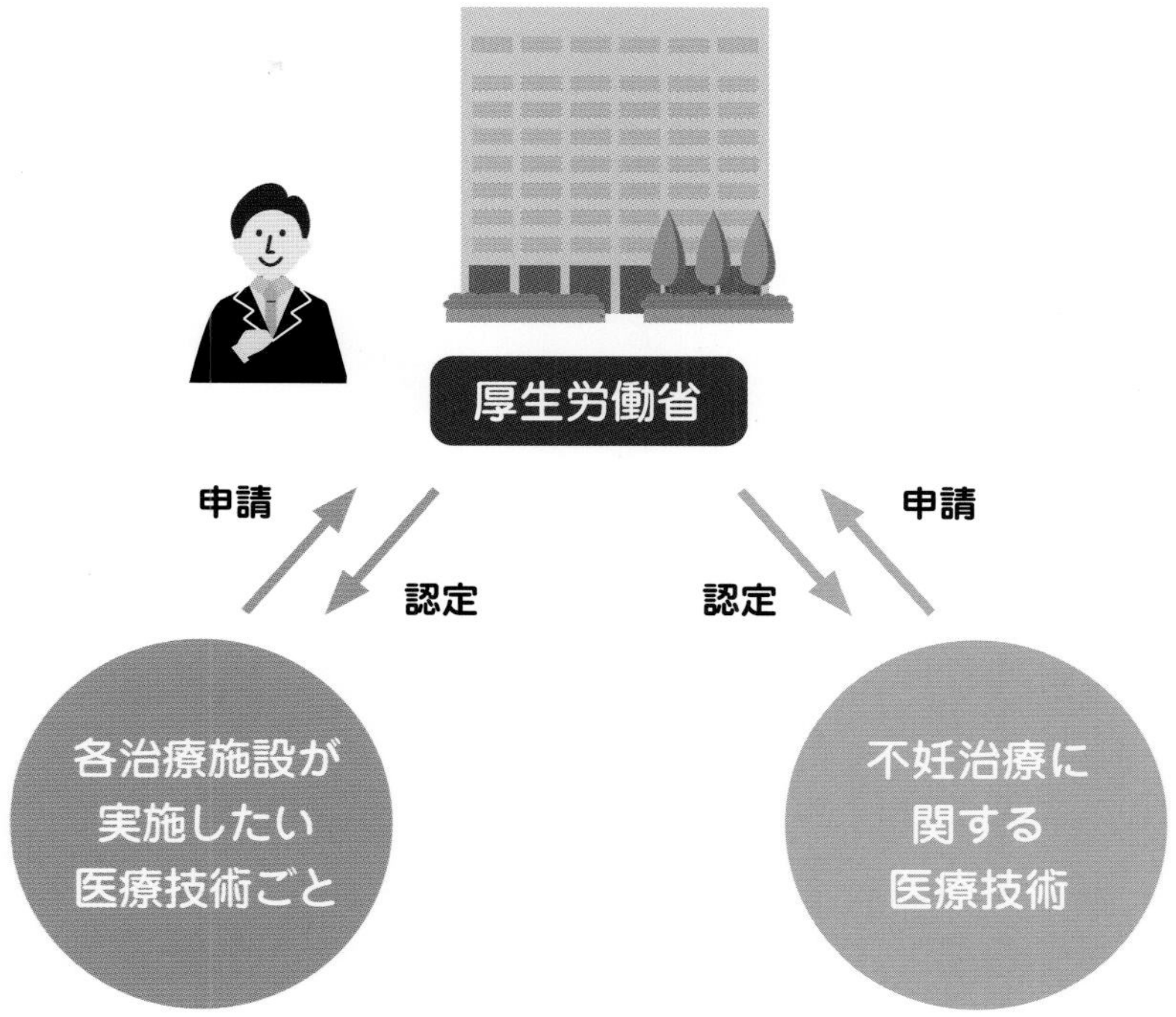

助成金や保険を使おう！

保険診療になり、１回に支払う医療費の負担は軽減されてはいますが、併用する先進医療の組み合わせによっては、医療費負担が増大してしまうケースもあるようです。

そこで各自治体では、保険適用外となった治療のうち、先進医療として受けた治療費に対して助成する事業を実施しているところもあり、その件数が増えてきています。（p.38）

また、加入している民間の医療保険の給付対象の場合があります。保険契約内容に「先進医療特約」を付帯している場合は、加入する保険会社に問い合わせてみましょう。（p.84）

先進医療【A】

（１）未承認、適応外の医薬品、医療機器の使用を伴わない医療技術

（２）未承認、適応外の体外診断薬の使用を伴う医療技術等であっても人体の影響が極めて少ない医療技術

先進医療【B】

（１）適応外の医薬品、医療機器の使用を伴う医療技術

（２）未承認、適応外の医薬品、医療機器の使用を伴わないが、実施環境、治療法や検査の効果等について特に重点的な観察・評価を要する医療技術

体外受精での先進医療の実施例

妻 39歳　夫 40歳

誘発 → 精子選別 → 顕微授精 → 胚培養 → 移植

誘発：アンタゴニスト法
・胚移植２回→着床せず
・２回目の採卵に挑戦！

精子選別：ZyMōt
理由：前回の胚培養で胚盤胞のグレードが低く、これまで複数回移植しても着床しなかった。

顕微授精：IMSI
理由：前回の顕微授精後の胚発生が良好ではなかったため。

胚培養：タイムラプス
理由：胚盤胞まで培養するため。胚盤胞に発育したものは凍結する。

移植：SEET法
理由：複数回胚盤胞を移植したが着床していないため。

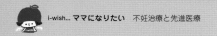

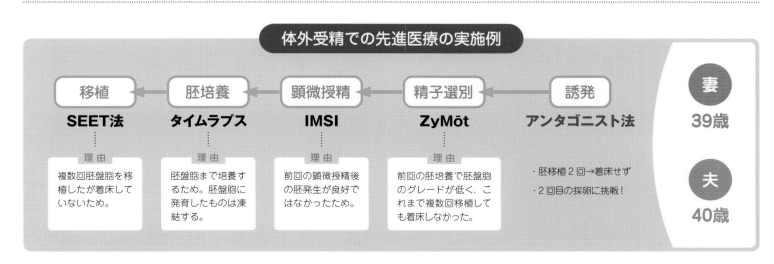

Intracytoplasmic Morphologically selected Sperm Injection

IMSI

強拡大顕微鏡による形態良好精子の選別

先進医療 A

将来保険診療になるかもしれない!?

● ＩＭＳＩとは?

ＩＭＳＩは、顕微授精（ＩＣＳＩ）の方法の1つで、通常の顕微鏡よりも高倍率で確認できるレンズ（１０００倍以上、最大倍率６０００倍）を使って観察し良好精子を選別する技術です。

精子のＤＮＡに傷があると、受精や胚発育に影響を及ぼし、流産率が上がるといわれています。この精子のＤＮＡの傷は、精子頭部の空胞と関係があるといわれていることから、顕微鏡の倍率を上げて精子を観察し、頭部に空胞のない精子を選び顕微授精に用います。

しかし、精子頭部に空胞がないからＤＮＡにも問題がないとはいえないため、空胞については、あえて確認しなくても良いのではないかと判断する医師もいます。また、空胞の有無に関わらず男性の年齢が上がると、ＤＮＡに傷のある精子が多くなるという見解もあります。

● 対象となるカップル

顕微授精の適応は、精子の数が極端に少ない、精子の運動率が低い、奇形精子が多い、また精巣あるいは精巣上体から手術により回収した精子を用いるなどの精子の問題と、前回の通常媒精で受精率が低かった、また受精が起こらなかったなどが、顕微授精の対象となります。これに加えて、過去の顕微授精において、正常受精率、もしくは胚発生率が低い、着床しない、流産した場合などがＩＭＳＩの対象となります。

保険診療が開始する前は、顕微授精を選択したカップルの全てをＩＭＳＩで行っていた治療施設もありました。しかし、保険診療が始まり、先進医療として認められるようになってからは、適応に沿って案内があり、カップルが希望した場合にＩＭＳＩが用いられます。

● 期待できる効果と問題

高倍率で精子頭部の空胞のない精子を選択して用いることで受精が起こる、また胚の順調な発育、胚盤胞到達率や胚のグレードが良くなるなどが期待でき、それが着床率、妊娠率の向上と流産率の低下につながるとされています。

ただ、受精率、胚発生率、良好初期胚率、胚盤胞到達率には有意差はないとする研究報告や意見もあります。その一方で、良好胚盤胞へと発育する確率は上がった、流産率が下がったとする研究報告（グラフ1、2）も多くあります。

また、高倍率にすることで観察する領域が狭くなり、特に運動精子数が極めて少ないカップルの場合は、精子選別に時間がかかることがあるという心配の声もあります。熟練した高い技術の胚培養士の腕もＩＭＳＩには大切になってきます。

● 方法

射出精液を密度勾配法やスイムアップ法などで調整し、運動性のある精子などを抽出します。

従来法の顕微授精は、胚培養士が４００倍の顕微鏡を使って、まっすぐ速く泳ぐ形の良い精子を選別して、極細の針に吸引し、卵子の細胞質内に注入します。

一方、ＩＭＳＩでは、顕微授精用の顕微鏡に高倍率（１０００倍以上）のレンズを装着し、精子頭部に空胞のない精子、また中片部に問題のない精子から、さらに形の良い精子を選別して顕微授精を行います。

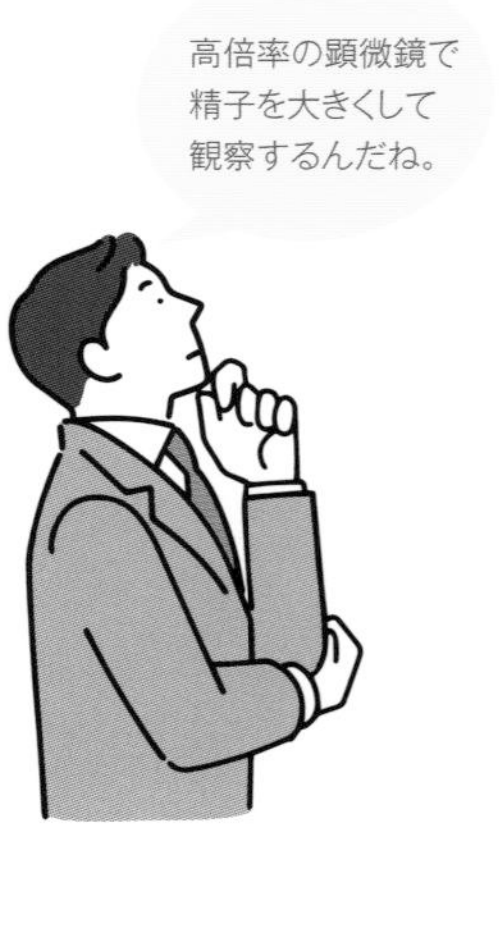
高倍率の顕微鏡で
精子を大きくして
観察するんだね。

◆ 移植または凍結に適した胚が得られず終了した治療周期　グラフ1

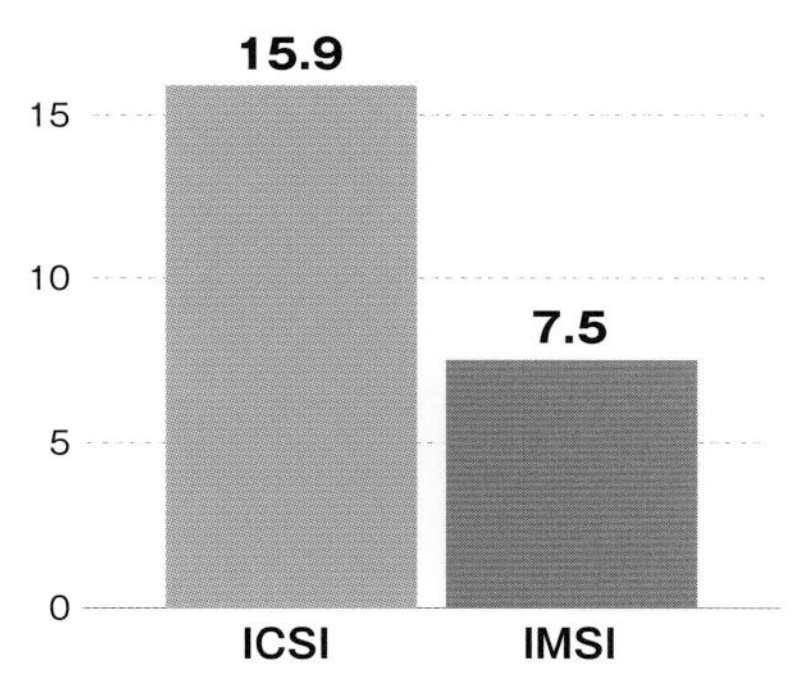

◆ 流産率　グラフ2

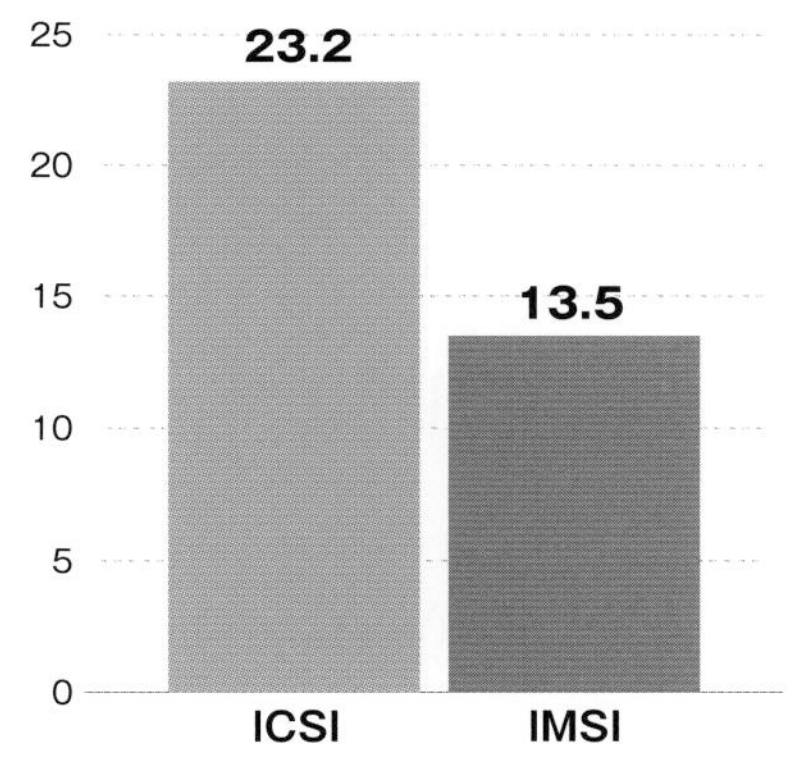

Clin Obstet Gynecol Reprod Med, 2020, 6:1-5

ICSI

400倍で観察

通常の ICSI では、400 倍で観察できる顕微鏡を使います。

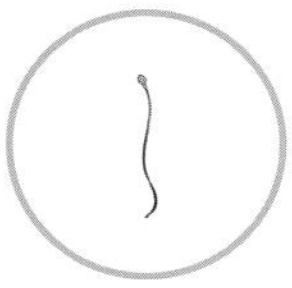

IMSI

1000 倍以上で観察

IMSI では、1000 倍以上で観察できるレンズを使います。頭部の空胞だけでなく、頸部や尾部の奇形についても観察することができます。

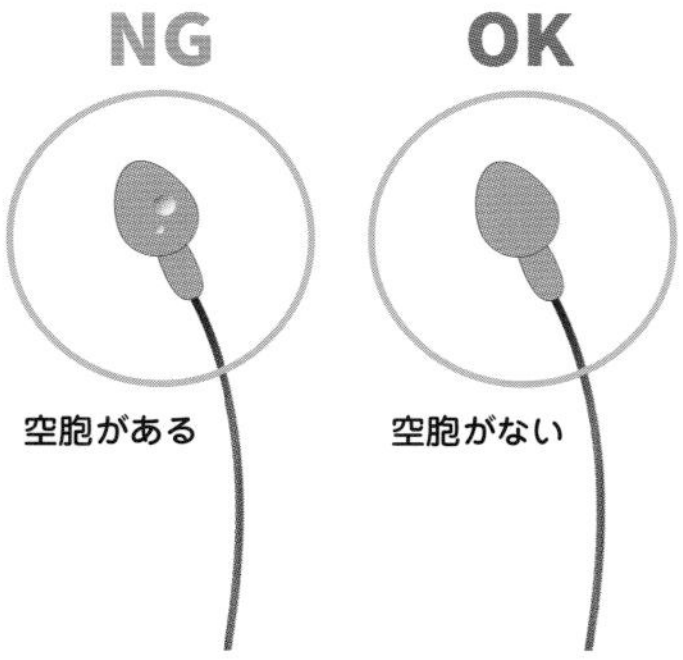

精子の頭部に空胞のない精子（良好精子）を選ぶことで、受精後の胚発育や妊娠率、出産率の向上および流産率の低下が期待できます。

Column　精子について

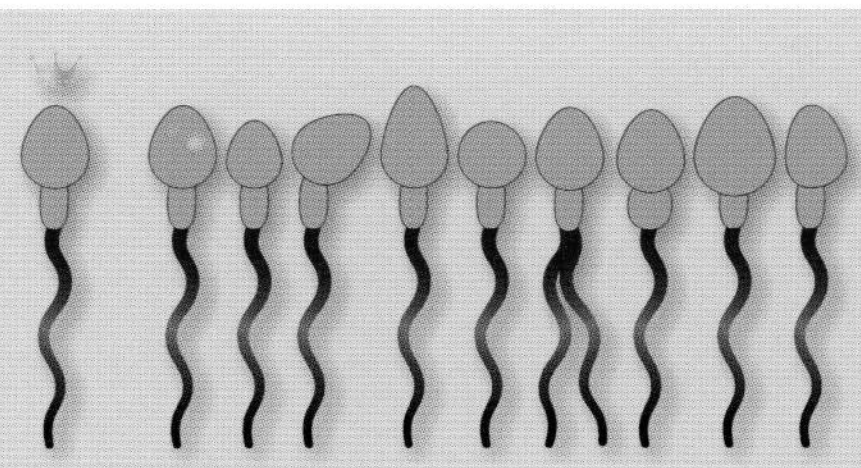

精子の全長は、約 60 μm (0.06mm) で、一番左が形の良い精子です。そのほか、頭部に空胞があったり、頭部が小さかったり、しっぽが 2 本あったりと、さまざまな形の精子があります。
WHO の精液所見下限基準値では、正常な形の精子は 4 % 程度とされています。つまり 96% くらいは形が良くない精子ということになります。

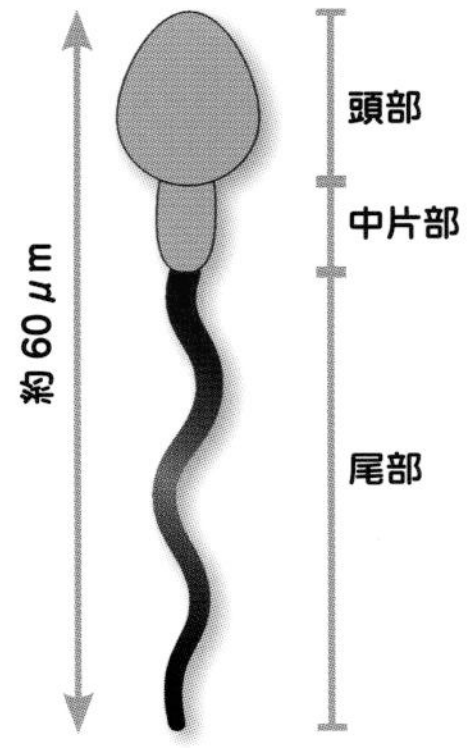

WHO　精液所見下限基準値　2021

精液量	1.4cc
精子濃度	1600 万／ ml
総精子数	3900 万
運動率	42%
前進運動率	30%
生存率	54%
正常形態率	4 %

≪ IMSI にかかる参考費用 ≫

IMSI にかかる医療費には保険が適用されず、全額自己負担になりますが、保険診療と組み合わせて治療を受けることができます。
治療施設によって、費用に違いがあります。

A クリニック	11,000 円
B クリニック	22,000 円
C クリニック	12,000 円
D クリニック	0 円（顕微授精の全例 IMSI）

IMSI だけでなく、IMSI と PICSI を組み合わせて行ったり、IMSI、PICSI、ZyMōt を組み合わせて行ったりすることもあるようですが、先進医療の実施については、治療施設ごとに違いがあり、また自由診療であればできても、先進医療としては行えないケースもあります。詳しくは、各治療施設にご相談ください。

Intracytoplasmic Morphologically selected Sperm Injection

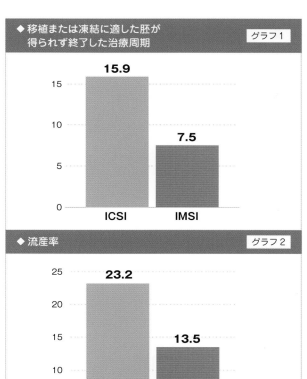

PICSI

Physiologic intracytoplasmic sperm injection

ヒアルロン酸を用いた生理学的精子選択術

先進医療 A

将来保険診療になるかもしれない!?

● PICSIとは?

PICSIは、ヒアルロン酸が含まれた培養液を用いて成熟した精子を選択する技術です。ここで選択された精子を顕微授精に用います。

成熟した精子にはヒアルロン酸とくっつくことができるレセプターが発現しており、レセプターの発現が弱いもの、レセプターがないものを未成熟精子としています。

調整された運動性のある精子の中にも、実はヒアルロン酸に対するレセプターの弱いもの、ないものがあり、これらの精子にはDNAに傷がある可能性が高いためヒアルロン酸を用いて精子を選択し、顕微授精を行います。DNAに傷のある精子が卵子と受精すると胚が順調に発育しない、また、流産が起こりやすくなるとされています。

もともとヒアルロン酸は体内に広く分布し、皮膚や軟骨、眼球にも重要な役割をしています。保湿効果などから美容でもよく使われています。

● 対象となるカップル

胚移植をしても流産を繰り返した、あるいは精液所見で奇形精子(正常形態率4%以下)のあるカップルが対象になります。

胚が順調に発育しない、胚盤胞のグレードが低い、流産になってしまう、また着床しないなどは、卵子の質ばかりでなく、精子のDNAに傷があることが要因になっていることもあります。これらに加えて精液検査で問題があった場合には、早めに男性不妊外来や男性不妊を診察できる泌尿器科へ受診しましょう。精索静脈瘤が見つかった場合は、精子のDNAに傷がある可能性が高く注意が必要です。女性の年齢が若く、適応があれば精索静脈瘤の手術を行い、術後は数カ月から半年ほど精子の発現を待つことができます。しかし、女性の年齢が高い場合は、手術よりもPICSIを勧められるケースもあるようです。

● 期待できる効果と問題

胚発育の向上と流産率の低下が期待できます。論文では、着床率、妊娠率、生児獲得率が上がると報告するものもあれば、特に有意差はないと報告するものもありますが、共通して流産率が低下するという報告が多くあります(グラフ3、4)。

一般的には、女性の年齢が高くなるに従って卵子の質は低下することは知られていますが、年齢が高くてもPICSIによって流産率が低下することから、受精に用いる精子の質も重要だと考えられています。

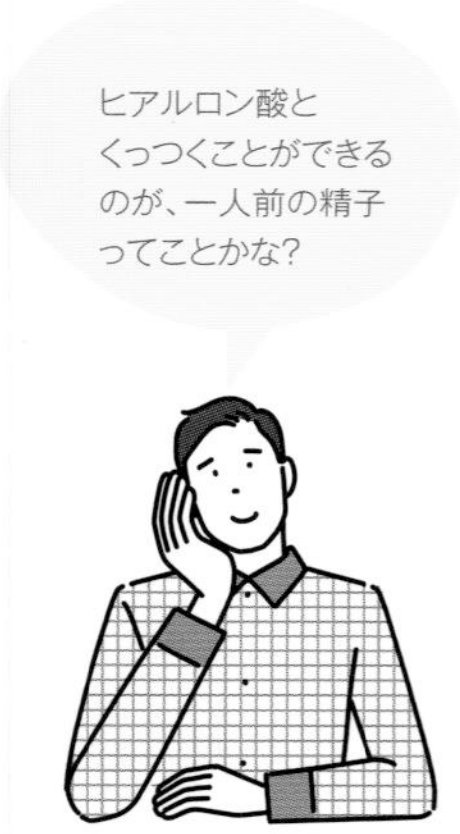
ヒアルロン酸と
くっつくことができる
のが、一人前の精子
ってことかな?

● 方法

密度勾配法やスイムアップ法など精子調整後、さらにヒアルロン酸含有培養液を用いて精子選別をします。

ヒアルロン酸と結合した精子は、頭部が重くなり、さらにヒアルロン酸のベタベタした特性からディッシュの底にくっつき、しっぽだけを動かし、モゾモゾと動くようになります。その状態の精子を探して、極細の針に吸い上げて顕微授精に用います。

通常の精子調整後、さらにヒアルロン酸を用いて精子選別をするため、精子の数が少ない、運動率が低いなどのカップルには不向きなケースもあります。このようなカップルの場合は、まずは運動性のある精子を確保することが先決です。

◆ ICSIまたはPICSI後の女性の年齢別のモデル化された生産率および流産率の予測

グラフ 3

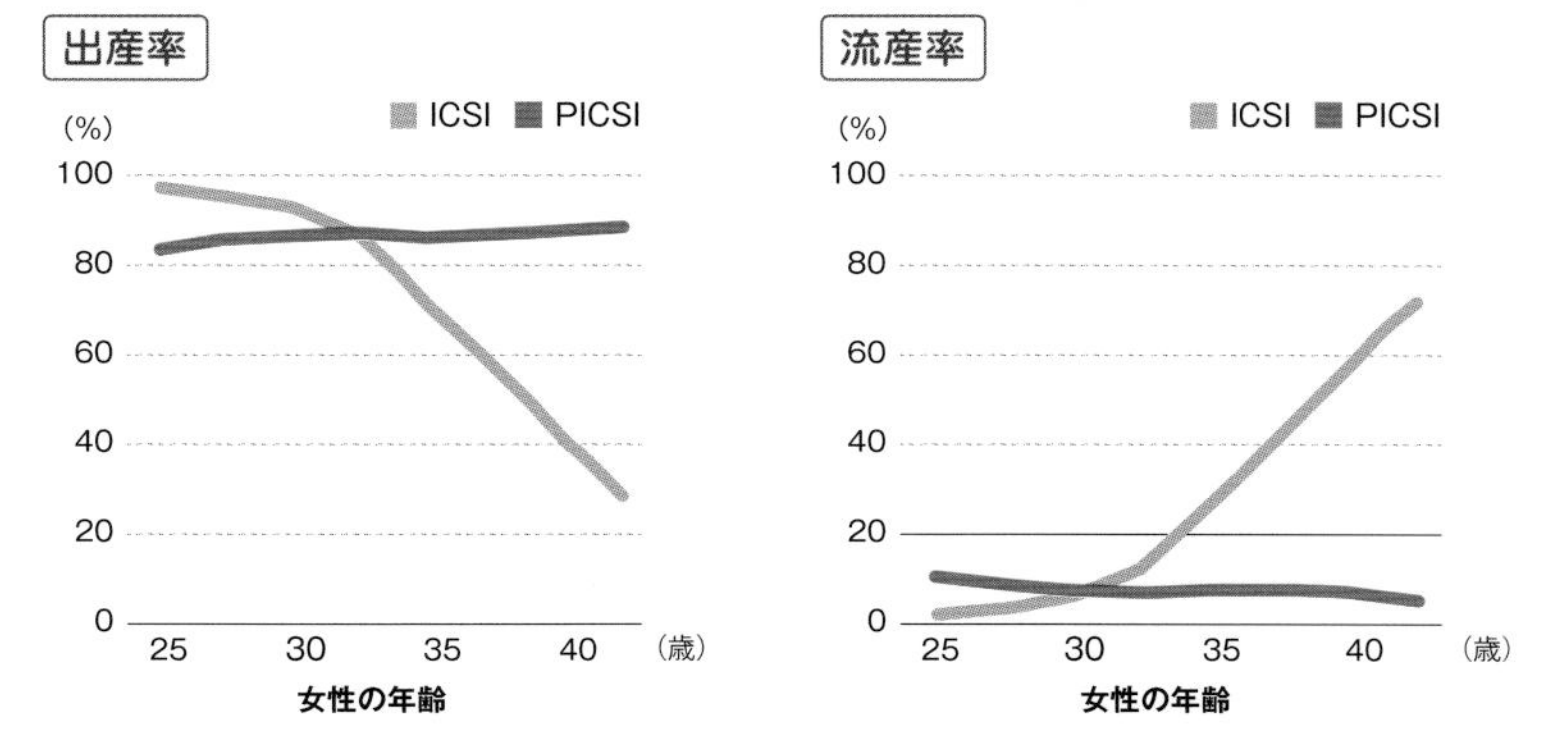

Human Reproduction　2022；37：1106-1125

◆ PICSIとICSIの成績比較

グラフ 4

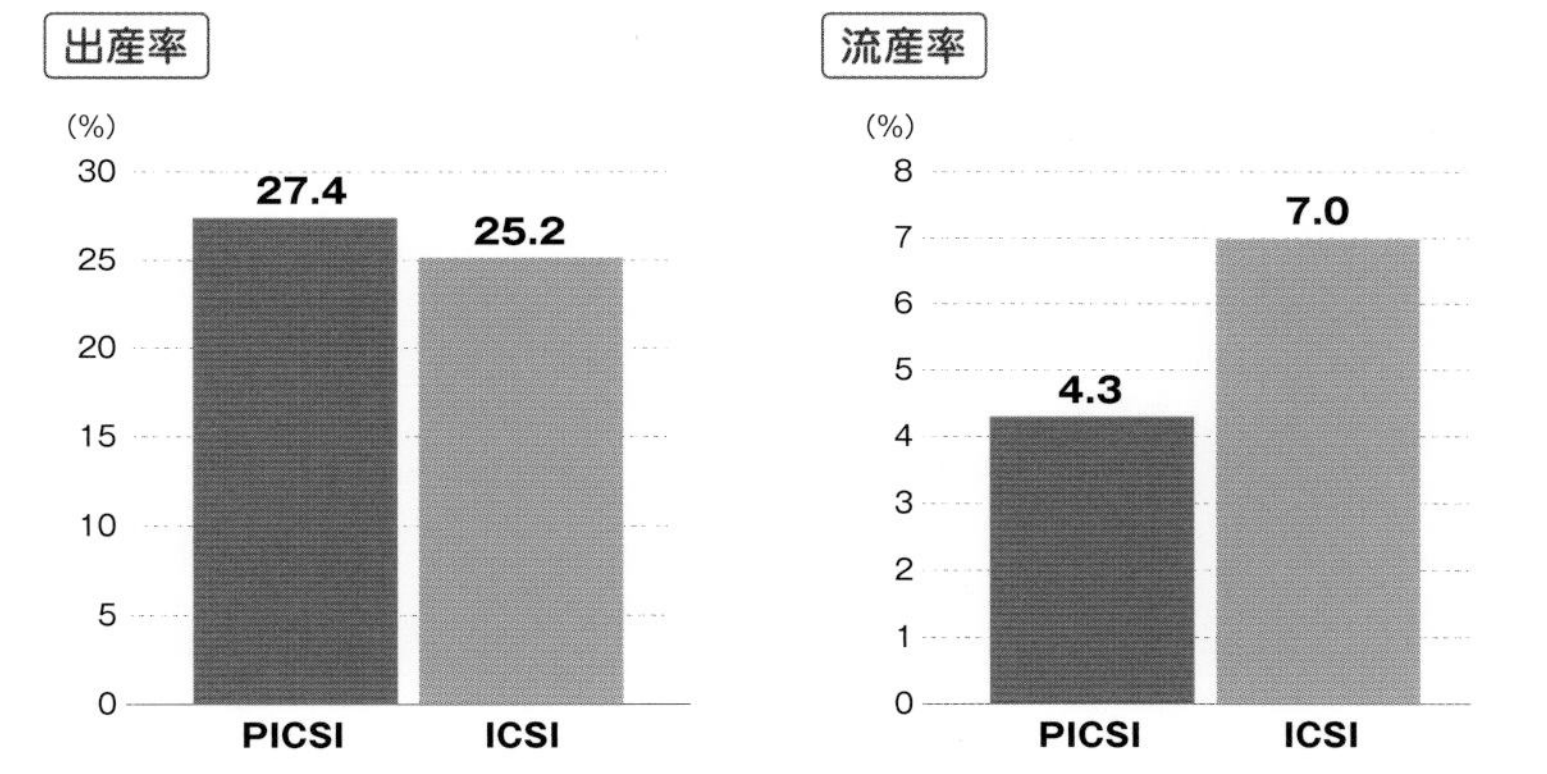

Lancet 2019; 393: 416-22

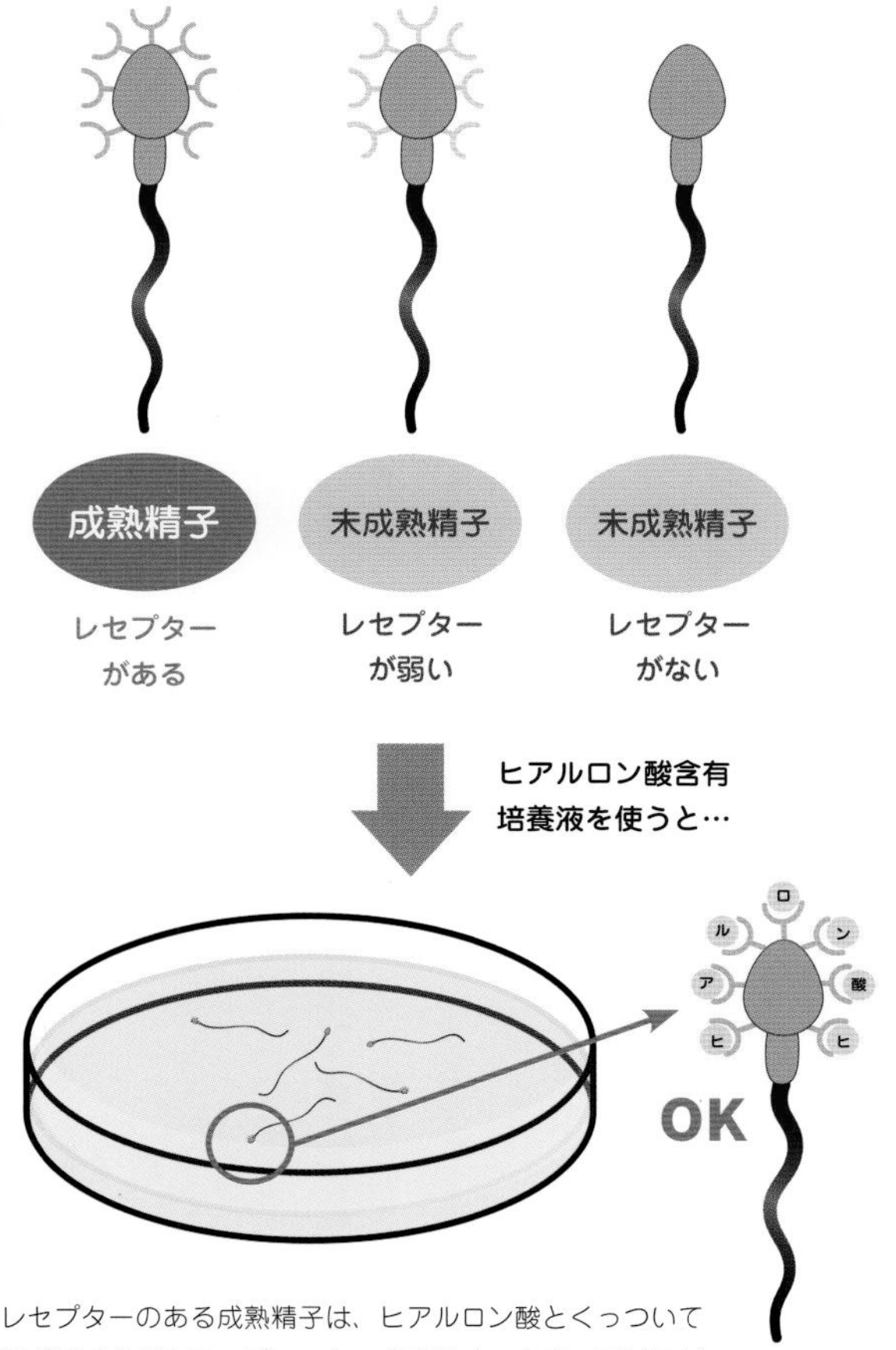

レセプターのある成熟精子は、ヒアルロン酸とくっついて頭が重くなるため、ディッシュの底にくっつき、モゾモゾと動くようになります。レセプターの弱い精子、レセプターのない精子は、培養液の中で泳ぎます。
底にくっついてモゾモゾ動く精子を捕まえて、顕微授精をします。

Message

CooperSurgical®
オリジオ・ジャパン株式会社
TEL.045-319-6826
https://coopersurgicalfertility-jp.com

先進医療になったPICSI法で正常な精子を！

PICSI（Physiologic intracytoplasmic sperm injection 生理学的な卵細胞質内精子注入法）は、天然の生体内成分であるヒアルロン酸と結合能をもつ“正常”な精子を選別して、卵細胞質内に注入することで受精をすることができます。

このヒアルロン酸結合能を持つ精子は、一般に染色体やDNAの正常性が高く、胚発生率も高いため、流産率を低く抑えることができると学術的に示されています。

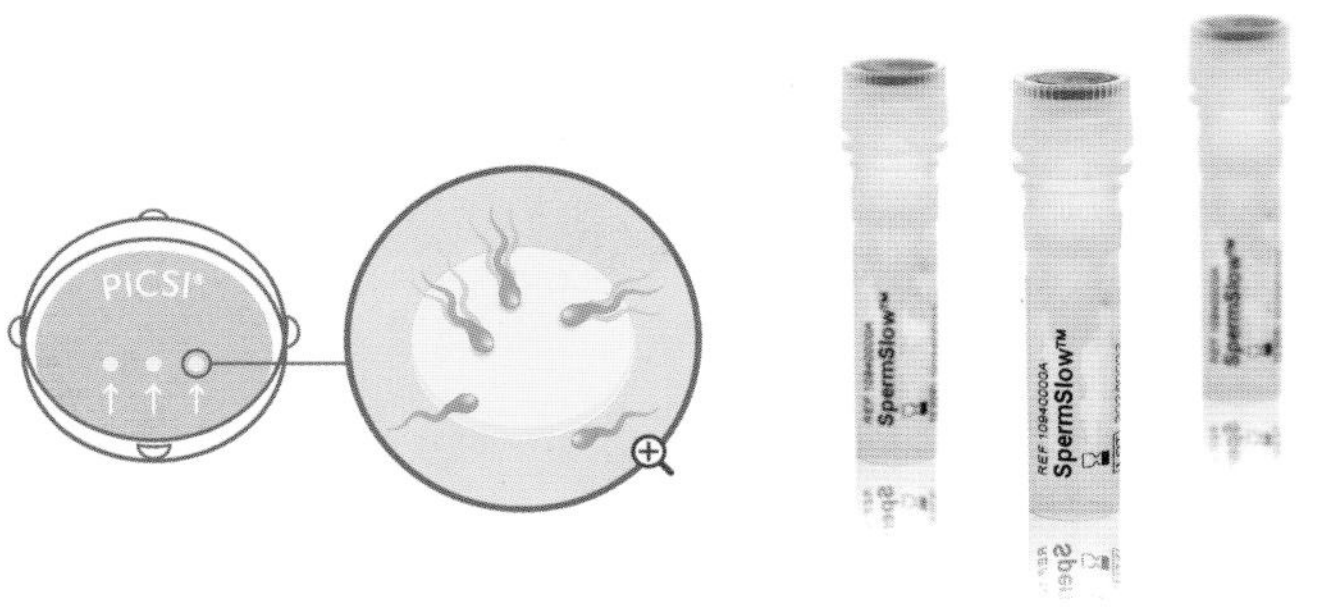

《 PICSIにかかる参考費用 》

PICSIにかかる医療費には保険が適用されず、全額自己負担になりますが、保険診療と組み合わせて治療を受けることができます。

治療施設によって、費用に違いがあります。

A クリニック	11,000 円
B クリニック	22,000 円
C クリニック	25,000 円
D クリニック	24,000 円

PICSIは、ヒアルロン酸と結合している精子を選別後、顕微授精を行います。治療施設によっては、IMSIと組み合わせ、精子をよく観察して顕微授精をするケースもあるようです。

先進医療の実施については、治療施設ごとに違いがあります。詳しくは、各治療施設にご相談ください。

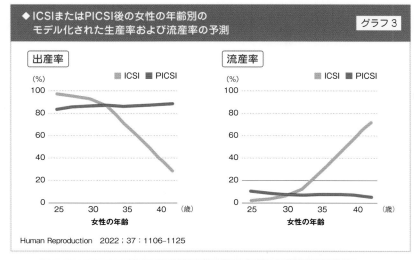

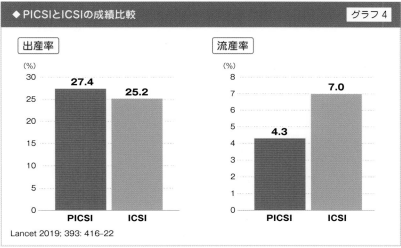

ザイモート

ZyMōt spam separator

マイクロ流体技術を用いた精子選別

先進医療 A

将来保険診療になるかもしれない!?

●ザイモートとは?

ザイモートは、DNAに傷の少ない精子を回収するためにマイクロ流体技術を用いて精子の選別をする技術です。

この技術は、遠心分離器を使用しないので遠心時に精子のDNAがちぎれてしまったり、傷がついてしまったりするなどの心配が少なくなります。

用いるのは小さな機器です。精子はその中を泳ぎ、フィルターの上に自力で泳ぎ上がってきた精子を回収し、顕微授精に用います。

精子調整は30分程度で完了し、手技を行った人によるばらつきもなく、DNAに傷の少ない精子を回収することが期待できます。

●対象となるカップル

1回以上顕微授精を実施しても移植可能胚が得られなかったカップル、また胚移植をしても妊娠に至らなかったカップルなどを対象にザイモートによる精子選別をし顕微授精を行います。

ただし、対象となるカップルでも、数回の精液所見において運動精子数が極めて低い場合には、ザイモートによる精子選別が難しい場合もあります。

従来の密度勾配法やスイムアップ法よりも、良好運動精子の回収が少なくなる傾向にあるといわれていて、原精液の状態によっては、良好運動精子が回収できない場合があるようです。

●期待できる効果と問題

これまで胚盤胞にならない、また胚盤胞のグレードが低いなどで移植に至らなかった、または移植しても妊娠に至らなかったカップルが、胚盤胞に到達する、また胚盤胞に到達する胚の数が増える、胚盤胞のグレードが良くなるなどが期待されています(グラフ5)。

DNAに傷の少ない、良好運動精子を得ることで従来法の精子調整に比べて妊娠率の向上、流産率の低下が期待できるという報告(グラフ6)もあり、この妊娠率の向上や流産率の低下は、卵子の質の低下が心配される高年齢のカップルにも期待できるという報告もあります。

●方法

ザイモートは、原精液から運動精子を回収することができます。

原精液と培養液をザイモート本体に注入し、37℃のインキュベーターに入れて約30分ほど静置します。

その後、インキュベーターから出し、ザイモート本体の中を泳ぎ、特殊なフィルターの上に上がってきた精子を回収し、顕微授精に用います。

遠心分離を行わないため精子のDNAの傷が少ない精子を回収でき、それが胚盤胞到達率、胚盤胞グレードの向上につながっています。

一回の射精精液中に精子って何億っているらしいから、
顕微授精時の精子選択って、どうしているのかしら?
1個を決めるわけだから、その基準、難しいわよね。

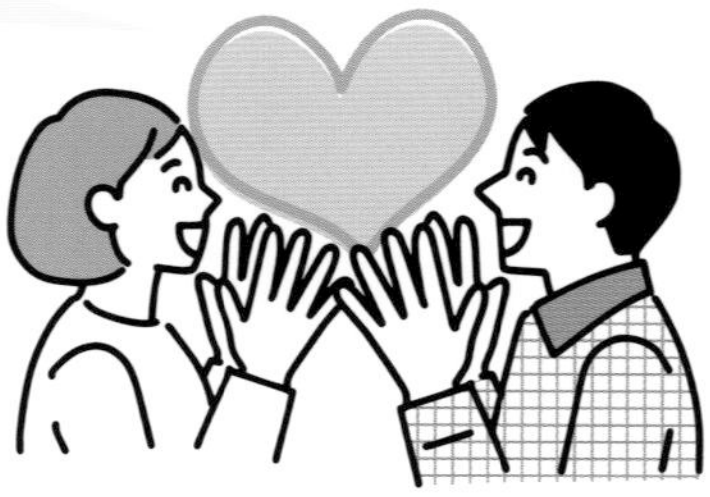

◆マイクロ流体技術を用いた精子選別と従来法による精子調整の妊娠率と流産率の比較　グラフ6

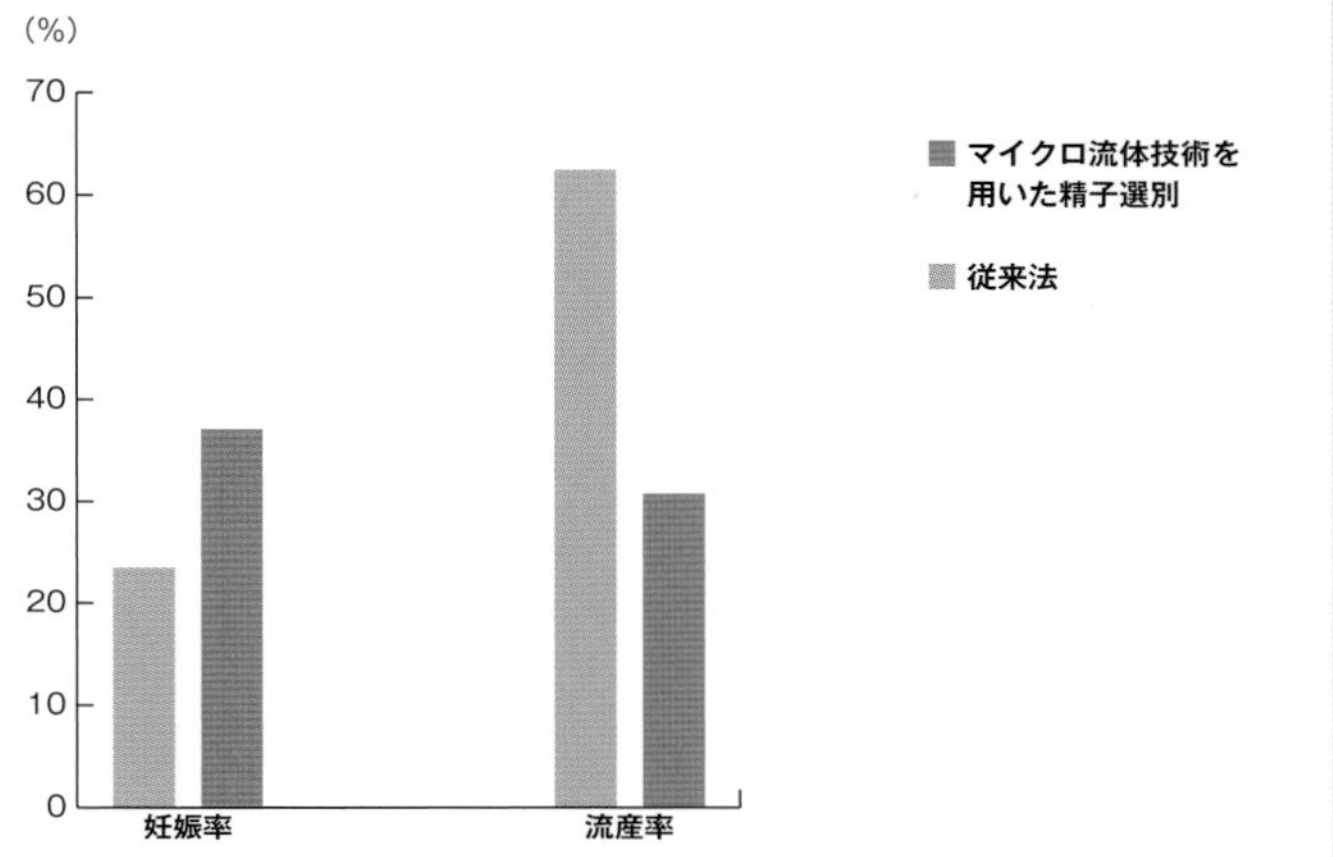

◆マイクロ流体技術を用いた精子選別の有用性の検討　グラフ5

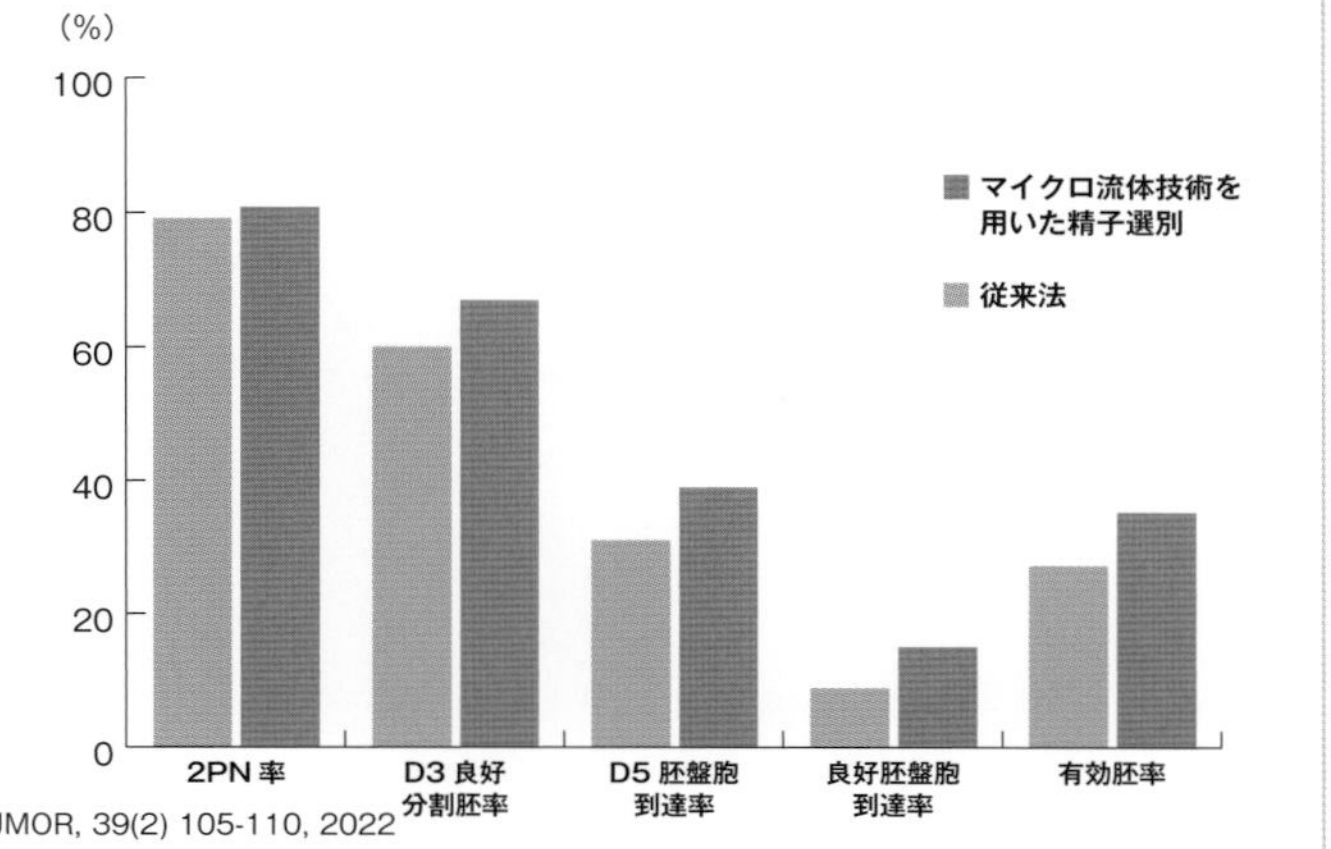

JMOR, 39(2) 105-110, 2022

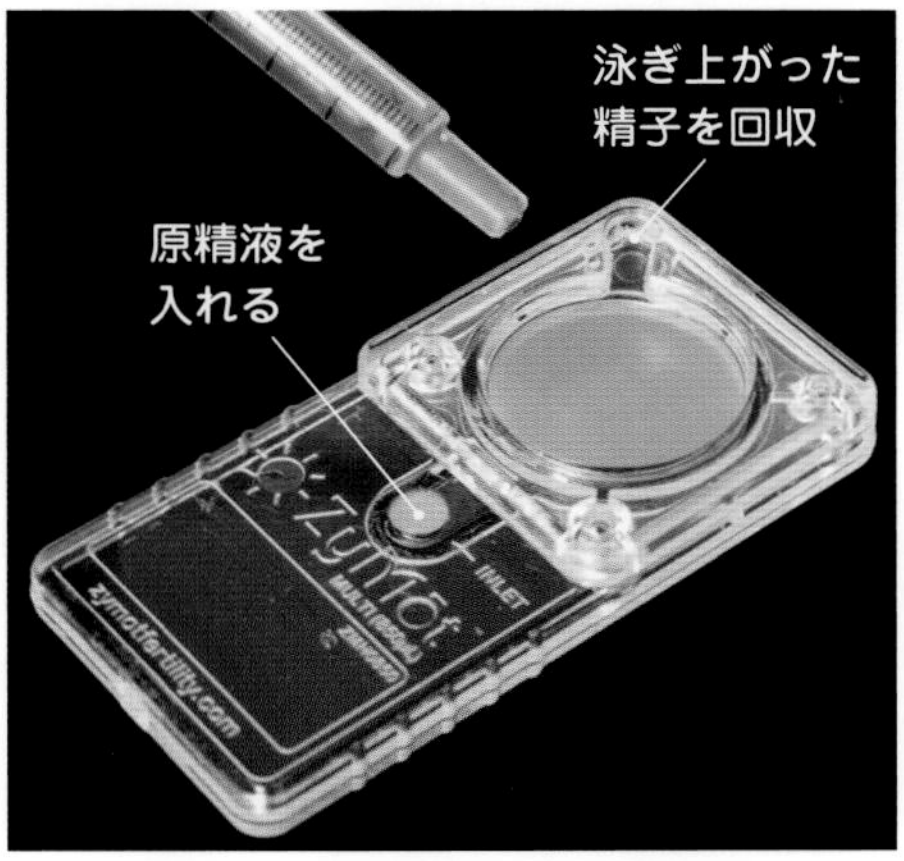

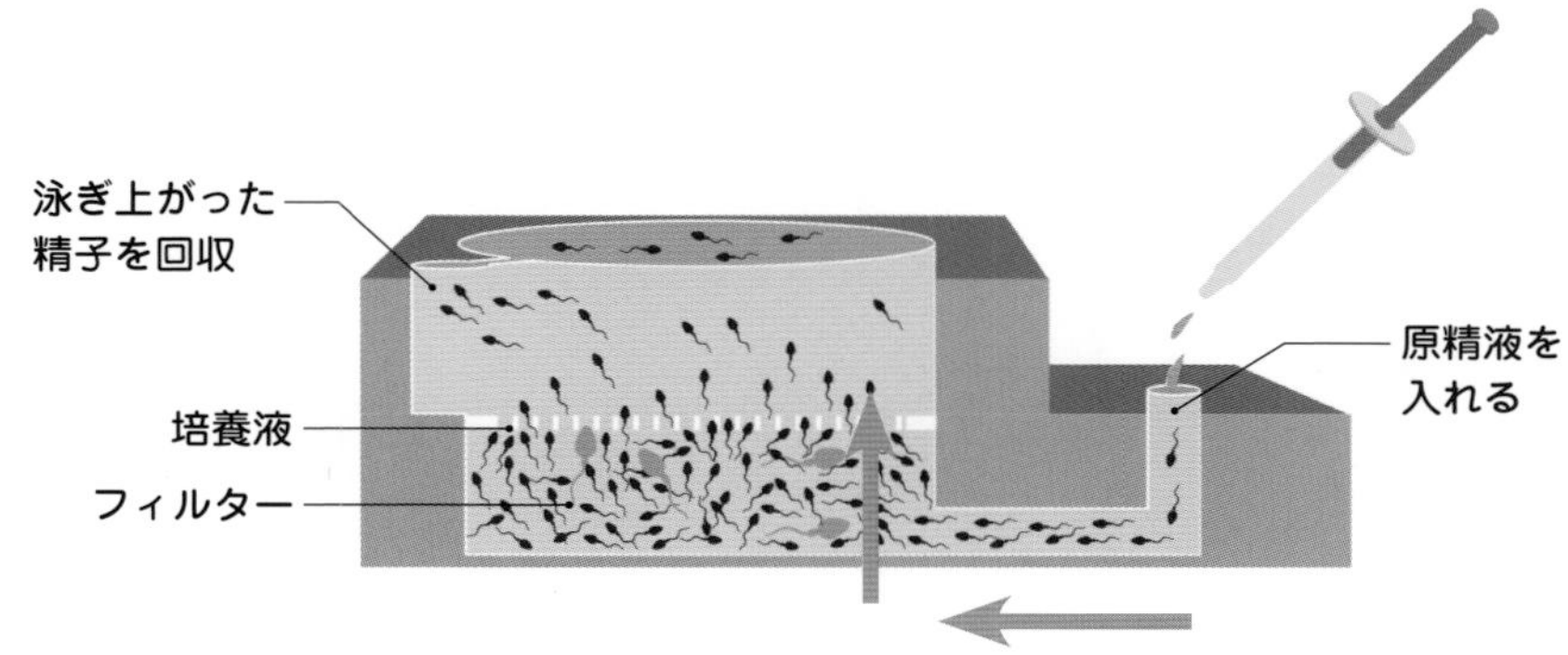

Column　従来の精子の調整法

密度勾配遠心法

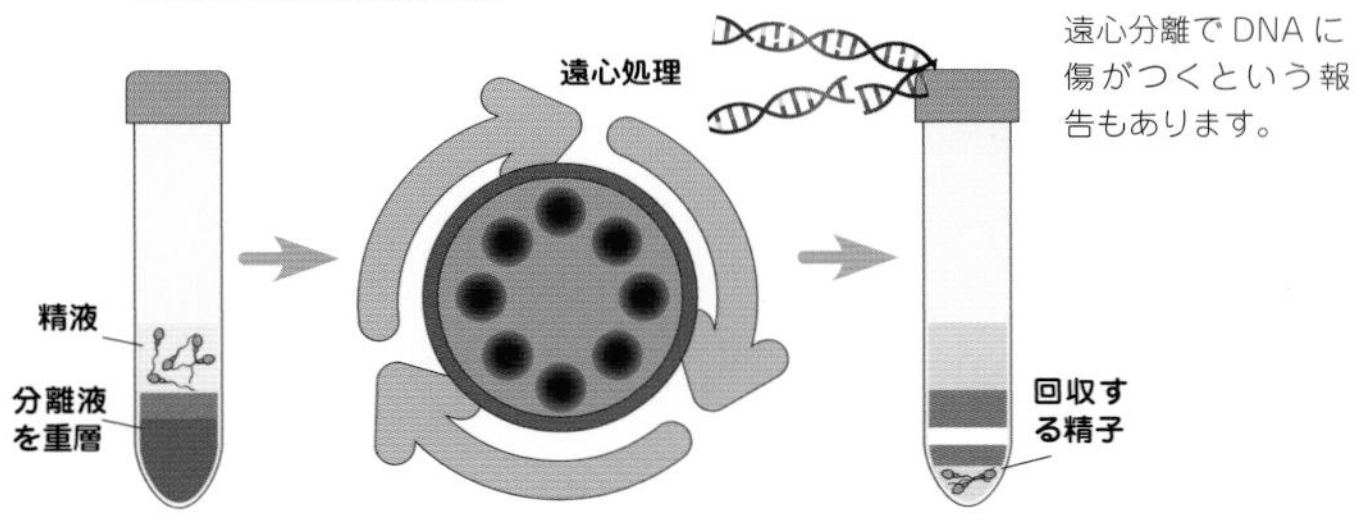

成熟精子は、未成熟な精子や死んでしまっている精子に比べ密度が高く、重いことが知られています。そこで、分離液に精液を重層し遠心処理することで成熟した良好な精子が下に沈むため、それを回収します。

スイムアップ法

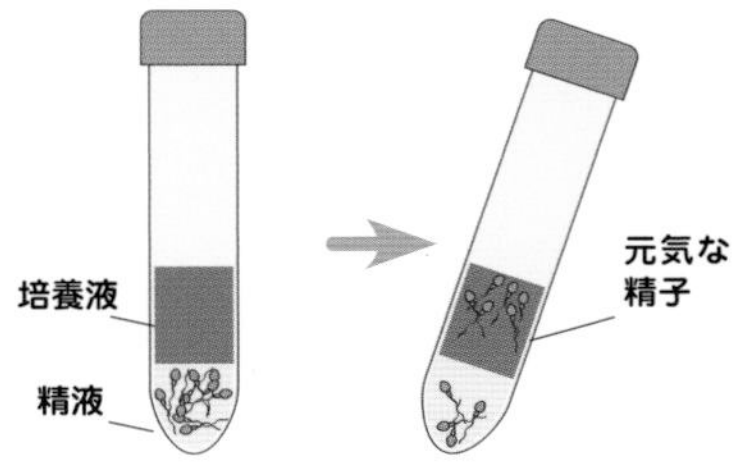

密度勾配遠心法によって回収した成熟精子の中には、運動していない精子や、運動性の低い精子もいます。スイムアップ法はその中から元気な運動精子だけを集める方法です。密度勾配遠心法によって回収した成熟精子を培養液に沈め、インキュベーター内で 30 分程度、斜めにして静置します。その後、元気に運動する精子が培養液の中へ泳ぎ出してくるので、これを回収します。

≪ ZyMōt にかかる参考費用 ≫

ZyMōt にかかる医療費には保険が適用されず、全額自己負担になりますが、保険診療と組み合わせて治療を受けることができます。
治療施設によって、費用に違いがあります。

A クリニック	25,000 円
B クリニック	20,000 円
C クリニック	25,300 円
D クリニック	33,000 円

ZyMōt で精子を調整し、その精子を PICSI でさらに選別して顕微授精をしているという治療施設もあるようです。

タイムラプスインキュベーター

Timelapse incubator

タイムラプス撮像法による受精卵・胚培養

先進医療　A

将来保険診療になるかもしれない!?

● タイムラプスインキュベーターとは?

タイムラプスインキュベーターは、インキュベーターに内蔵されたカメラで培養中の胚を一定間隔で撮影し、インキュベーターから取り出すことなく観察、評価、培養ができます。従来型のインキュベーターは、培養中の胚を観察、評価する際は、インキュベーターから取り出す必要があり、その際に胚が受けるストレスが胚発育へ影響することが懸念されていました。

タイムラプスインキュベーターは、胚を一定間隔で撮影し、それを連続することで動画のように観察ができ、受精の様子、細胞が分割していく様子、細胞のコンパクション、胚盤胞への発生などを連続して観ることができます。これにより、より胚の評価が細やかになり、移植時の胚の選択や移植優先順位の決定にも役立っています。

● 対象となるカップル

胚移植を必要とするカップルが対象で、初回の体外受精からタイムラプスインキュベーターでの培養を希望することができます。また、従来型のインキュベーターでの胚発育が芳しくなく、発育途中で止まってしまった、胚のグレードが低いなどのカップルは、インキュベーターから出す短い時間に受けたストレスが影響していることも考えられるため、タイムラプスインキュベーターでの培養を勧められることが多くあるようです。

治療施設によっては、全例タイムラプスインキュベーターで培養を行っている場合もあります。

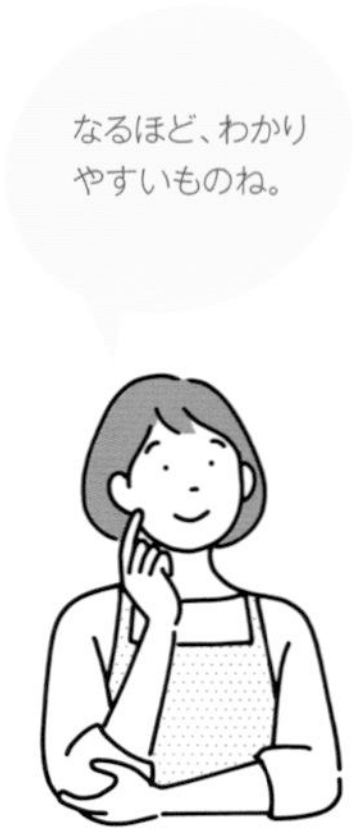
なるほど、わかりやすいものね。

● 期待できる効果と問題

胚培養中に、インキュベーターから出すことがないため、胚にかかるストレスが軽減でき、胚盤胞到達率が上がったといわれています。

また胚の評価についても、より細やかにできるようになっています。従来型のインキュベーターの場合、インキュベーターから出した時点の胚を観察し、評価してきました。たとえば、通常媒精や顕微授精後、17〜20時間で受精の確認をし、通常なら、その時に前核が2つ確認できます。しかし、その時にすでに消失してしまっていると、受精が起こり、前核が形成されて消失したのか、受精が起こらなかったのかがわからず、その後、胚が順調に発育したとしても、移植の対象から除外することもありました。

タイムラプスインキュベーターは動画のように観察できるため、胚個々の発育の様子、また時をさかのぼって観察することができます。

● 方法

現在、約4社の企業からタイムラプスインキュベーターが出され、加湿型か、無加湿型かなどから、最近ではAIが搭載されているものもあり、胚評価の参考として使われています。

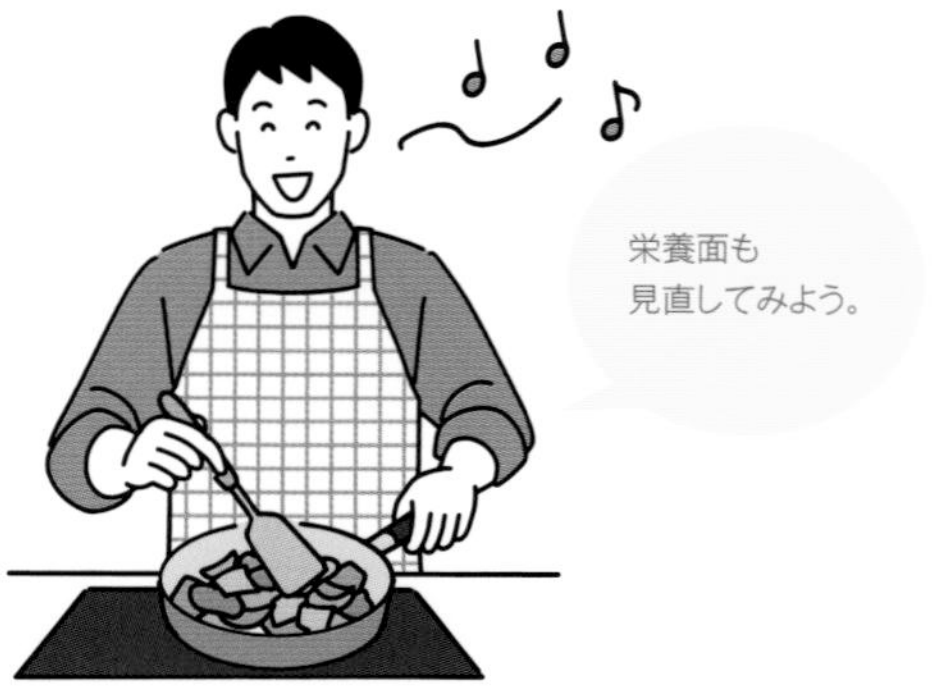
栄養面も見直してみよう。

タイムラプスインキュベーターで培養した胚の様子

動画▶
胚盤胞までの発生の様子

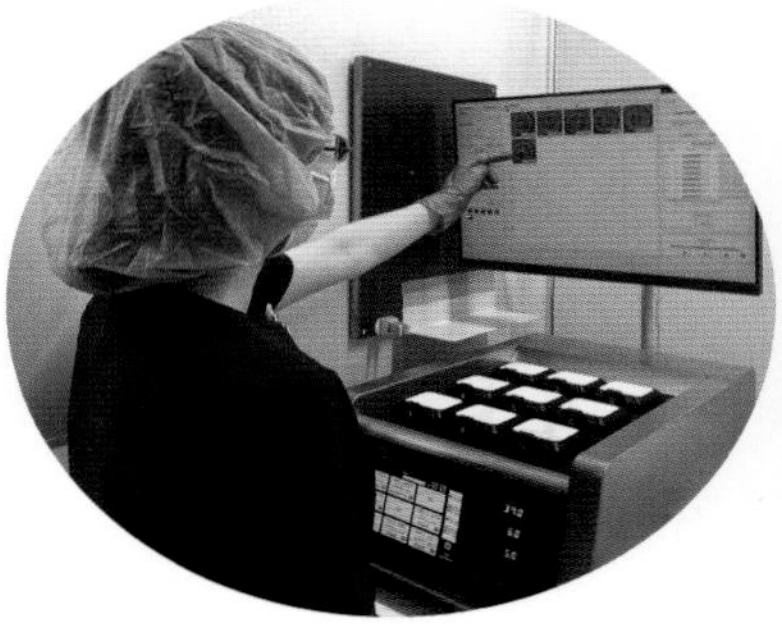

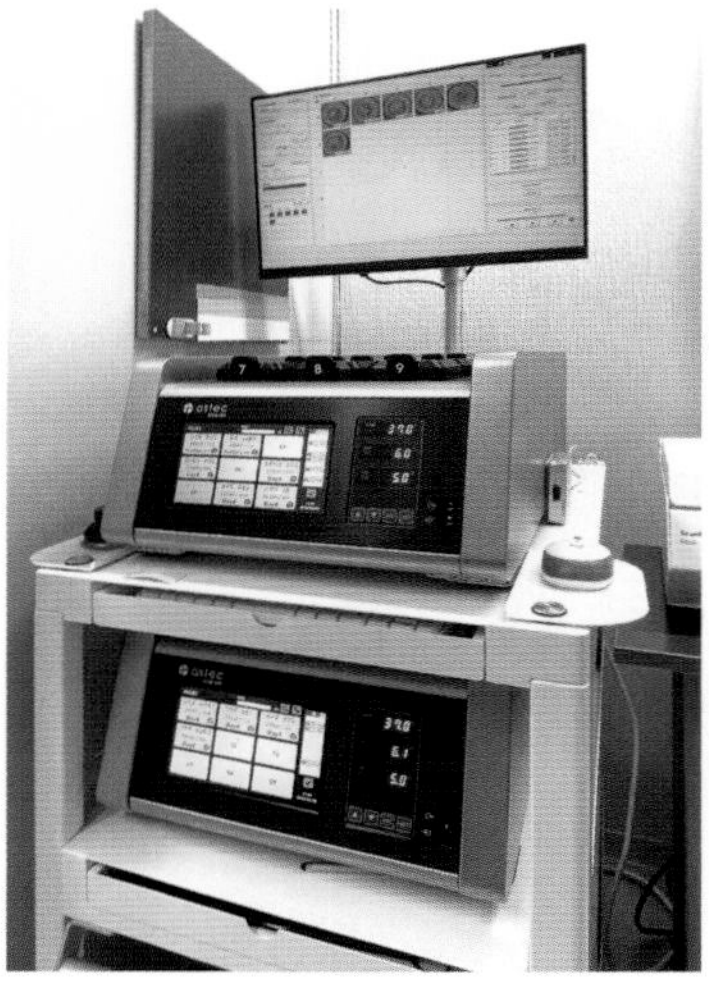

▲タイムラプスインキュベーター：モニターに胚画像が写るため、胚を出さずに状態を確認できます。

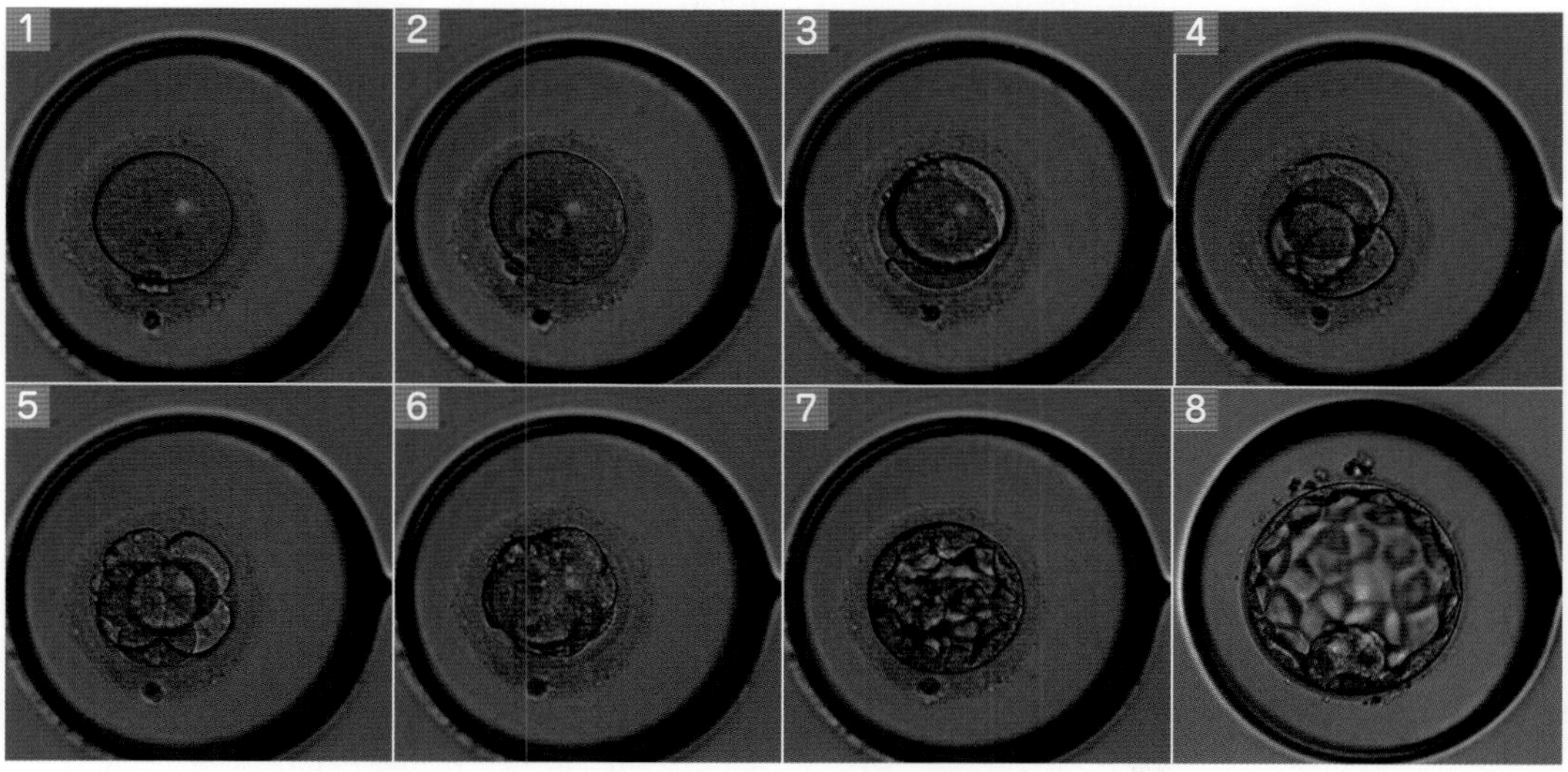

3
精子と卵子が受精した後、細胞の分裂が開始され、綺麗な２つの細胞になります。２細胞期胚と呼ばれています。

5
細胞分裂が進み、細胞の数が増えていきます。２細胞から４細胞、４細胞から８細胞というようにそれぞれの細胞が分裂します。

6
増えた細胞が１つになります。桑の実に似ていることから、桑実胚と呼ばれています。

8
拡張胚盤胞と呼ばれ、将来胎児や胎盤になる細胞が卵の殻（透明帯）を破って外に出ようとします。

協力：西船橋こやまウィメンズクリニック

Message

astec
株式会社 アステック
TEL.092-935-5585

タイムラプスインキュベーターは奇跡の箱

受精卵にとっては体外で培養されること自体がストレスです。そのなかでより健康な受精卵を選択するためには、顕微鏡による受精卵の観察が欠かせませんが、インキュベーター外で行われるこの観察自体も受精卵にとっては大きなストレスとなります。このストレスが少しでも軽減されるために開発されたのがタイムラプスインキュベーターです。最適な培養環境を維持したまま受精卵を観察し、動画を作成することができます。その動画を胚培養士の方々が活用し、より健康な受精卵を選択することを可能にしました。

ドライインキュベーター EC10

培養室では、個別タイプインキュベーター（EC10 ／新製品）も広く活躍しています。

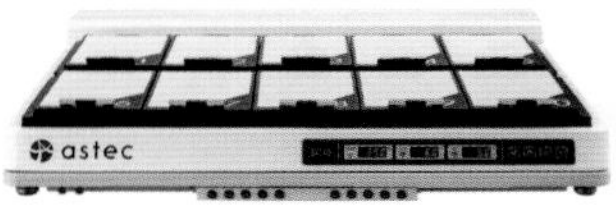

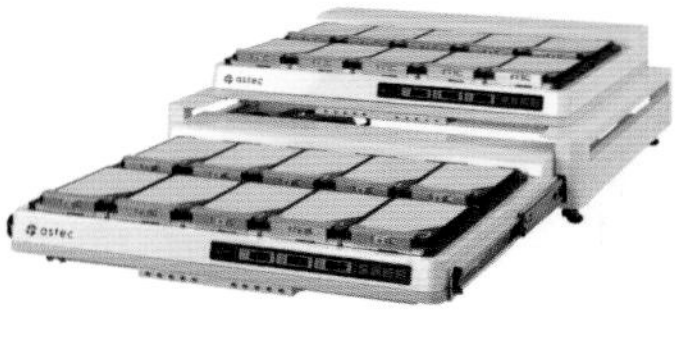

《 タイムラプスインキュベーターにかかる参考費用 》

タイムラプスインキュベーター にかかる医療費には保険が適用されず、全額自己負担になりますが、保険診療と組み合わせて治療を受けることができます。
治療施設によって、費用に違いがあります。

A クリニック	30,000 円
B クリニック	30,000 円
C クリニック	0 円（全例タイムラプスで培養）
D クリニック	30,250 円（全例タイムラプスで培養）

加湿タイプや無加湿タイプ、使用するディッシュも個別ドロップタイプ（胚１つずつに培養液を置く）や１つの培養液中で複数の胚が培養できるタイプのものなど、タイムラプスインキュベーターもメーカーによってさまざまです。
また、撮影する間隔は、10 分、15 分、20 分などと治療施設によって違いがあります。

着床環境に関する先進医療 01

Endometrial Receptivity Analysis

ERA検査

子宮内膜受容能検査1

先進医療 A

将来保険診療になるかもしれない!?

● ERA検査とは?

胚が着床する時期の子宮内膜は、着床の窓が開かれています。通常、排卵後4〜7日の頃が着床の窓で、その間に胚は透明帯から脱出し、子宮内膜へくっつき、内膜へ潜り込んでいきます。

体外受精治療の場合も、着床の窓は同様の時期になり、とくに凍結融解胚移植周期には着床の窓と移植胚のステージ、そして移植のタイミングを合わせることが重要です。

しかし、なかには着床の窓にズレが生じている人もいるため、個々の着床の窓を調べ、適した時期に移植ができるよう子宮内膜の遺伝子検査をします。結果が出るには2〜3週間程要します。

● 対象となるカップル

良好胚を複数回移植しても着床しなかった、妊娠成立しなかった（生化学的妊娠：生化学的反応がある：hCG値がある：胎嚢が確認できずに月経が来る）カップルが対象となります。

保険診療による体外受精では、1子につき、40歳未満は胚移植6回、40歳以上43歳未満は胚移植3回という制限があります。

これまで体外受精を受けたことがない初回の胚移植はERA検査の対象とならないため、とくに40歳以上で初めて体外受精を受けたカップルは、ERA検査後の保険診療による胚移植は基本的に1回となります。

卵子の質の低下も心配になりますが、出産経験があり、2回胚移植をしても着床しない、妊娠が成立しない場合はERA検査を検討しましょう。

● 期待できる効果

良好胚を複数回移植しても着床しなかった、妊娠成立しなかったカップルの着床率、妊娠率が上がることが期待できます。

臨床研究では、妊娠率が約25％向上し、ERA検査の結果に従って胚移植を行った人のほうが、検査を行っていない人よりも妊娠率が高くなるとの報告があります。ただ、妊娠が成立しない原因には、胚の質の問題もあり、PGT−Aで胚の染色体異数性を合わせて調べることもあります。

その際、PGT−Aは先進医療として受けられる施設が今のところかなり限られているため、保険診療と並行して受けることができず、自由診療として受けることになるだろうことも知っておくと良いでしょう。

AMH値が低く採卵数が極めて少ない、もしくは卵巣機能不全で採卵が十分でなく、得られている胚の移植が極めて貴重な場合など、ERA検査を行い、より移植に適したタイミングで胚移植に臨むことも重要となってきます。

● 方法

ホルモン補充による胚移植周期と同様の方法で子宮内膜を整えてERA検査を行います。子宮内膜を厚くさせるよう投与を行い、その後、プロゲステロン投与開始から5日後に子宮内膜を採取します。採取した細胞組織（検体）を次世代シークエンサーを用いて236個の遺伝子を網羅的に解析し、内膜の状態が受容期か非受容期かを評価します。

非受容期の場合は、受容期までにどれくらい差があるかも評価し、その結果、数日、前にずれていたり後ろへずれていたり、何時間かずれていることもあります。ERA検査では、12時間のずれも評価することができるとされています。個々の結果によって、胚が着床しやすい時期に、胚の発育ステージに合わせて移植を行うことで、着床率の向上を目指します。

ERA検査の方法

プロゲステロンを開始してから５日後（Ｐ＋５）の子宮内膜の遺伝子の状況を調べます。

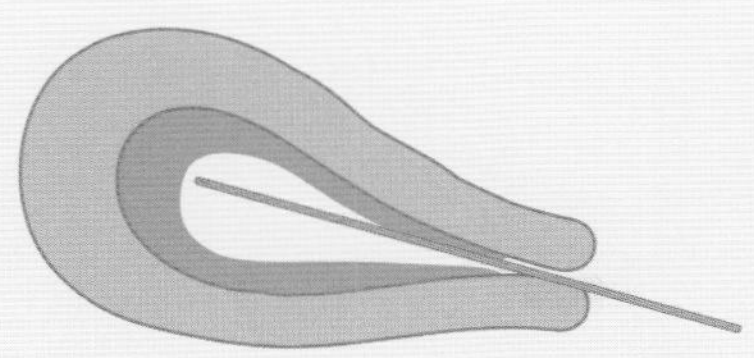

プロゲステロンを開始してから５日後（Ｐ＋５）の子宮内膜をピペール（ピペット）で採取します。採取した組織を検査して、着床の窓を調べます。
同じタイミングでホルモン補充を始めても、着床の窓が前や後ろにずれている人もいるため、ずれが見つかったら、それに合わせて胚移植日を決めます。

検査したのは、着床の窓より前　　着床の窓の時期　　検査したのは、着床の窓を過ぎていた

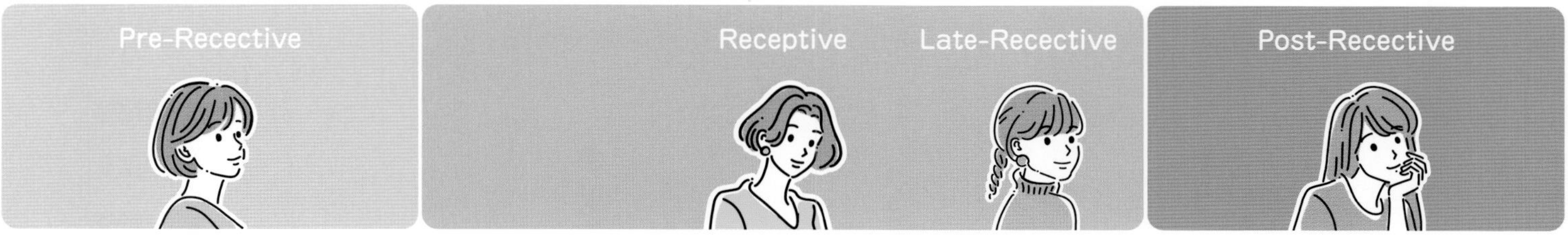

非受容期
（Pre-Recective）
これから着床の窓の時期になる

ホルモン補充の開始日を調整して移植日を後ろにずらす

受容期
（Receptive）

ホルモン補充の開始を検査と同様に行って移植

非受容期
（Late-Recective）
着床の窓の時期は少し過ぎていた

ホルモン補充の開始時刻を調整して移植時間を前にずらす

非受容期
（Post-Recective）
着床の窓の時期は数日過ぎていた

ホルモン補充を行い１日早いタイミングで再検査

TRIO検査 （エンドメトリオ）	同じ検査会社の行うERA検査と細菌叢を調べるEMMA/ALICE検査の３種類の検査を同時に行うこともあります。

Message

Igenomix
PART OF VITROLIFE GROUP

株式会社 アイジェノミクス・ジャパン
TEL.03-6667-0456

ERA

こんにちは！　アイジェノミクスです。

一度の検査で「着床の窓」と「子宮内フローラ」を同時に調べることができるエンドメトリオ検査（ERA・EMMA & ALICE）をはじめ、さまざまな遺伝学的検査の研究・開発に取り組んでいます。

アイジェノミクスのERA検査は、世界で初めて開発された「着床の窓」の検査です。2011年以来、世界中で20万人以上の女性に選ばれてきた検査で、その実績は数多くの臨床研究によって支持されています。

アイジェノミクスは、妊娠を望むすべての方が希望を叶えられる世界の実現を目指して、これからも挑戦を続けていきます！検査に関する疑問・質問は公式LINEアカウントへ。

お問い合わせいただく
ラインアカウント

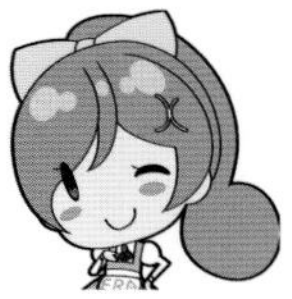

《 ERA検査にかかる参考費用 》

ERA検査にかかる医療費には保険が適用されず、全額自己負担になりますが、保険診療と組み合わせて治療を受けることができます。
治療施設によって費用に違いがあります。また、検査費用にホルモン剤等が含まれる場合もあるそうです。

Aクリニック	130,000円
Bクリニック	100,000円
Cクリニック	137,500円
Dクリニック	99,500円

Endometrial Receptivity Analysis

着床環境に関する先進医療
02

Endometrial Receptivity Test

ERPeakSM検査

子宮内膜胚受容期検査2

先進医療　A

将来保険診療になるかもしれない!?

●ERPeakSM検査とは?

体外受精治療において胚移植に適した個々の着床の窓を調べる遺伝子検査です。

子宮内膜が着床に適していない状態の場合は、良好胚であっても着床できない可能性があります。

多くの人の着床の窓は、排卵から5~7日にあり、予想することができますが、反復して着床しなかったカップルの場合は、着床の窓にずれが生じているケースもあります。そのため、ERPeakSM検査を行い、個々の着床の窓を調べ、移植に適切な時期を調べます。

この検査では、着床の窓の鍵となる48の遺伝子に的を絞ることで、ノイズが少なくなり、診断精度向上が期待できます。

実際に、再検査率も低いとされています。

●対象となるカップル

良好な胚を移植しても、2回以上着床しなかった、妊娠成立しなかった(生化学的妊娠:生化学的反応がある:hCG値がある:胎嚢が確認できずに月経が来る)カップルが対象です。

先進医療に申請する際には、前記の対象と合わせて卵巣機能不全や高齢など貴重胚移植予定者も対象とした研究報告が行われていますが、先進医療として行う場合には、これは対象とはなっていません。しかし、年齢的に厳しく、卵子が採取できない人が対象となった際には、早めに検査を勧められることがあるようです。

●期待できる効果

良好胚を複数回移植しても着床しなかった、妊娠成立しなかったカップルの着床率、妊娠率が上がることが期待できます。

検査を行う企業からは、反復着床不全で着床の窓がずれている人は、ERPeakSM検査の結果に合わせて胚移植をすることで46%の妊娠率を示したと発表しています。ただ、胚が着床しない原因の多くは胚の染色体に問題のあるケースであることが知られています。そのため、PGT-Aで胚の染色体数を調べることも合わせて行うこともあります。しかし、前ページでも説明したように移植可能胚が少ない場合は、PGT-Aよりも優先して行うこともあるようです。

●方法

ホルモン補充による凍結融解胚移植の方法と同様に内膜環境を整えた周期で検査を行います。黄体ホルモン補充の開始日をP+0として、着床の窓の期間となるP+5に子宮内膜を採取し検査します。

採取した細胞をRT-cPCRという方法で着床時期に現れる48種類の遺伝子発現を調べ、個々の着床の窓を調べます。

結果判定は、受容期前、受容期、受容期後、非受容期の4段階で評価され、その結果をもとに、次周期以降に着床の窓に合わせた胚移植を行います。

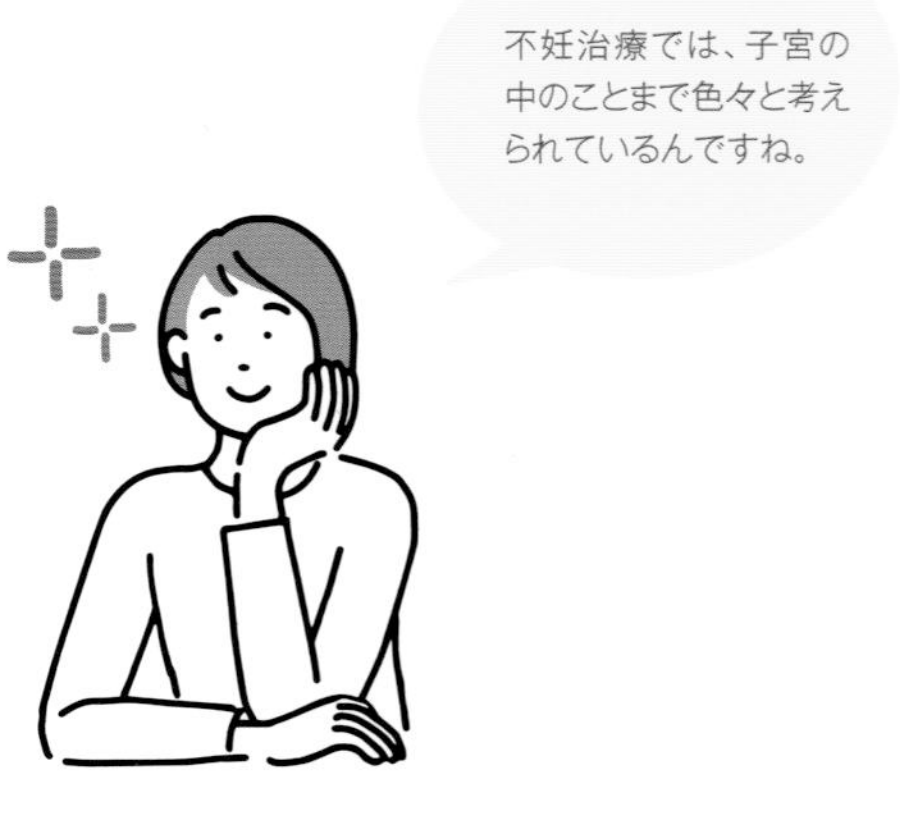
不妊治療では、子宮の中のことまで色々と考えられているんですね。

ERPeak℠ 検査の方法

プロゲステロンを開始してから５日目（P＋5）の子宮内膜の遺伝子の状況を調べます。

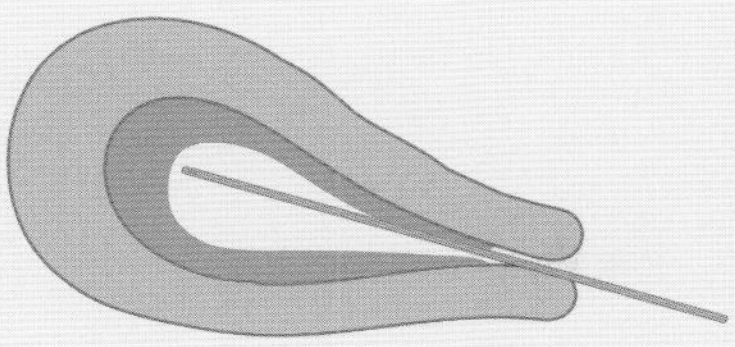

プロゲステロンを開始してから５日目（P＋5）の子宮内膜をピペットで採取します。採取した組織を検査して、それぞれの着床の窓を調べます。
同じタイミングでホルモン補充を始めても、着床の窓が前や後ろにずれている人もいるため、ずれが見つかったら、それに合わせて胚移植日を決めます。

検査したのは、着床の窓より前　｜　着床の窓の時期　｜　検査したのは、着床の窓を過ぎていた　｜　検査したのは、着床の窓を過ぎていた

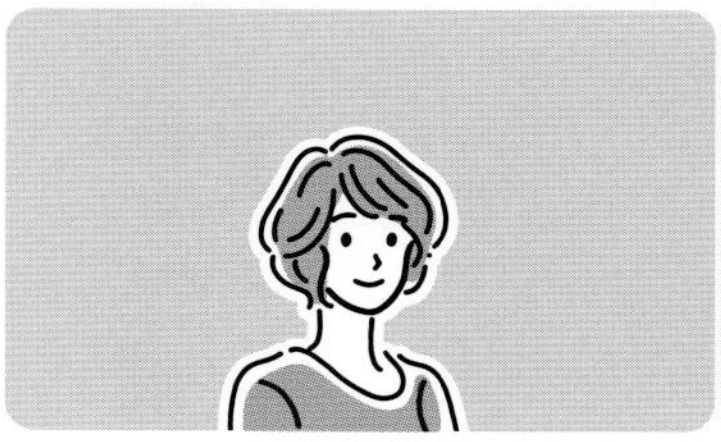

受容期前

これから着床の窓の時期になる

検査をした時期よりも１日ほど遅く胚盤胞移植を行う

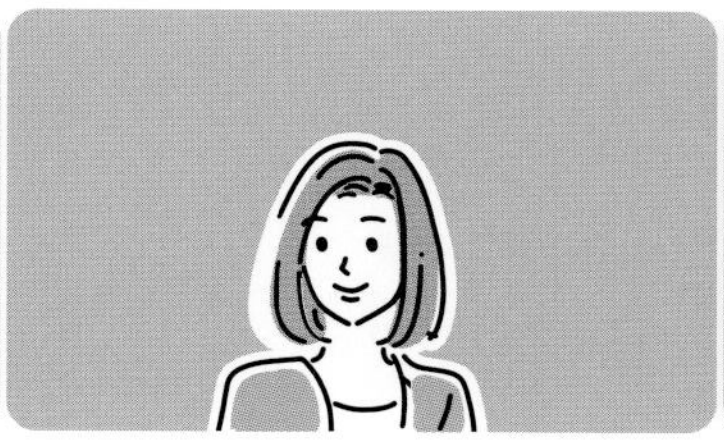

受容期

ホルモン補充の開始を検査と同様に行って移植

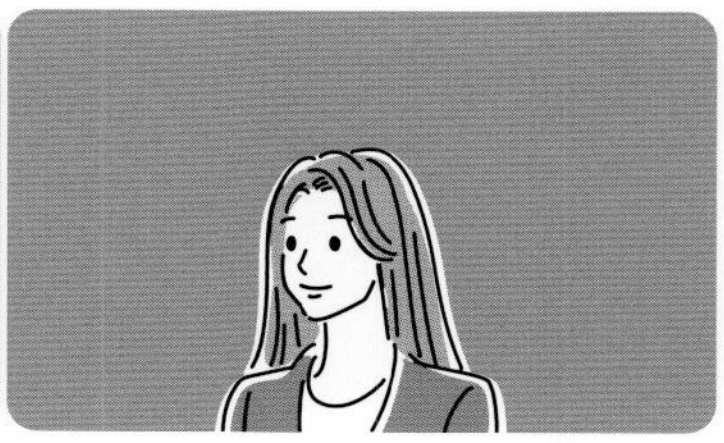

受容期後

着床の窓の時期は少し過ぎていた

検査をした時期よりも１日ほど早く胚盤胞移植を行う

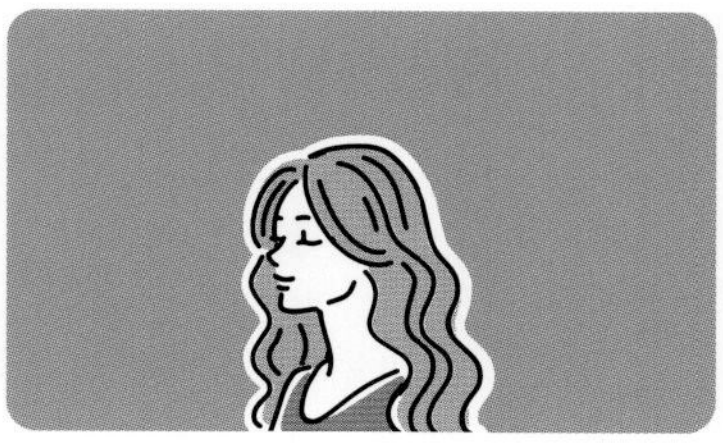

非受容期

着床の窓の時期ではなかった

検査した時期は着床可能な時期ではなかったため治療方針を医師と相談

Column　子宮内膜の構造

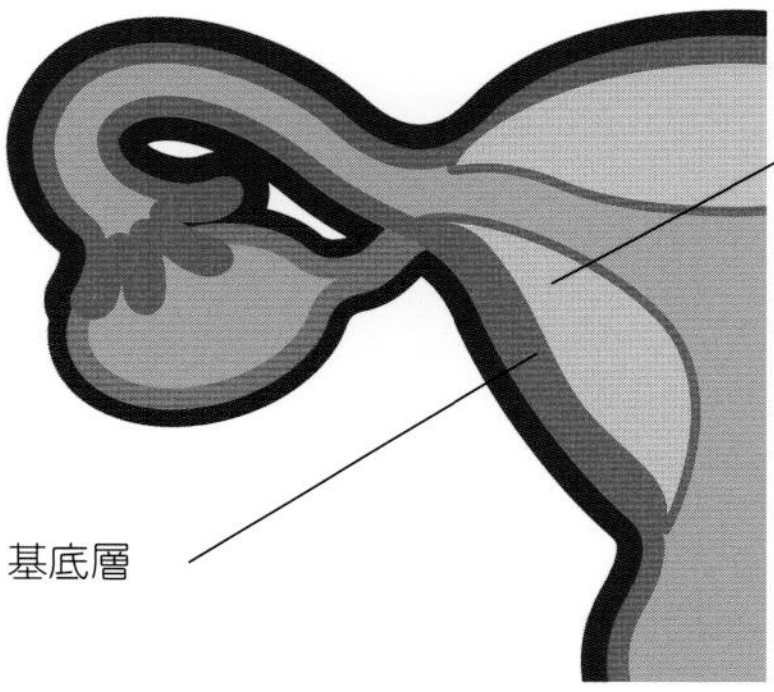

子宮内膜は、主に２層があり、下層にある基底層と表層に機能層があります。機能層は、月経周期に分泌されるエストロゲンやプロゲステロンによって変化をします。

卵巣内で卵胞が発育する卵胞期には、卵胞の発育とともにエストロゲンによって子宮内膜は増殖し厚くなります。この期間を『増殖期』といいます。

排卵後、プロゲステロンとエストロゲンの作用によって子宮内膜は厚みを増し、胚を受け入れるための準備を整えます。

妊娠が成立しなかった場合、黄体から分泌されるプロゲステロンによって支えられていた機能層は子宮内膜から剥がれ落ちます。この期間を『月経期』といいます。

基底層は、ホルモンの影響を受けて増殖したり剥がれたりすることはありません。

《 ERPeak℠検査にかかる参考費用 》

ERPeak℠検査にかかる医療費には保険が適用されず、全額自己負担になりますが、保険診療と組み合わせて治療を受けることができます。

治療施設によって、費用に違いがあります。

A クリニック	110,000 円
B クリニック	138,000 円
C クリニック	92,600 円
D クリニック	99,000 円

着床環境に関する先進医療 03

EMMA/ALICE検査

子宮内膜細菌叢検査1

Endometrial Microbiome Metagenomic Analysis / Analysis of Infectious Chronic Endometritis

先進医療　A

将来保険診療になるかもしれない!?

●EMMA/ALICE検査とは?

子宮内は、無菌と考えられていましたが、近年、子宮内にも細菌が存在し、特にラクトバチルス属の菌が子宮内の常在菌であることがわかってきました。EMMA（子宮内膜マイクロバイオーム）検査は、子宮内の乳酸菌の種類と量を調べ、子宮の細菌環境が胚移植に適した状態かどうかの判定をします。

ALICE（感染性慢性子宮内膜炎）検査は、子宮内の細菌の中で特に慢性子宮内膜炎の原因となる細菌を検出します。慢性子宮内膜炎は、不妊症女性の約30％に見られ、着床不全の要因となり、良好胚を複数回移植しても着床しない、妊娠しない女性の罹患率は約60％に及ぶともいわれています。

結果が出るまでには2〜3週間ほど要します。

●対象となるカップル

良好胚を複数回移植しても着床しない、妊娠しないカップルが対象となります。

EMMA/ALICE検査で子宮内に生息している細菌の種類と量（子宮内フローラ）を特定します。

検査結果によって、着床、妊娠に大切な善玉乳酸菌を増やす、また検出された慢性子宮内膜炎の原因菌に対する適切な抗生物質（7〜14日間服用）で治療を行います。

治療後は、胚移植周期に入ることができますが、場合によっては再検査を勧められることもあります。

●期待できる効果

胚の染色体が正常であっても着床率は70％前後といわれており、着床には胚の染色体以外の要因も関連しているといわれています。

検査により目的に照準を合わせた治療を行うことができますので、耐性菌の蔓延予防、プロバイオティクス治療での子宮内環境の改善が得られることで、これまで複数回胚移植をしても着床しなかった、妊娠が成立しなかったカップルの着床率や妊娠率の向上が期待できます。

●方法

子宮内膜が厚くなる高温期（月経約15日〜25日目）に、子宮内膜の一部を採取して検査をします。

検査の結果によって、ラクトバチルスが90％以上でない場合には、乳酸菌の膣錠などでの治療を行い、検出された慢性子宮内膜炎の病原菌に対しては治療に必要な抗生物質や乳酸菌が提案されます。

治療終了後、胚移植周期を行うか、再検査を行うかは医師の判断、または相談して決められます。

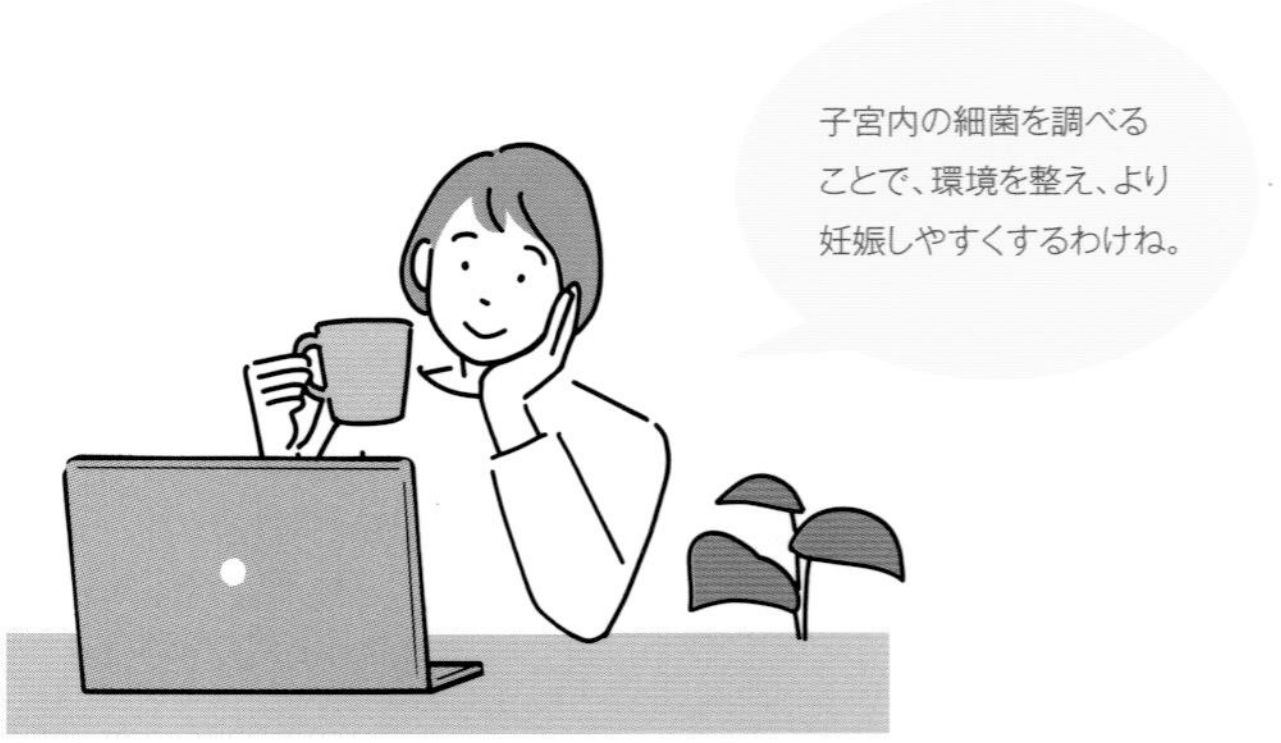
子宮内の細菌を調べることで、環境を整え、より妊娠しやすくするわけね。

EMMA/ALICE検査の方法と結果と治療

	EMMA 検査結果	ALICE 検査	推奨される治療
1	NORMAL ラクトバチルス属の細菌DNAを90%以上検出	NEGATIVE 慢性子宮内膜炎の病原性細菌DNAは未検出	特にありません
2	ABNORMAL 子宮内にラクトバチルス属の生着を妨げる病原性細菌DNAを10%以上検出	NEGATIVE 慢性子宮内膜炎の病原性細菌DNAは未検出	推奨の抗菌薬にて治療し、ラクトバチルス膣剤による加療が推奨されます
3	ABNORMAL 子宮内にラクトバチルス属の生着を妨げる病原性細菌DNAを10%以上検出	POSITIVE 慢性子宮内膜炎に関連する病原性細菌DNAが検出	推奨の抗菌薬にて治療し、ラクトバチルス膣剤による加療が推奨されます
4	MILD ラクトバチルス属の細菌DNAが90%未満、その他の個々の子宮内細菌DNAを合わせて10%以上検出	NEGATIVE 慢性子宮内膜炎の病原性細菌DNAは未検出	プロバイオティクスによる加療が推奨されます
5	ULTRALOW 子宮内細菌のDNAが極めて少ないです	NEGATIVE 慢性子宮内膜炎の病原性細菌DNAは未検出	プロバイオティクスによる加療が推奨されます

TRIO（エンドメトリオ）検査	同じ検査会社の行うERA検査（子宮内膜受容能検査）とEMMA/ALICE検査の3種類の検査を同時に行うこともあります。

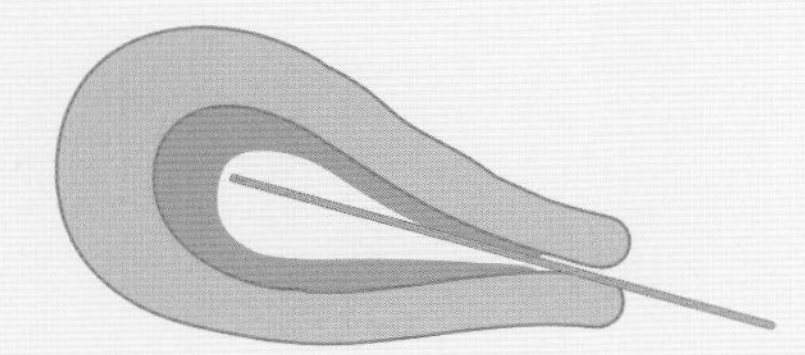

子宮内膜が厚くなる高温期（月経約15日〜25日目）に、子宮内膜の一部を採取して検査をします。

子宮内環境、慢性子宮内膜炎の原因菌の検査ができるようになったことは、これまで繰り返し胚移植をしても妊娠が成立しなかったカップルの治療の一助になる可能性が期待されます。
広域で強力な抗菌剤の投与により、子宮内のラクトバチルスが減少してしまうリスクが示唆されています。体外受精治療以外の病気や怪我の治療にも抗菌剤は必要ですが、体外受精治療中は注意し、処方される場合には、そうしたリスクを伝えながら医師と相談しましょう。EMMA検査では、検出された菌の種類に合わせて適した抗生物質を提案することで薬剤の使い過ぎを防ぐと言われています。

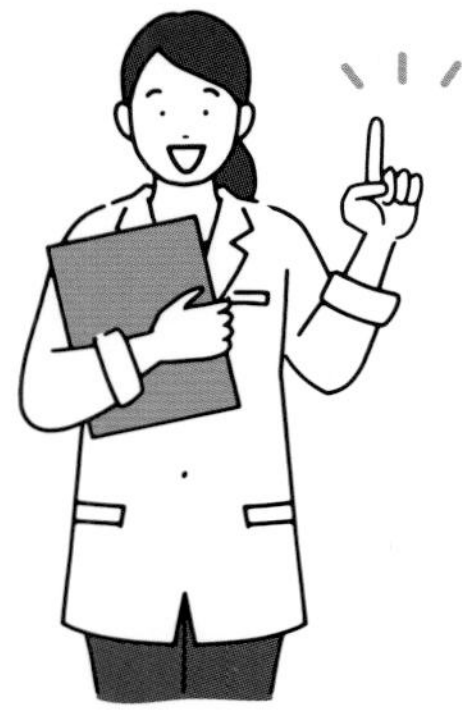

Message

Igenomix
PART OF VITROLIFE GROUP

株式会社 アイジェノミクス・ジャパン
TEL.03-6667-0456

EMMA ／ ALICE

こんにちは！アイジェノミクスです。一度の検査で「着床の窓」と「子宮内フローラ」を同時に調べることができるエンドメトリオ検査（ERA・EMMA & ALICE）をはじめ、さまざまな遺伝学的検査の研究・開発に取り組んでいます。

アイジェノミクスのEMMA検査では、マイクロバイオームの専門家が子宮内細菌叢を細やかに評価し、検出された細菌ごとに適した治療薬をご案内します。細菌が極端に少ない方へは、プロバイオティクスによる加療のみを推奨するなど、お薬の使い過ぎを防ぎ体への負担を最小限に抑えるための努力をしています。

アイジェノミクスは、妊娠を望むすべての方が希望を叶えられる世界の実現を目指して、これからも挑戦を続けていきます！

検査に関する疑問・質問は公式LINEアカウントへ。

お問い合わせいただく
ラインアカウント

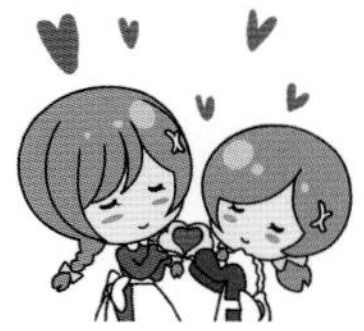

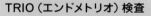

《 EMMA/ALICE検査にかかる参考費用 》

EMMA/ALICE検査にかかる医療費には保険が適用されず、全額自己負担になりますが、保険診療と組み合わせて治療を受けることができます。
治療施設によって、費用に違いがあります。

Aクリニック	66,000円
Bクリニック	70,000円
Cクリニック	68,000円
Dクリニック	82,500円

着床環境に関する先進医療

04

Endsmetrial Microbiome Testing

子宮内フローラ検査

子宮内細菌叢検査2

先進医療　A

将来保険診療になるかもしれない!?

● 子宮内フローラ検査とは?

前ページでも述べたように、これまで子宮内は無菌だと考えられていましたが、実際は子宮内にも細菌が存在することが発見されました。

多種多様な細菌がいて、花畑に見える腸内フローラのように、腟や子宮内にも様々な種類が存在していることから、子宮内フローラと呼んでいます。

子宮内の善玉菌が減るなどして子宮内の環境が乱れてしまうと、着床、妊娠しない、また妊娠しても流産や早産の原因となる可能性があると考えられていることから、善玉菌・ラクトバチルス属菌の割合を検査します。

検査結果については、ラクトバチルス属が90%以上を正常、90%以下を問題ありとしています。

● 対象となるカップル

これまで反復して着床・妊娠に至らないカップル、慢性子宮内膜炎の疑いのあるカップルが対象となります。

検査は、善玉菌であるラクトバチルスの割合が表示されます。

この結果で、ラクトバチルス以外の細菌が見つかった場合、どのような細菌が、どれくらいの割合で存在しているのかもわかります。この結果をもとにラクトバチルスの割合を増やしていく治療計画が立てられます。

具体的には、抗菌薬やサプリメントの摂取、生活改善などです。

また、細菌性腟症に関連する細菌が検出された場合は、その治療を行うための抗菌薬、子宮内環境（子宮内フローラ）を改善するための治療を行います。

● 期待できる効果

慢性子宮内膜炎の起炎菌の特定、早流産の原因菌の特定も可能な検査です。

検査の結果に基づいて、治療やサプリメントによる改善によって着床率や妊娠率の向上が期待できます。

ラクトバチルスは、腟や子宮内で糖を分解し乳酸を産生し、腟を酸性に保ち、悪玉菌の増殖を抑える働きがあります。

悪玉菌が多く存在する腟や子宮は炎症が起きている可能性があります。炎症が起きていると免疫細胞が活発になり、胚を異物として攻撃するように働くことがあります。

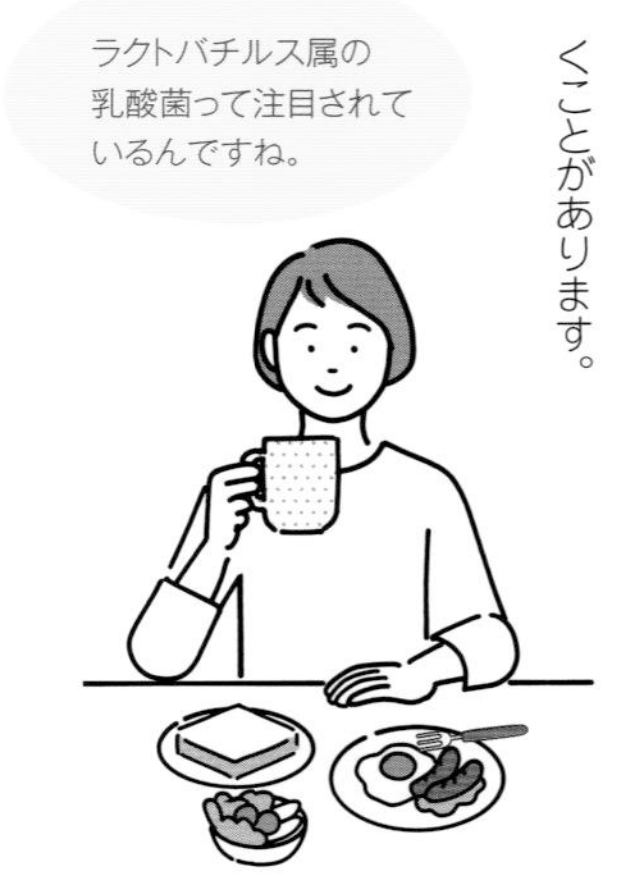
ラクトバチルス属の
乳酸菌って注目されて
いるんですね。

● 方法

一般的には、自然周期では黄体期に、ホルモン補充周期ではプロゲステロン投与後5~6日目に綿棒またはピペットなどを用いて子宮内腔液や腟内擦過物を採取しますが、月経の出血がない期間であれば、検査はいつでもできます。

その後、検査会社で子宮内腔液や組織から善玉菌やラクトバチルス菌の割合を調べます。子宮内は乳酸菌の一種である善玉菌のラクトバチルスの割合が多い状態が好ましいとされているため、子宮内フローラのバランスが悪い場合は、乳酸菌やラクトバチルス菌を増やすとされるサプリメントを用いて改善、または悪玉菌が見つかった場合には、抗菌剤を用いて治療します。

ラクトバチルスの役割

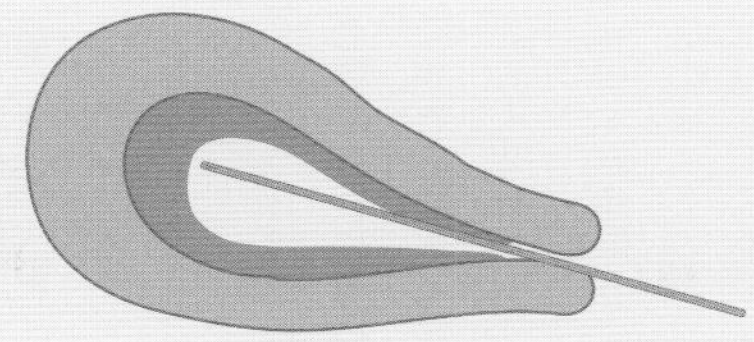

自然周期では黄体期に、ホルモン補充周期ではプロゲステロン投与後５～６日目に綿棒またはピペットなど用いて子宮内腔液または腟内擦過物を採取します。

子宮内の環境改善

ラクトバチルスは、腟や子宮内で糖を分解し乳酸を産生し、生殖器内を酸性に保ち、悪玉菌の増殖を抑える働きをします。

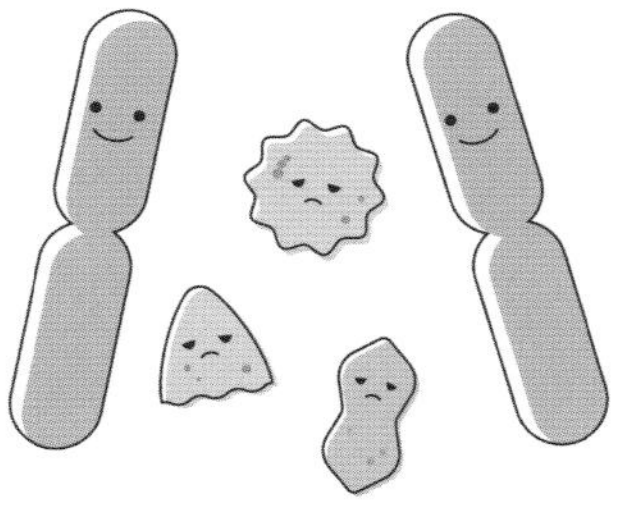

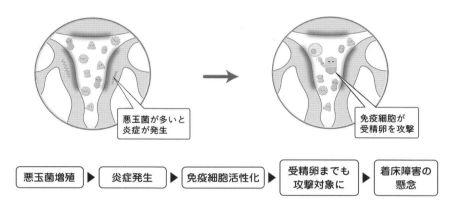

画像提供：Varinos

免疫細胞が受精卵を攻撃する力を弱める

悪玉菌が多く存在する生殖器内は炎症が起きている可能性があります。炎症が起きていると免疫細胞が活発になり、受精卵を異物として攻撃、排除するように働きます。 ラクトバチルスは悪玉菌の増殖を抑え、悪玉菌が起こす炎症を抑えることにより、免疫細胞の攻撃を弱める働きをします。

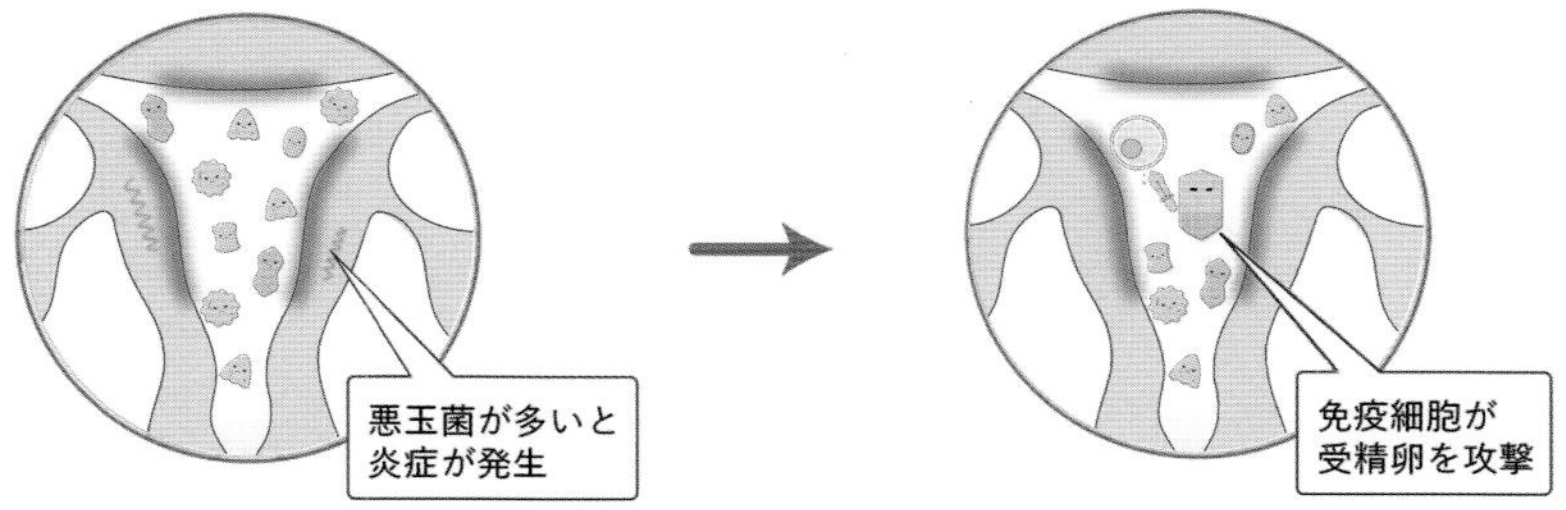

悪玉菌増殖 ▶ 炎症発生 ▶ 免疫細胞活性化 ▶ 受精卵までも攻撃対象に ▶ 着床障害の懸念

Message

Varinos

Varinos株式会社
TEL.03-5422-6501

超微量な子宮内の菌を精度高く解析

Varinosは2017年に、世界で初めて子宮内の菌環境を調べる「子宮内フローラ検査」を独自開発・実用化した会社です。現在に至るまで、常に改良を重ねており、検査精度が非常に高い検査として、医療現場から支持されています。

検査会社としての知見を活かしたサプリメントの販売や子宮内フローラがなぜ妊娠率や出産率に関わるのか、どのような検査なのかなどを一般の方に直接お話するコミュニティ「Varinos College（全５回/オンライン)」も開催しています。

Varinos College
（バリノスカレッジ）

◇参加無料
◇参加特典あり
◇オンライン開催
◇計5回（1回45分）
◇顔出し不要

子宮内フローラのための ラクトフェリン

妊娠･出産を
菌のバランス
から考える

《 子宮内フローラ検査にかかる参考費用 》

子宮内フローラ検査にかかる医療費には保険が適用されず、全額自己負担になりますが、保険診療と組み合わせて治療を受けることができます。

治療施設によって、費用に違いがあります。

A クリニック	55,500 円
B クリニック	60,000 円
C クリニック	49,500 円
D クリニック	34,800 円

Endsmetrial Microbiome Testing

着床環境に関する先進医療

05

子宮内膜スクラッチ

Endometrial scratch

子宮内膜擦過術

先進医療 A

将来保険診療になるかもしれない!?

● 子宮内膜スクラッチとは?

グレードの良い胚を複数回移植してもなかなか妊娠にいたらない場合、着床する子宮側の要因として子宮筋腫、子宮内膜ポリープ、子宮内膜症、子宮奇形、卵管水腫などがありますが、原因のよくわからないケースもあります。なかには、免疫応答に関係し、胚を異物として攻撃してしまうケースもあるようです。

子宮内膜スクラッチは、原因のよくわからない着床不全に対し、局所的に子宮内膜に小さな擦り傷をつける治療です。

子宮内膜にできた傷を修復するために分泌されるさまざまな成長因子が子宮環境を整え、着床しやすくなるとされています。しかし、その有効性については、まだ結論は出ていないようです。（グラフ7、8）

● 対象となるカップル

グレードの良い胚を、複数回移植してもなかなか妊娠に至らないカップルが対象となりますが、子宮筋腫、子宮内膜ポリープ、子宮内膜症、子宮奇形、卵管水腫などの着床を妨げる器質的な要因がないことも条件となります。

また、着床の窓や子宮内フローラなどの検査や治療を先に進められるケースもあるので、医師とよく相談をして治療を選択しましょう。

● 期待できる効果

胚盤胞移植における妊娠率の向上が期待されています。

子宮内膜に小さな擦り傷をつけることで、それを修復する際に分泌される成長因子が着床環境を整えるよう、良好に働くのではないかと考えられています。

さまざまな論文から、効果があると報告がされていますが、そのメカニズムはよくわかっていません。

また、効果の持続についても2周期以上の効果を認めたと言う報告もあれば、否定的な結果を示す報告もあり、スクラッチを行う時期についても一定の見解が得られていないようです。そのほかでは、新鮮胚移植の採卵日のスクラッチは、臨床的妊娠率が低下する傾向にあったという報告があり、一般的に移植周期にスクラッチを行うことはありません。

さまざまな発表、報告があり、今後の検証が重要だとされています。

● 方法

胚移植を行う予定の前周期の黄体期に、ピペットを子宮頸管より挿入し、子宮の形状に沿って子宮内膜腔にゆっくりと進め、同じ方向にブラシを数回回転させることによりスクラッチを行います。または、ピペットを用いて、子宮内膜の一部を吸引します。

スクラッチを行った翌周期に胚移植を行い、胚移植後10〜14日後頃に血中hCG値を測定し妊娠判定を行います。

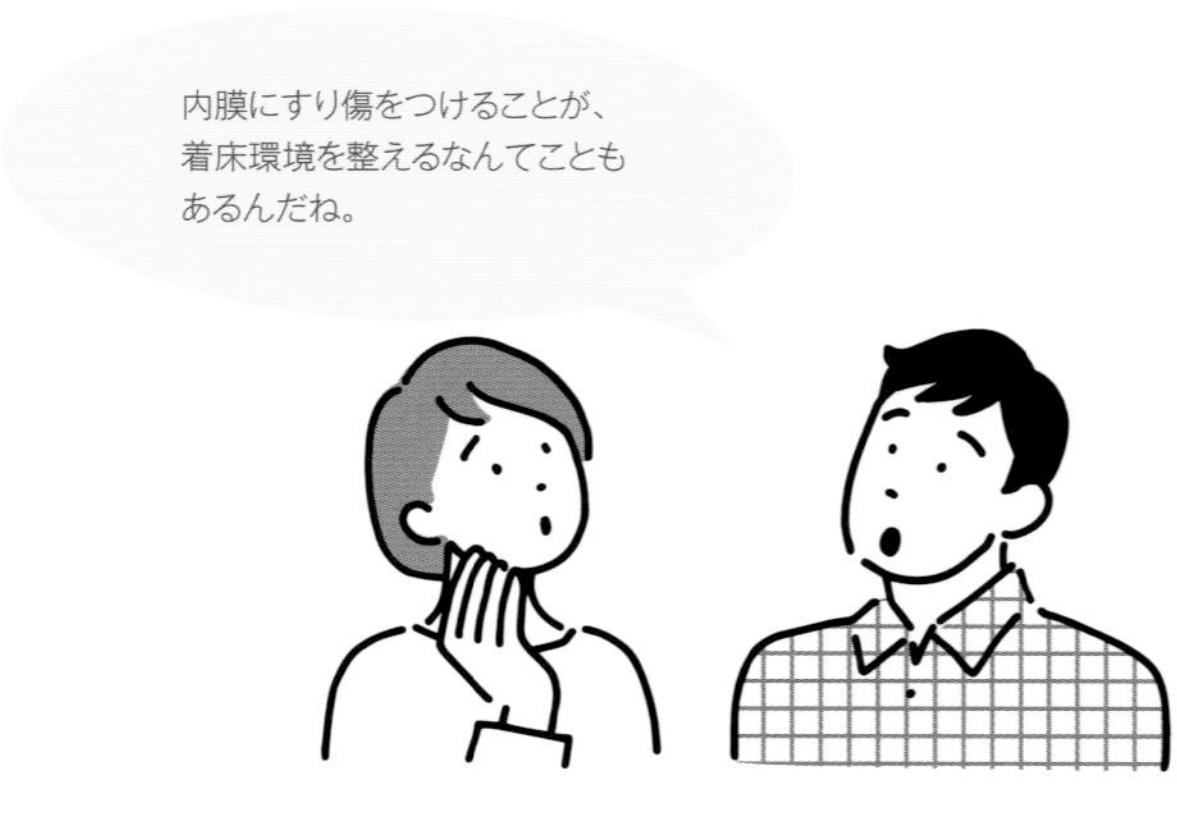
内膜にすり傷をつけることが、
着床環境を整えるなんてことも
あるんだね。

子宮内膜スクラッチは、有効か？　その結論は、まだ出ていない。

◆ 子宮内膜スクラッチの実施データ　グラフ7

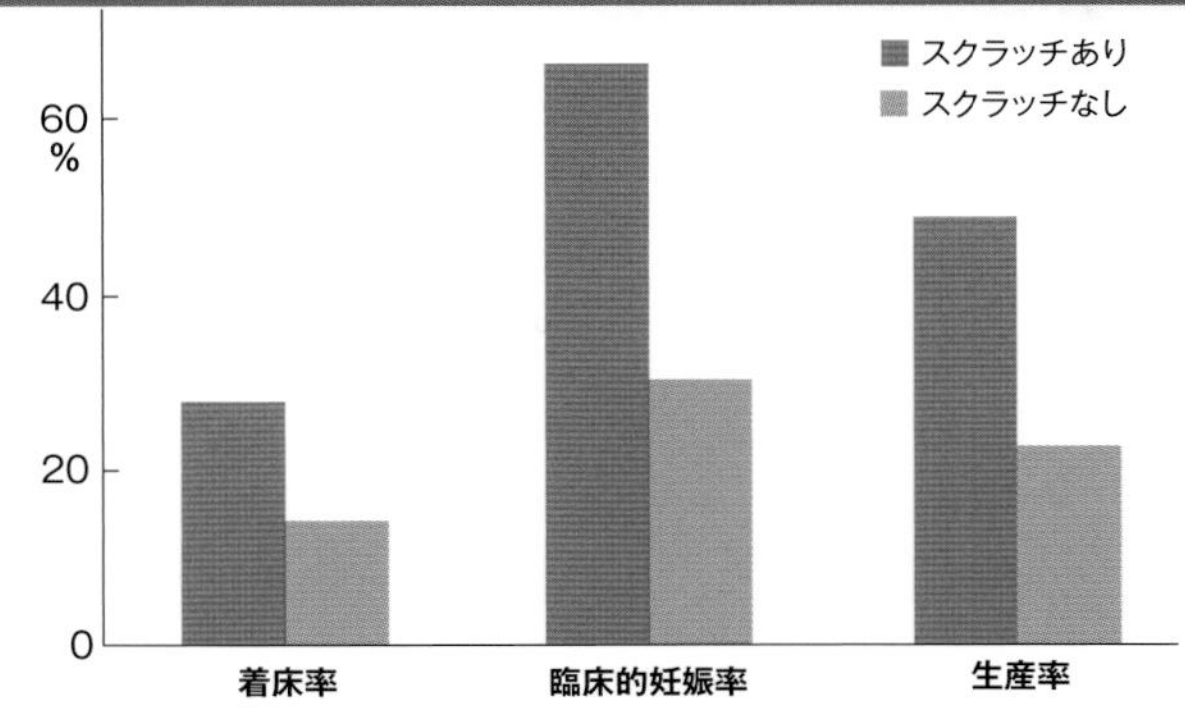

子宮内膜スクラッチを行ったグループの着床率、臨床的妊娠率、生産率は、スクラッチを行ってないグループに比べ、有意に向上した。子宮内膜スクラッチは、胚移植の前周期に行った。

Fertil Steril.
2003 Jun;79(6):1317-22.

◆ 子宮内膜スクラッチの実施データ　グラフ8

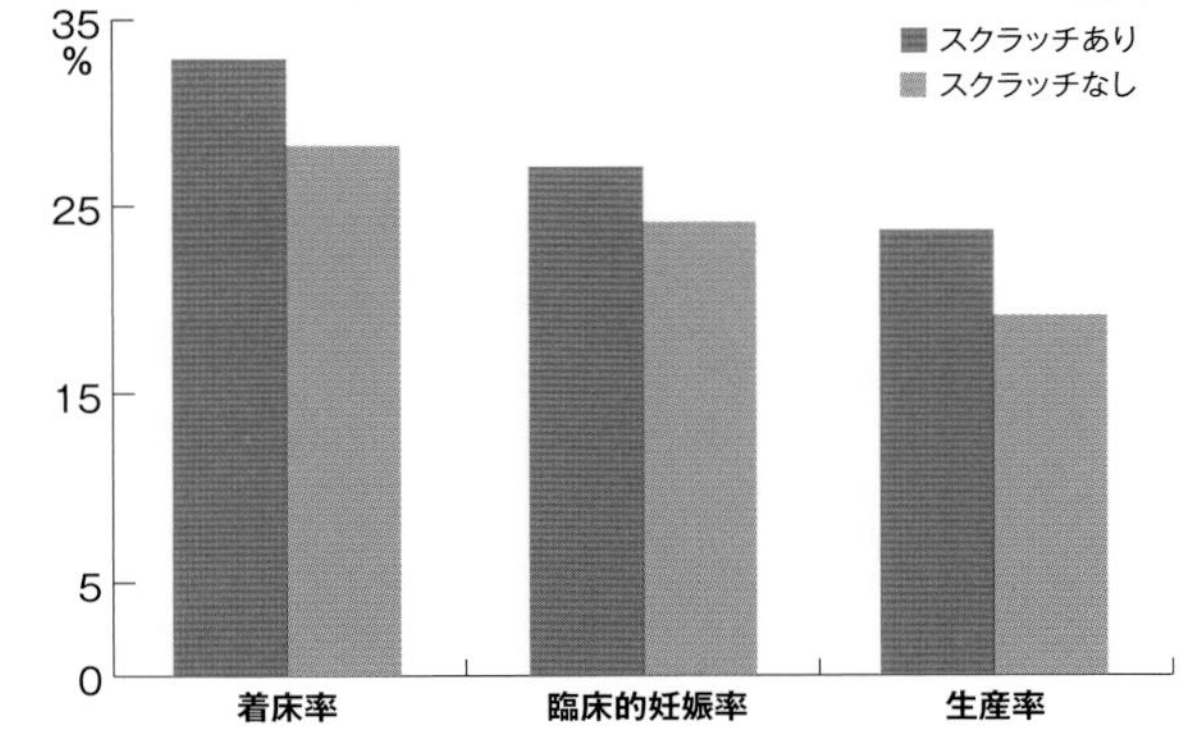

子宮内膜スクラッチを行ったグループの着床率、臨床的妊娠率、生産率とスクラッチを行ってないグループとを比べても有意差はなかった。

Hum Reprod 2021; 36:87

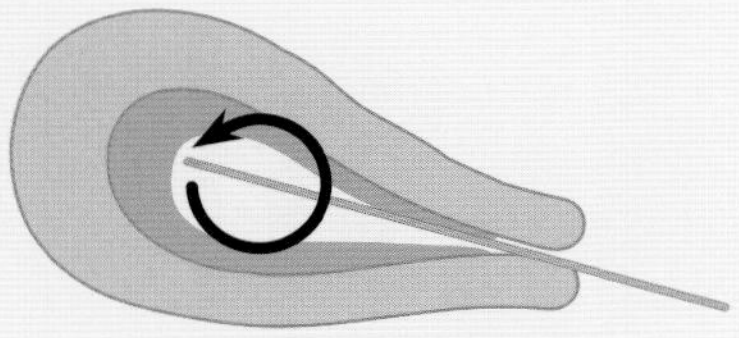

胚移植を行う予定の前周期の黄体期に子宮内膜に擦り傷をつくります。
ピペットを同じ方向に数回回転させて擦り傷をつけます。

子宮内膜に小さな傷をわざとつけることで、その傷を修復しようとさまざまな成長因子が分泌されて子宮が着床に適した環境になると考えられています。
しかし、有効なのかどうかは、まだ結論は出ていないようです。

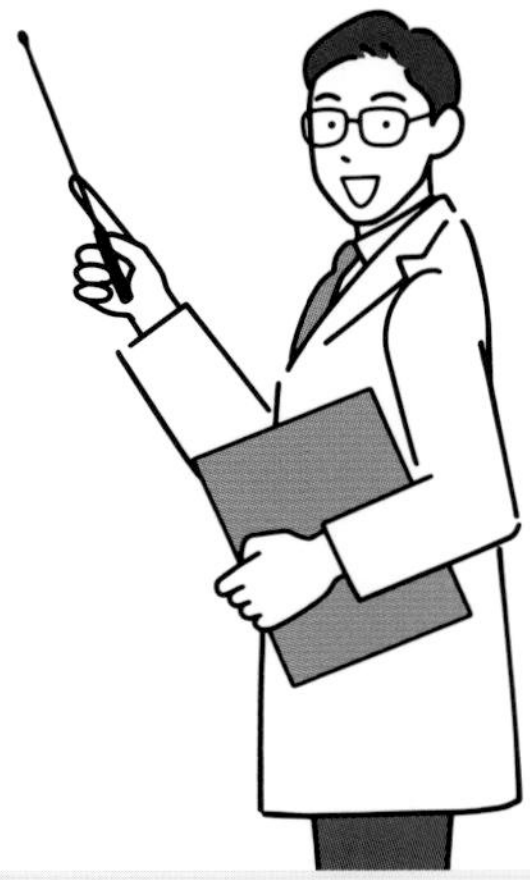

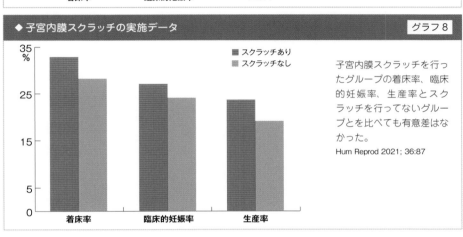

Column　子宮内膜症と子宮内膜炎

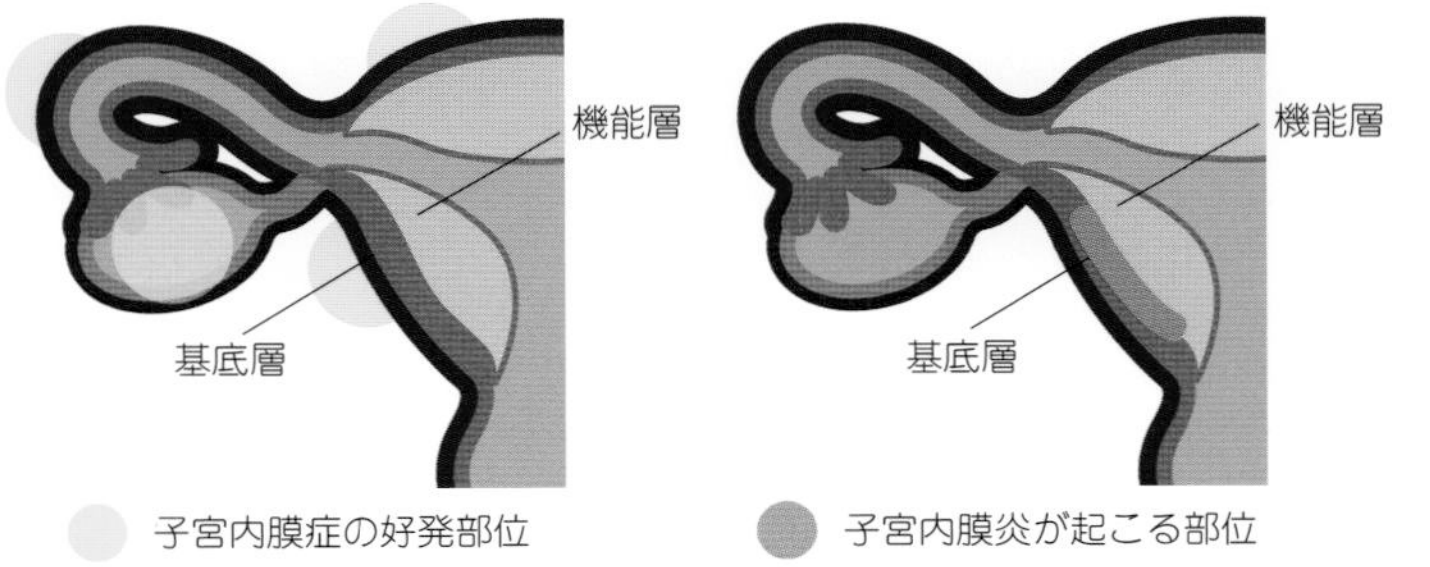

「子宮内膜症と子宮内膜炎、違う病気なの？ 一緒だと思ってた！」という人は、少なからずいるのではないでしょうか。
子宮内膜は、月経周期のホルモンの影響を受けて増殖と剥離を繰り返す機能層と機能層の下層にありホルモンの影響を受けない基底層があります。
子宮内膜症は、内膜のようなものが内膜以外の場所にでき、そこでホルモンの影響を受けて増殖や剥離を繰り返すようになります。子宮内膜は、月経時に腟から外へ排出されますが、子宮内膜様のものは、出口がありません。剥がれ落ちた内膜様組織は、そこで周囲の臓器と癒着させたり血液が溜まったりして月経痛、性交痛、排便痛などを起こし、不妊の原因にもなります。
子宮内膜炎は、機能層ではなく、基底層にまで細菌が侵入し、炎症を起こし、それが持続している状態です。

≪ 子宮内膜スクラッチにかかる参考費用 ≫

子宮内膜スクラッチにかかる医療費には保険が適用されず、全額自己負担になりますが、保険診療と組み合わせて治療を受けることができます。
治療施設によって、費用に違いがあります。

A クリニック	27,500 円
B クリニック	11,000 円
C クリニック	5,500 円
D クリニック	7,500 円

胚移植に関する先進医療 01

Stimulation of Endometrium –Embryo Transfer

SEET法

子宮内膜刺激法

先進医療 A

将来保険診療になるかもしれない!?

●SEET法とは?

自然妊娠では、胚は発育しながら子宮へ向かって運ばれていき、胚盤胞になって子宮へ着床します。この間、胚は子宮に向けてシグナルを送り、子宮内膜はこのシグナルを受けて胚を受け入れる準備をすると考えられています。

しかし、体外受精における胚盤胞移植では、このシグナルは分泌されることはありません。ただ、胚培養に用いた培養液には子宮内膜が胚を受け入れるための胚由来因子があるとされ、これが着床の窓を開くなどの効果があるのではないかと考えられています。

SEET法は、凍結融解胚盤胞移植を行う場合に用いた培養液を凍結し、胚盤胞移植をする2～3日前に融解して子宮腔内に注入します。

これによって、子宮内膜が刺激され、胚を受け入れやすい環境に整えられるとされています。

●対象となるカップル

反復着床不全を含む胚移植を必要とするカップルが対象となりますが、これまでの治療経過から感染のリスクが高いと判断された場合には対象となりません。

SEET法は、初回の凍結胚盤胞移植から希望すれば受けることはできますが、多くの治療施設では必要に応じて個々に案内をしているようです。

ただ、初回の凍結胚盤胞移植からSEET法を行うことは、あまりないようです。

●期待できる効果

着床率、妊娠率の向上が期待できます。

SEET法の有効性については賛否両論あり、「現段階では国際的なエビデンスはなく、胚移植の際のルーチン治療として選択されることは難しいと思われる」と生殖医療ガイドライン（日本生殖医学会編）にもあります。

しかし、さまざまな治療施設の報告を見ると、SEET法によって妊娠した症例も少なくなく、移植をしてもなかなか妊娠しない場合などにおいても、症例をよく見極め案内、実施されているようです。

●方法

胚を5～6日間培養し、得られた胚盤胞を凍結しますが、この際に培養に用いた培養液を、胚盤胞とは別の容器に封入して凍結保存します。

胚盤胞移植を行う周期では、自然周期の場合は、排卵後2～3日目に凍結した培養液を融解し、子宮内に注入します。次に凍結した胚盤胞を融解して移植をします。

ホルモン補充周期では黄体補充を開始後2～3日目に、凍結した培養液を融解して子宮内に注入し、次に黄体補充開始後5日目頃に、凍結した胚盤胞を融解して移植をします。

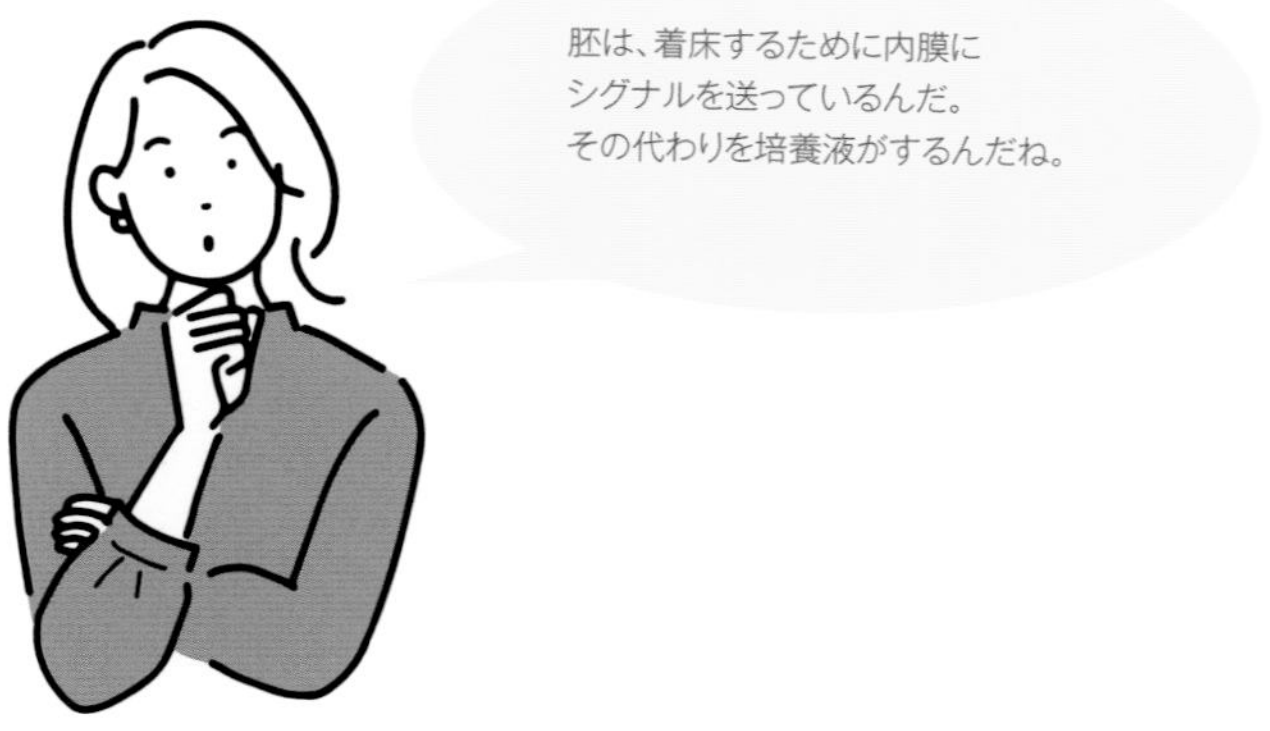
胚は、着床するために内膜に
シグナルを送っているんだ。
その代わりを培養液がするんだね。

SEET法の方法の例

胚は卵管の中で発育します。その発育の過程で子宮内膜にシグナルを送り、そのシグナルによって子宮内膜が着床に向けた準備をすると考えられています。

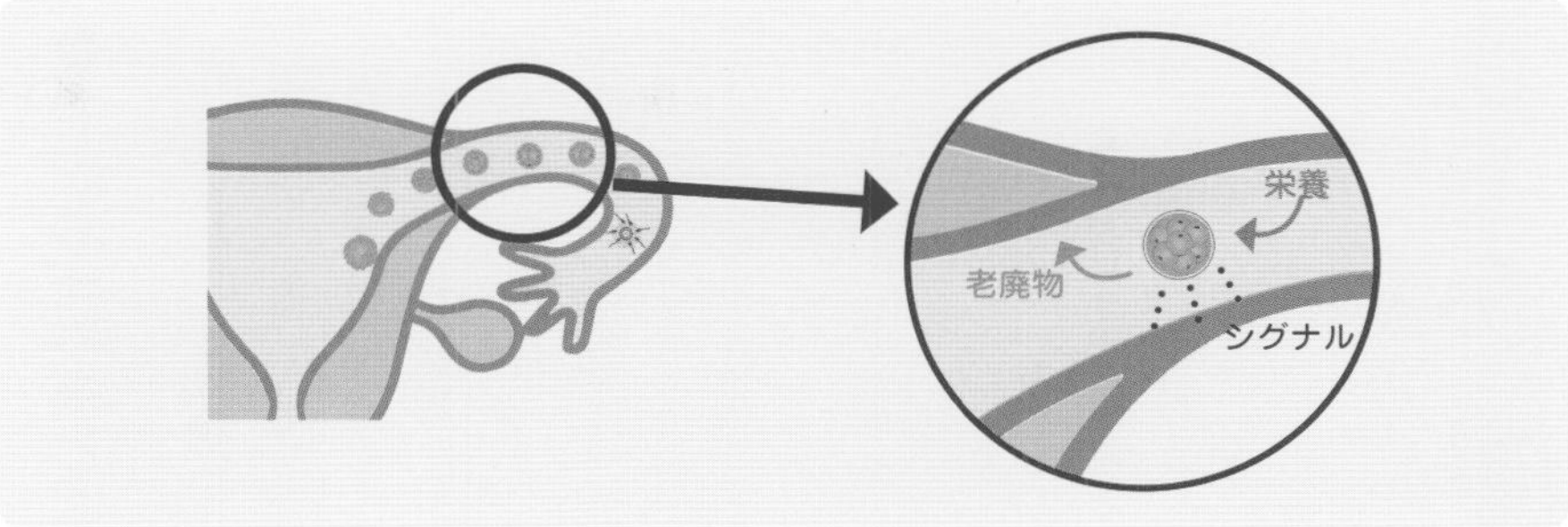
栄養
老廃物
シグナル

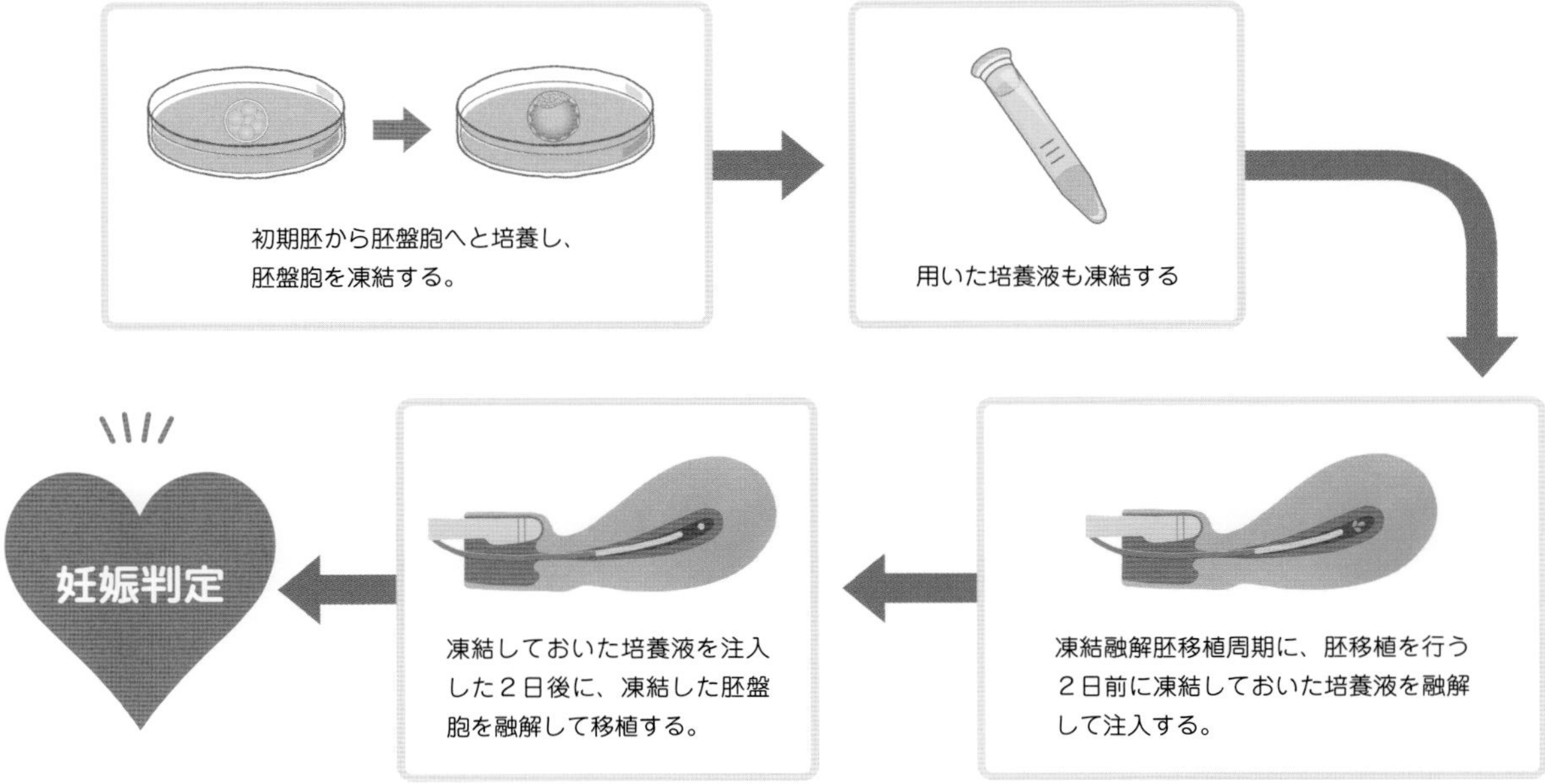
初期胚から胚盤胞へと培養し、
胚盤胞を凍結する。
用いた培養液も凍結する
凍結融解胚移植周期に、胚移植を行う２日前に凍結しておいた培養液を融解して注入する。
凍結しておいた培養液を注入した２日後に、凍結した胚盤胞を融解して移植する。
妊娠判定

自然妊娠の場合は胚がシグナルを送りますが、体外受精ではそのシグナルを胚が送ることができません。胚を培養した培養液には、そのシグナルと同様の因子が含まれているとされています。

Column　胚に栄養を！ 卵管液と培養液

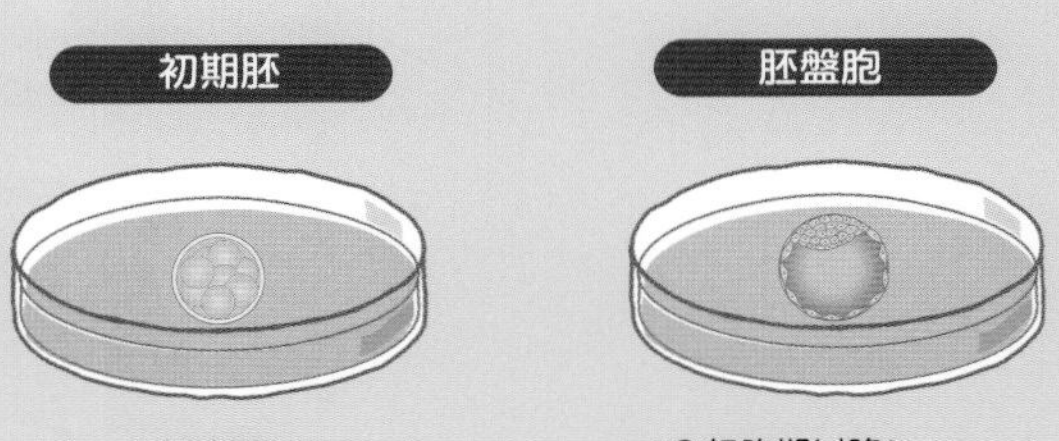
初期胚
胚盤胞

＜４～８細胞期＞
卵子の力で発育し、主にピルビン酸と乳酸の栄養が必要です。

＜８細胞期以降＞
胚の力で発育し、主にグルコースが必要です。

胚は、受精後から４～８細胞期までは主に卵子の力でピルビン酸と乳酸を栄養に発育し、８細胞期以降は胚の力でグルコースを栄養に発育します。これらの栄養を豊富に含んでいるのが卵管液です。
卵管液にはピルビン酸と乳酸が豊富に含まれていますが、子宮に近いところではグルコースが豊富に含まれるようになります。
体外受精では、卵管液の代わりに培養液から栄養をもらって胚は発育します。多くのメーカーから培養液が出ていますが、メーカーごとに組成や成分量に違いがあり、治療施設ごとよく吟味して培養液を選択しています。また、培養液には栄養素の他にも、体外で pH を安定させるための成分や、胚の酸化ストレスを軽減する抗酸化剤、培養液に異常がでたときに色で判断するための薬、抗生剤などが含まれています。

《 SEET 法にかかる参考費用 》

SEET 法にかかる医療費には保険が適用されず、全額自己負担になりますが、保険診療と組み合わせて治療を受けることができます。
治療施設によって、費用に違いがあります。

A クリニック	35,000 円
B クリニック	20,000 円
C クリニック	33,000 円
D クリニック	44,000 円

胚移植に関する先進医療 02

二段階胚移植法

二段階胚移植術

Two Step –Embryo Transfer

先進医療 A

将来保険診療になるかもしれない!?

● 二段階胚移植とは?

胚移植周期内に受精から2日目、または3日目に初期胚1個を移植し、次に受精から5日目に胚盤胞1個を移植する方法を二段階胚移植といいます。

着床には、胚と子宮内膜のクロストーク（相互作用）が必要だと考えられていて、子宮内膜が胚を受け入れるようになるためには胚からのシグナルが関係しているといわれています。しかし、体外受精では胚はインキュベーターで発育するため、このクロストークが不十分で、着床環境が整えられにくいため、これを改善するために、まず初期胚を移植します。

初期胚を移植することで、クロストークが起こり、着床環境が整い、続いて胚盤胞を移植するため、妊娠率が向上すると考えられています。

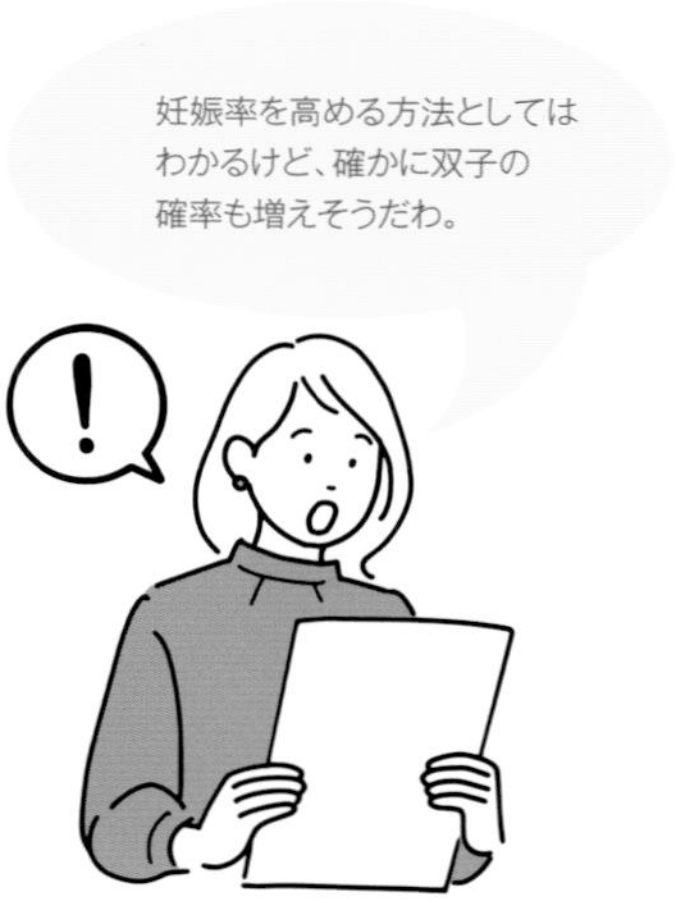
妊娠率を高める方法としては
わかるけど、確かに双子の
確率も増えそうだわ。
!

● 対象となるカップル

これまで反復して着床しない、または妊娠に至らないカップルが対象となります。ただし、二段階胚移植は2個の胚を移植するため多胎妊娠の可能性も高く、その確率は約15～20％といわれています。

女性の年齢が高い場合、妊娠後の妊娠高血圧症候群や妊娠糖尿病などの合併症のリスクが上がり、胎児数が増えれば、そのリスクも上がることから、慎重に判断をすることが重要です。

また、二段階胚移植は、採卵個数が多く複数の胚が得られなければならないこと、胚盤胞へ発育する胚が1個以上なければならないため、採卵個数が少ないカップルは、適応となっても実施することが難しいケースもあります。

● 期待できる効果

これまで複数回胚移植をしても着床しない、妊娠に至らなかったカップルの妊娠率の向上が期待できます。

新鮮胚移植で二段階胚移植を受けた場合、初期胚を移植し、その後、残りの胚を継続培養して胚盤胞にならなかった場合でも、初期胚移植での妊娠に期待ができます。

凍結融解胚移植で二段階胚移植を行う場合は、初期胚凍結後、培養を継続した胚が胚盤胞へ発育しなくても初期胚による凍結融解胚移植ができます。その際、融解した胚は初期胚で移植するか、融解後、追加培養をして胚盤胞へ発育させてから移植を試みる方法もあります。

多胎妊娠を避けるため、または胚盤胞へ到達する胚を増やすためには、同様の効果が得られるとされるSEET法を勧められるケースもあります。

● 方法

二段階胚移植は、複数胚があることが前提となります。新鮮胚移植の場合は、受精から2日目（4細胞期）、または3日目（8細胞期）の胚を1個、移植します。移植しなかった胚は、培養を継続し胚盤胞になったら移植を行います。未移植胚については凍結保存します。

凍結融解胚移植の場合は、受精から2日目（4細胞期）、または3日目（8細胞期）の胚の中から数個を凍結し、そのほかは培養を継続し、胚盤胞になったら凍結します。

凍結した胚を用いて、翌週期以降に自然周期、またはホルモン補充周期などで凍結融解胚移植を行います。

二段階胚移植の方法の例

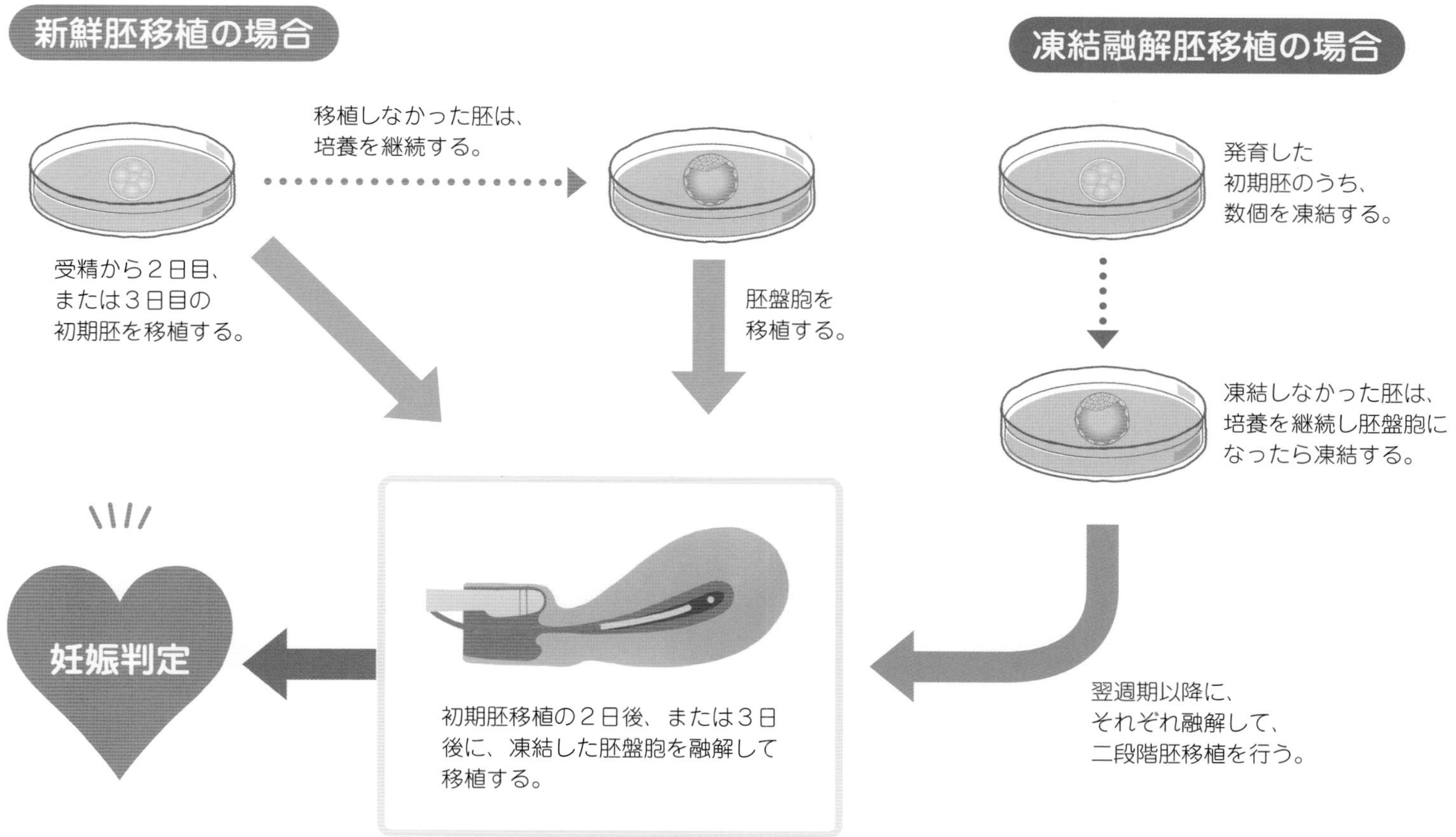
新鮮胚移植の場合
移植しなかった胚は、
培養を継続する。
受精から２日目、
または３日目の
初期胚を移植する。
胚盤胞を
移植する。
凍結融解胚移植の場合
発育した
初期胚のうち、
数個を凍結する。
凍結しなかった胚は、
培養を継続し胚盤胞に
なったら凍結する。
妊娠判定
初期胚移植の２日後、または３日
後に、凍結した胚盤胞を融解して
移植する。
翌週期以降に、
それぞれ融解して、
二段階胚移植を行う。

Column　着床のようす

1
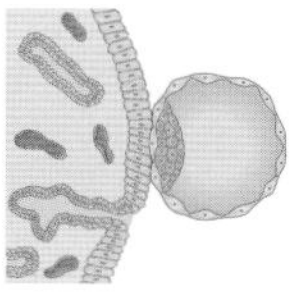
着床のはじまりは、胚と子宮内膜がくっつくところからです。胚の内部細胞塊（赤ちゃんになる細胞）と内膜がくっついたところへ着床していきます。

2
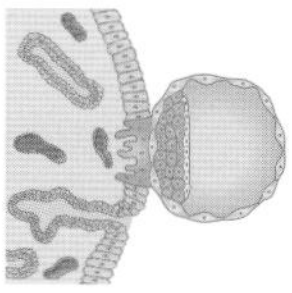
胚は内膜にくっつくと、すぐに絨毛という小さな根のような組織を張って、潜り込んでいきます。

3
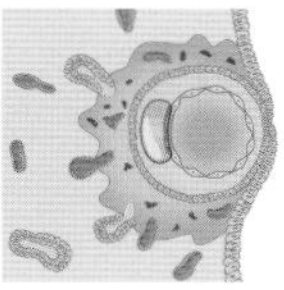
潜り込んでいくときには内膜の周囲の細胞を溶かしながら、自分の細胞を増やしていきます。

4
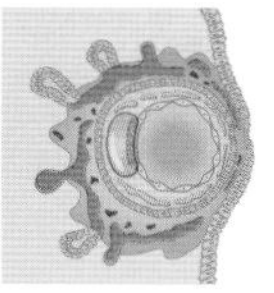
さらに潜り込んでいきながら、発育していきます。このとき、たくさんのhCG（ヒト絨毛性性腺刺激ホルモン）が分泌され、母体の血中や尿中にも検出されるようになります。

5
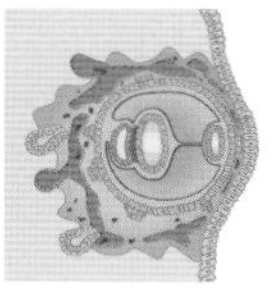
完全に潜り込むと、潜り込んできた痕を蓋をするように修復し着床が完了します。
この後、さらに発育してエコー検査で胎嚢が確認できるようになると妊娠成立となります。

《二段階胚移植法にかかる参考費用》

二段階胚移植にかかる医療費には保険が適用されず、全額自己負担になりますが、保険診療と組み合わせて治療を受けることができます。
また、下記の費用は、通常の胚移植にプラスしてかかる医療費となり、新鮮胚移植で行う場合と凍結融解胚移植で行う場合とでは、合計される医療費に違いがあります。
また、治療施設によって、費用に違いがあります。

A クリニック	＋66,000 円
B クリニック	＋27,500 円
C クリニック	＋37,400 円
D クリニック	＋44,000 円

反復着床不全に関する先進医療

タクロリムス投与療法

Tacrolimus administration therapy

タクロリムス投与療法

先進医療 **B**

薬事承認を得て、保険適用に!?

●タクロリムス投与療法とは?

体外受精において、繰り返し胚移植を行っても着床しない、妊娠が成立しないケースのなかには、母体の免疫的問題が要因となっているカップルもいます。

この場合、半自己である胚を異物として攻撃してしまうことから着床しない、妊娠が成立しないと考えられています。そのため母体の免疫状態を正常化し、胚を受け入れやすくするために免疫抑制剤であるタクロリムスを投与し、胚移植することで妊娠を目指します。

先進医療のなかでも【B】で認定されており、実施施設は限定されています。不妊治療においては、タクロリムスは未承認薬であるため、薬事承認を受けることを目指し、特定臨床研究として行っています。

胚移植については保険が適用され、免疫に関する検査とタクロリムスは研究費として患者負担はありません。

●対象となるカップル

先進医療Bとして、「重症不妊症患者に対するタクロリムスの多施設共同2用量単群比較試験」として2024年10月まで実施される予定です。

対象となるのは、形態が良好な胚を用いて胚移植を3回以上行い、かつ移植に用いた胚が合計4個以上であっても生化学的妊娠に至らない難治性のカップルです。

免疫検査と慢性子宮内膜炎の検査を行い、特に、免疫検査ではヘルパーT細胞であるTh1（細菌やウィルスなどの異物に対して反応し、B細胞やキラーT細胞やNK細胞、マクロファージなどの細胞を活性化させ、抗体をつくるよう指示）とTh2（アレルゲンに反応し、B細胞を活性化させて、抗原を撃退するため抗体をつくる）の値を調べ、そのバランスに問題がある場合、タクロリムス投与療法を行います。

●期待できる効果

母体の免疫反応が強く、半自己である胚に対し、異物と捉えて攻撃をしてしまい、着床を妨げてしまう場合に、免疫抑制剤を用いることで正常化します。これにより胚が受け入れやすくなり、妊娠率の改善が期待されます。

免疫反応については、Th1とTh2の比を血液から検査します。

着床期のTh1とTh2の関係としては、Th2がTh1よりも少し優位な状態が良いとされていますが、Th1/Th2の比率が10.3以上とTh1優位の場合は、母体の免疫反応が強く、胚を異物として攻撃してしまう恐れがあるとされています。

●方法

免疫検査と慢性子宮内膜炎の検査を行い、特に、免疫検査ではヘルパーT細胞であるTh1細胞とTh2細胞の比をみて、Th1の値が高い場合（Th1/Th2の比率が10.3以上）は、胚は異物として見なされ攻撃対象となり、着床が妨げられてしまう可能性が高くなります。

タクロリムス2mg/日を投与するグループと、4mg/日を投与するグループに、それぞれ胚移植2日前から16日間服薬してもらい、主な評価として胚移植後3週の臨床的妊娠（胎嚢確認）の有無を比較検討し、副次評価として胚移植後2週間時の生化学的妊娠の有無（hCG値20IU/mL以上 の割合）（異所性妊娠はhCG値20IU/L以上でも生化学的妊娠から除外）を比較し、タクロリムスの効果を検討します。

Th1／Th2と妊娠の関係

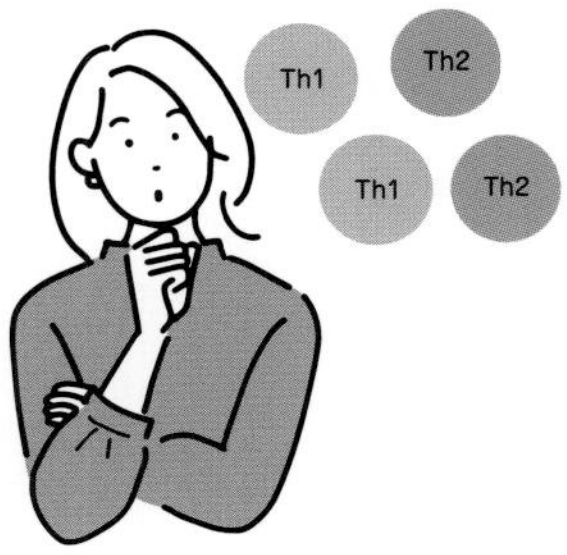
Th1
Th2
Th1
Th2

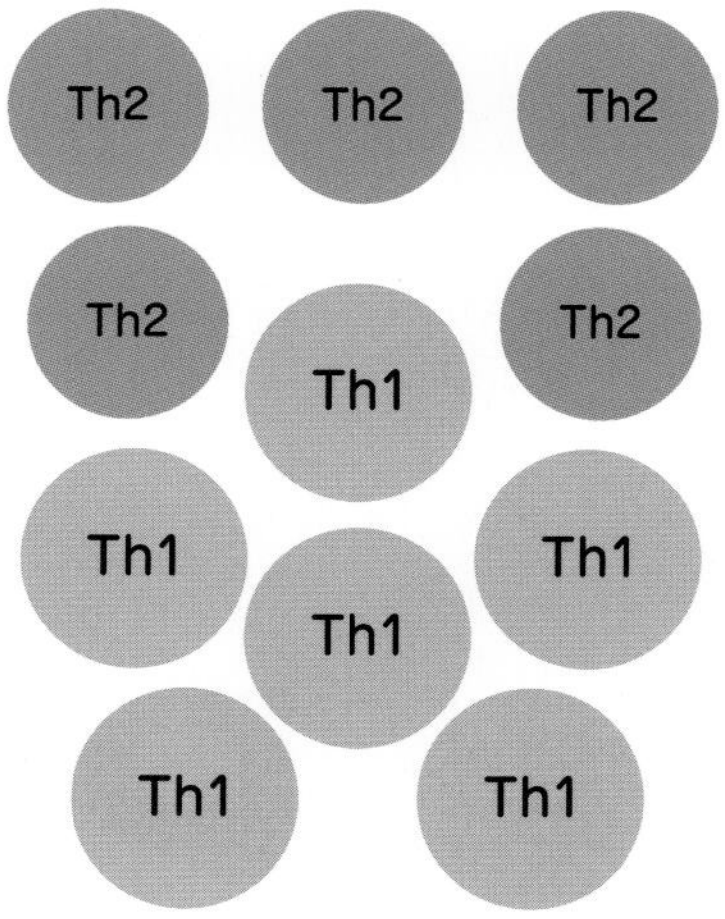
Th2
Th2
Th2
Th2
Th2
Th1
Th1
Th1
Th1
Th1
Th1

Th1とTh2の比に問題がある
（Th1が優位）

胚が受け入れられにくく、
着床や妊娠継続を妨げる可能性が大きい

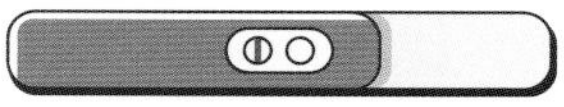

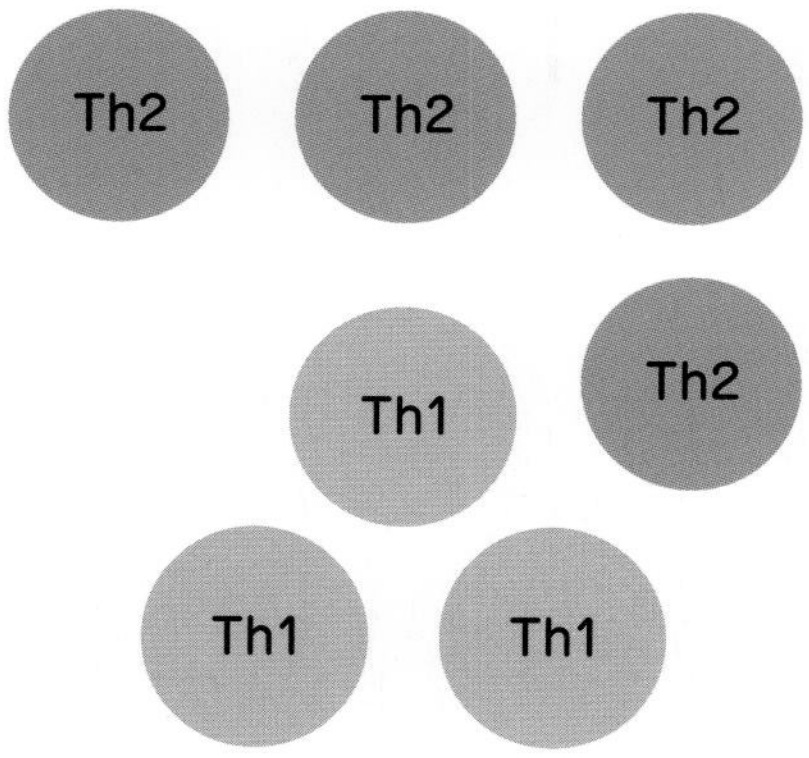
Th2
Th2
Th2
Th1
Th2
Th1
Th1

Th1とTh2の比に問題がない
（Th2が少し優位）

胚は受け入れられ、着床、妊娠の
継続が期待できる

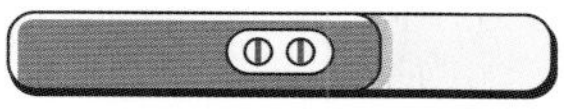

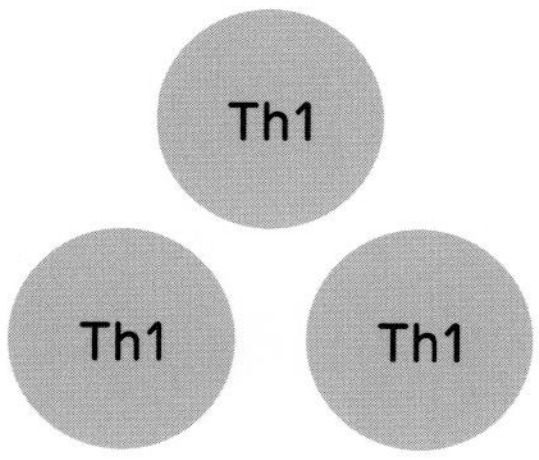
Th1
Th1
Th1

通常のTh1の役割

細菌やウイルスなどを見つけて
B細胞やキラーT細胞やNK細胞、
マクロファージなどの細胞を活性化させ、
抗体をつくるよう指示する

Column

反復着床不成功（RIF）

胚盤胞を繰り返し移植しても妊娠が成立しない、または着床しないなどの場合を反復着床不成功（RIF：repeated implantation failure）といいます。
反復着床不成功となる要因は、３つに大別されます。

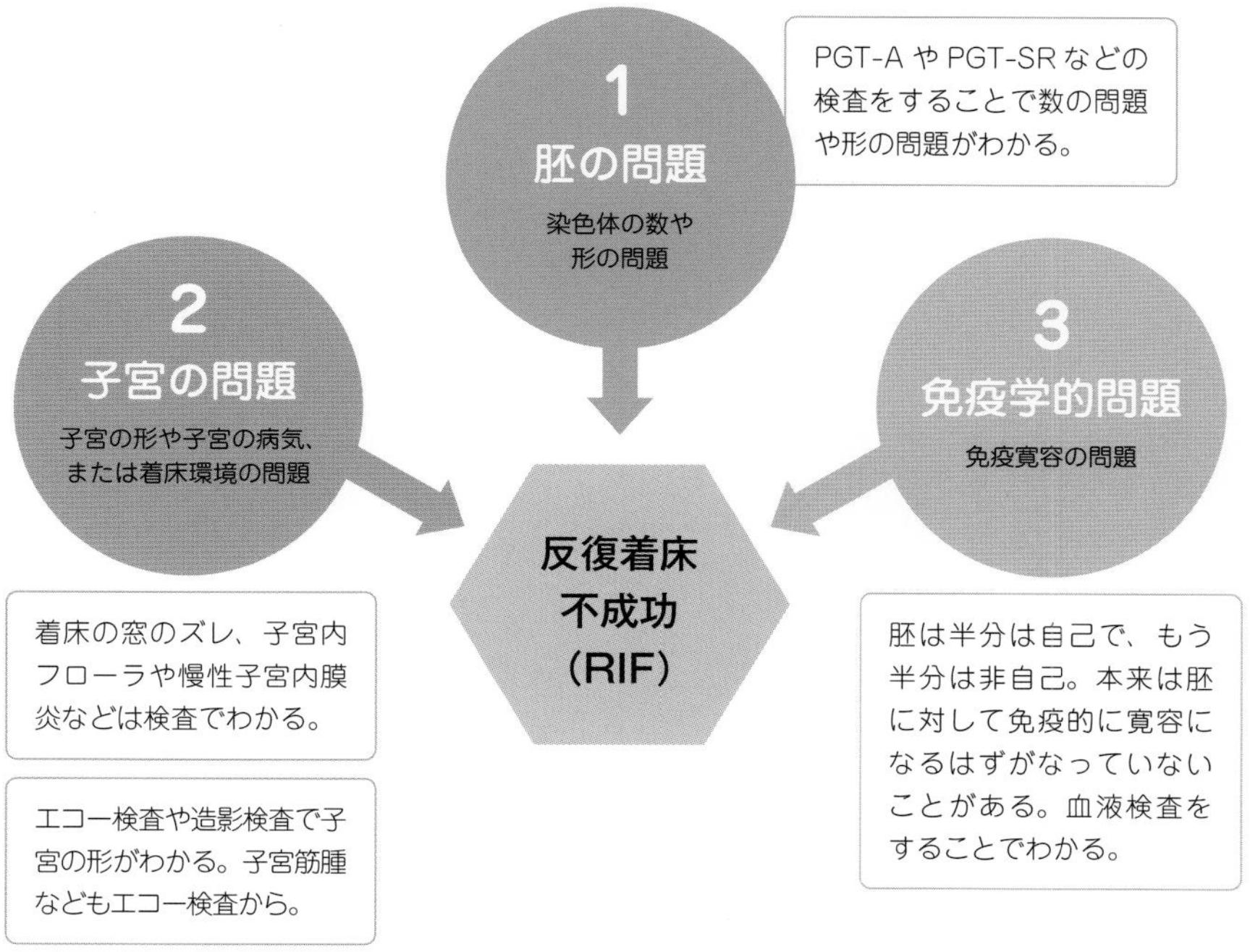
1
胚の問題
染色体の数や
形の問題
PGT-A や PGT-SR などの
検査をすることで数の問題
や形の問題がわかる。
2
子宮の問題
子宮の形や子宮の病気、
または着床環境の問題
3
免疫学的問題
免疫寛容の問題
反復着床
不成功
（RIF）
着床の窓のズレ、子宮内
フローラや慢性子宮内膜
炎などは検査でわかる。
エコー検査や造影検査で子
宮の形がわかる。子宮筋腫
などもエコー検査から。
胚は半分は自己で、もう
半分は非自己。本来は胚
に対して免疫的に寛容に
なるはずがなっていない
ことがある。血液検査を
することでわかる。

《 治療費用 》

患者負担はありません。

「重症不妊症患者に対するタクロリムスの多施設共同２用量単群比較試験」として 2024 年 10 月まで実施の予定です。

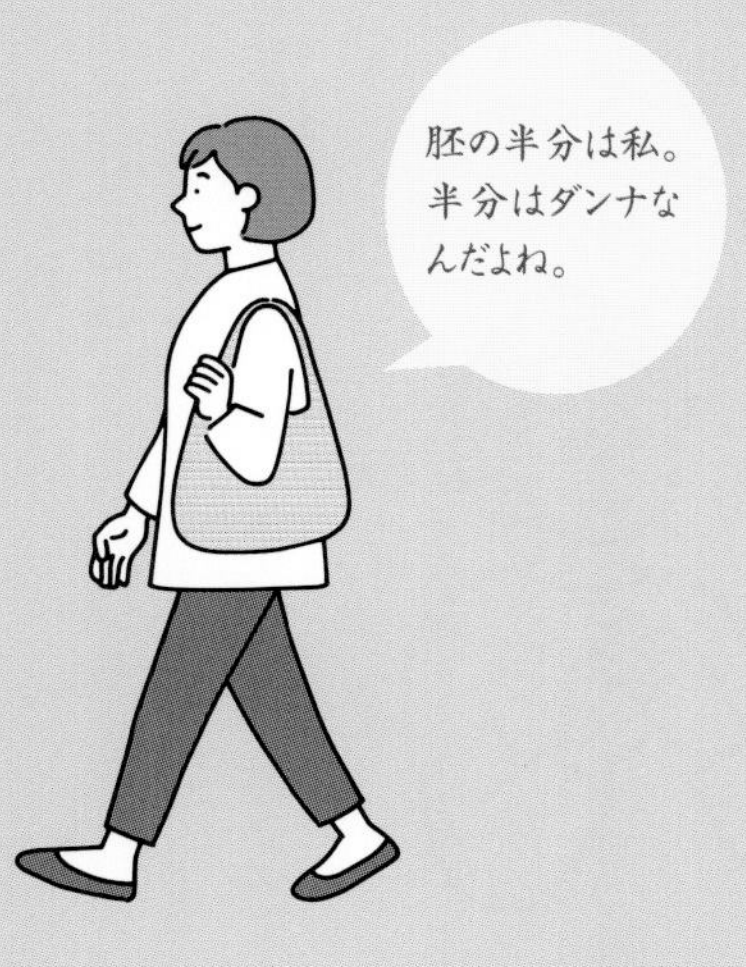
胚の半分は私。
半分はダンナな
んだよね。

着床前胚に関する先進医療

PGT

Preimplantation Genetic Testing

着床前診断

先進医療 B

多施設共同研究を経て保険適用に？

● PGTとは？

PGTは、体外受精によって得られた胚盤胞の染色体数を胚移植前に調べる検査です。2023年3月に先進医療Bで承認され、2023年4月から臨床研究「着床前胚異数性検査の検討」として、胚移植実施集団症例における妊娠12週時の継続妊娠率を評価するため、大阪大学医学部産婦人科（生殖医療センター）で先進医療によるPGTが始まっています。

今後は、研究医療機関が増え、順次申請に認定されれば、先進医療によるPGTを受けることができますが、全国の治療施設で受けられるようになるまでには、まだ時間がかかりそうです。それまでは、PGTが実施できる治療施設であっても先進医療の実施施設としての認定がなければ、PGTを受ける体外受精治療周期は、その凍結融解胚移植についても自由診療となります。

● 対象となるカップル

体外受精-胚移植が繰り返し不成功だったカップル、流死産を繰り返したことがあるカップル、また、いずれかに染色体構造異常（均衡型染色体転座など）が確認されているカップルが対象となります。

臨床研究として、先進医療告示後から2年実施し、PGTを行った胚を移植した妊娠12週時の継続妊娠率を評価、検討します。

PGT-A特別臨床研究に参加し、これまでPGT-Aを受けたことがあるカップルも受けることができます。

● 期待できる効果と問題

胚移植あたりの着床率、妊娠率の向上と、流産率の低下が期待できます。

今回の臨床研究では、胚移植あたりの妊娠12週時の継続妊娠率を主要評価項目にあげていますが、それとともに

①胚移植実施集団症例における妊娠12週時の流産率
②胚移植実施集団症例における着床率（生化学的妊娠を含む）
③胚移植実施集団症例における着床（生化学的流産を含む）あたりの臨床妊娠率
④胚移植実施集団症例における着床（生化学的流産を含む）あたりの流産率

なども副次評価項目に上げています。そのため、これらの改善も鑑みながら評価をすることが予測されます。

● 方法

体外受精治療周期をスタートし、排卵誘発-採卵-受精-胚培養と進め、胚盤胞になった胚の栄養外胚葉細胞を4〜5細胞生検し、染色体の数を調べます。

染色体の数に問題のない胚を優先的に移植することで、着床率・妊娠率の向上と流産率の低下が期待できます。

女性は年齢を重ねると、卵子の質的低下から染色体の数に過不足のある卵子が排卵される確率が上がります。そのため、年齢の高いカップルの胚には、染色体の数の問題が起こりやすくなる傾向があります。胚移植を何度繰り返しても妊娠が成立しない場合、胚の染色体の数に問題があることで着床が難しくなり、また流産が起こりやすくなるとされています。

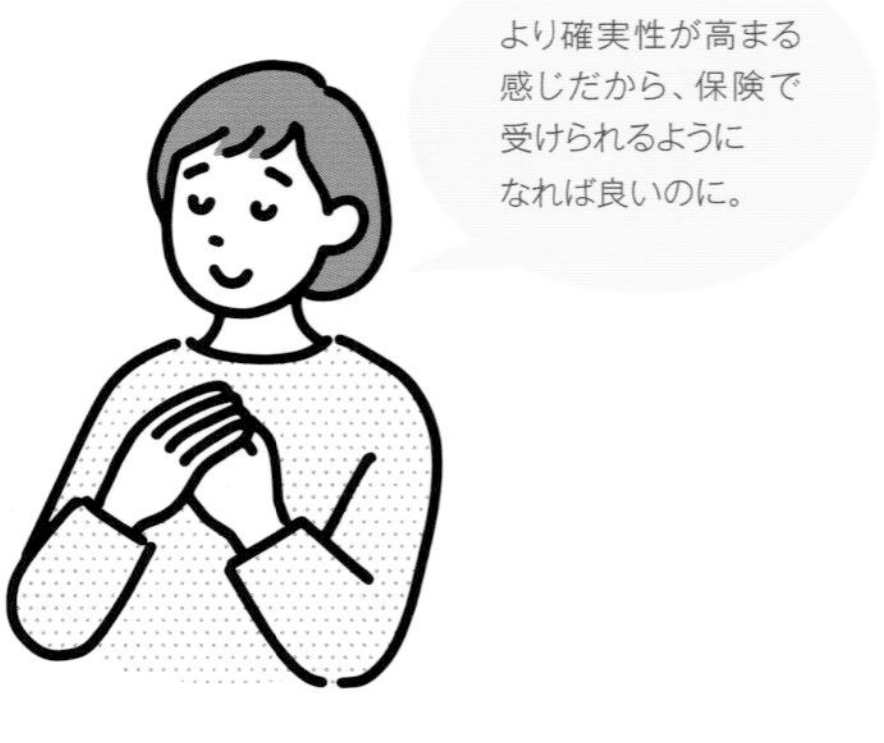
より確実性が高まる感じだから、保険で受けられるようになれば良いのに。

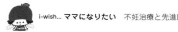

PGT-Aの方法

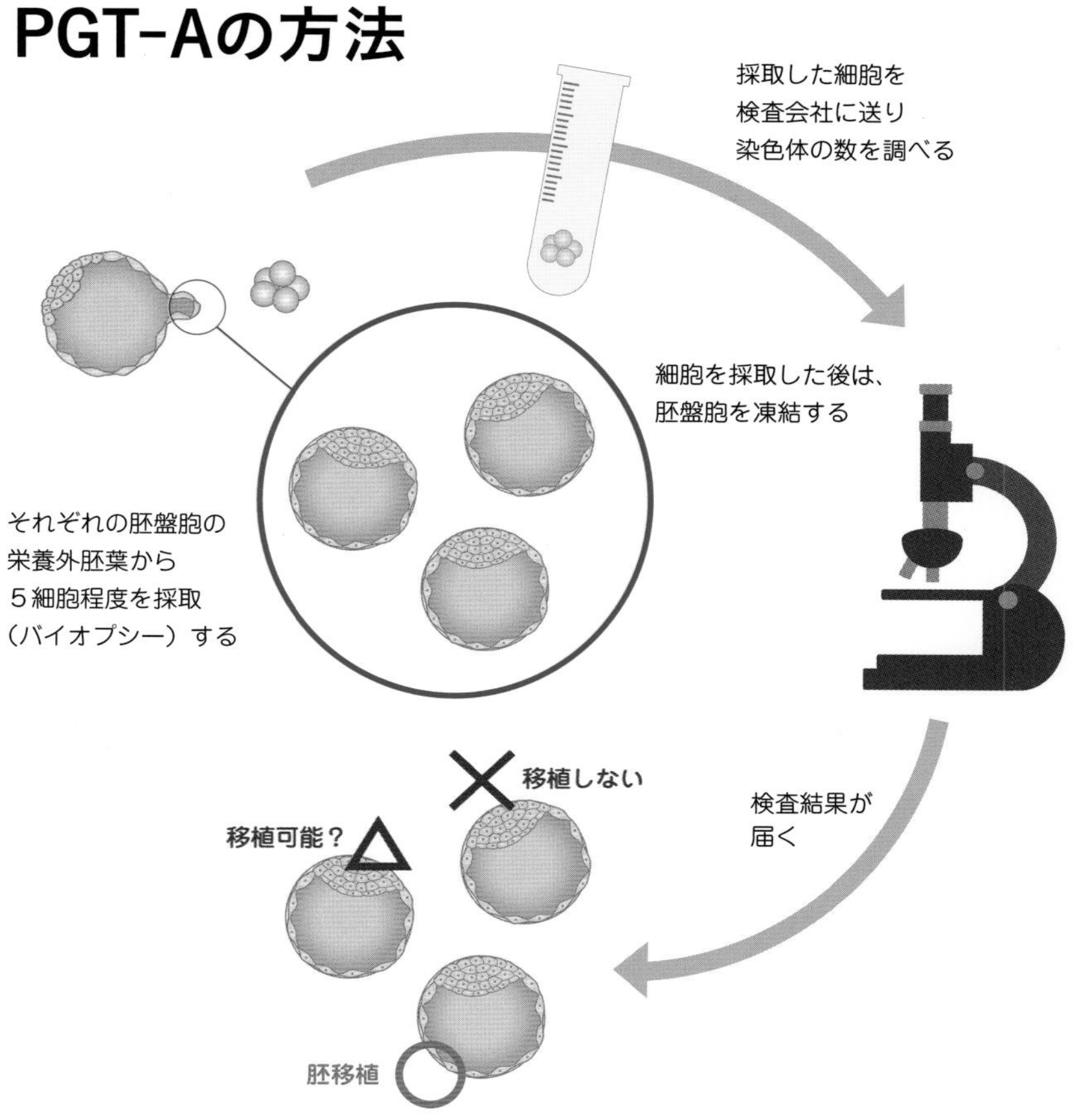

検査会社に送り

細胞を採取した後は、
胚盤胞を凍結する
それぞれの胚盤胞の

５細胞程度を採取
（バイオプシー）する

検査結果が

医師は結果報告書の内容を説明し、移植可能な胚を優先的に移植する

判 定

A：適（最適）	移植に問題を認めない場合
B：適（準）	移植することは可能であるが、解析結果の解釈に若干の困難を伴う場合（一部の細胞に問題がある）
C：不適	移植には不適切と考えられる場合（すべての細胞に問題がある）
D：判定不能	検体が不適切なため、判定を実施できない場合

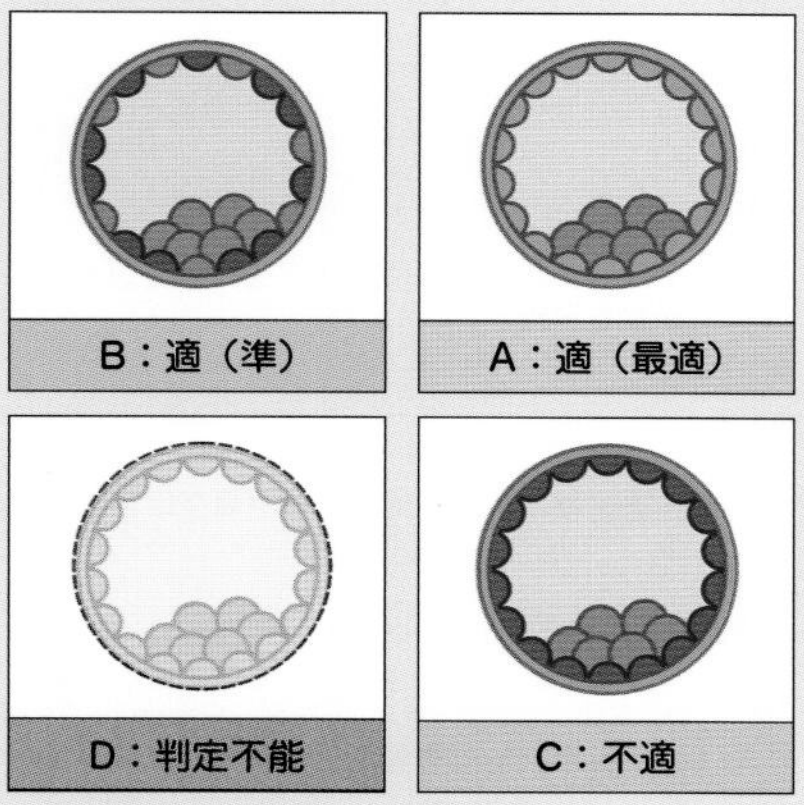

Column　モザイク胚を移植するのに、注意することは？

1 番モノソミー

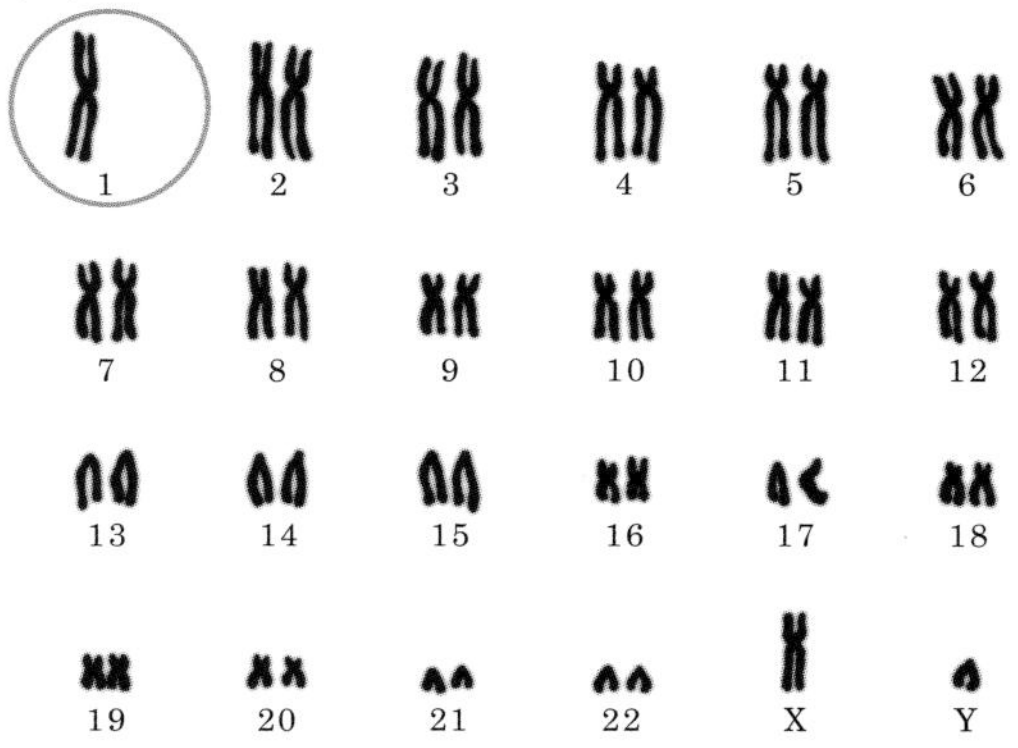

7 8 9 10 11 12

19 20 21 22 X Y

21 番トリソミー

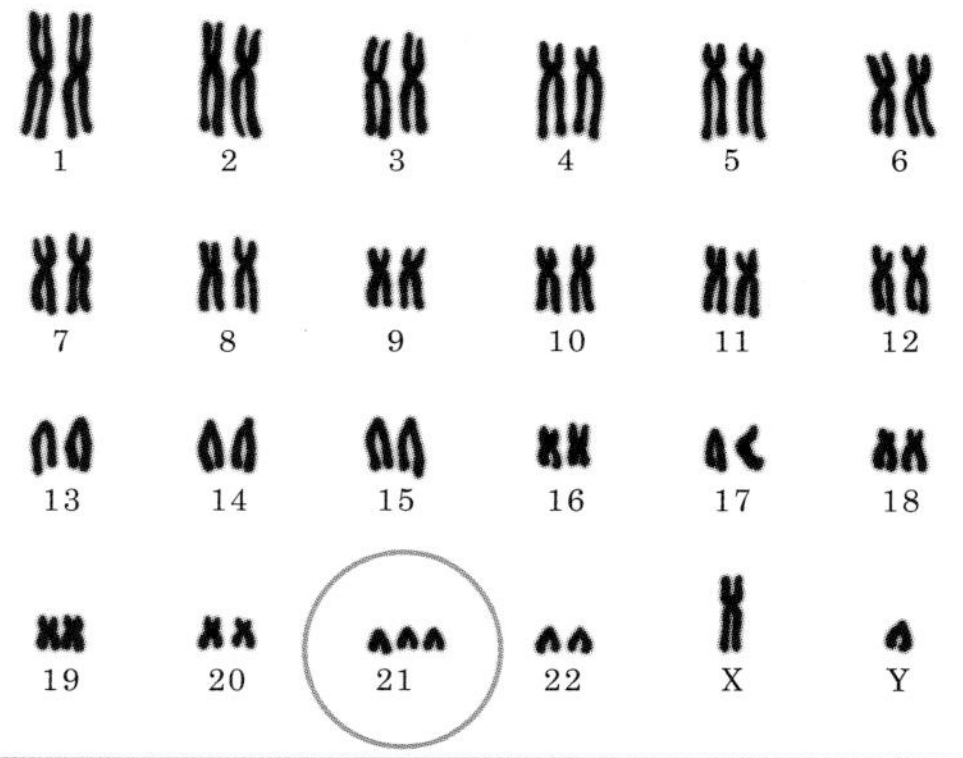

7 8 9 10 11 12

19 20 21 22 X Y

モザイク胚を移植する際は、どのくらいの割合でモザイクになっているか、何番目の胚に異数性があったかで検討することもあります。たとえば、モザイクの割合が 40％以下の低頻度だったら移植を検討してみてもいいかもしれません。また、1 番や 3 番の染色体にモザイクがあっても妊娠が成立した場合は、胎児にモザイクが存在する可能性はほぼないと考えられるので移植をしてみるのも 1 つの方法です。しかし、18 番、21 番などの大きな番号で異数性が認められた場合、生まれてくる可能性があります。移植に踏み切った場合は、NIPT(新型出生前診断) も視野に入れてみましょう。

《 PGT-A にかかる参考費用 》

PGT-A にかかる医療費には保険が適用されず、全額自己負担になりますが、保険診療と組み合わせて検査を受けることができます（2023.04）。

概算

1検体（胚）目	約 120,000 円／胚
2検体（胚）目以降	約　66,000 円／胚

※大阪大学医学部産婦人科（生殖医療センター）より

Preimplantation Genetic Testing

全国都道府県をリサーチ!

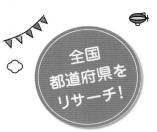

不妊治療に関する助成事業を行っているのは、どこ!?

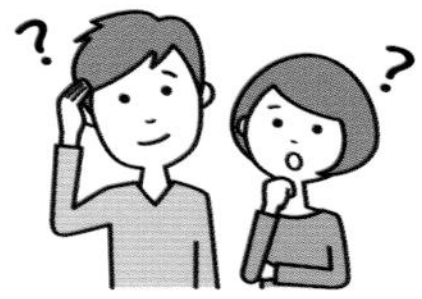

保険診療になっても助成制度がある!?

2022 年 4 月以前は特定治療支援事業により、法律婚、または事実婚の配偶者間の特定治療（体外受精・顕微授精）にかかる費用の負担軽減が図られていました。

2022 年 4 月には不妊治療の保険診療が始まり、特定治療支援事業は 2021 年度で終了し、2022 年度については、年度をまたぐ 1 回の治療について、経過措置として助成事業が行われてきました。

2023 年 4 月、保険診療から 1 年が経ち、特定治療支援事業はどうなったのでしょう。ほかの支援事業や助成事業は、あるのでしょうか。

そこで、編集部が独自で全国 47 都道府県を調べたところ、助成事業を行っている自治体が多くありました。

また、全国には 1,718 の市区町村がありますが、多くの自治体がさまざまな特色のある助成事業を行っているようです。

ここでは不妊症、または不育症の検査や治療に関する助成事業を実施している都道府県をご紹介します。

※ 自治体ホームページにある該当のページにリンクするように QR コードも掲載しましたので、併せてご活用ください（2023 年 5 月現在のリンクです）。
※ 編集部で確認の取れた自治体のみ掲載をしています。

自治体名	助成内容の概要	検査	保険診療	先進医療	自由診療	不育症	紹介ページ
北海道	**不育症に関する治療や検査を受けている方の経済的負担を軽減するため不育症治療費助成事業を実施** ● 1 回につき上限 10 万円	—	—	—	—	○	
青森県	**先進医療として実施される不育症検査の費用の一部を助成** ● 1 回の検査に要した費用の 10 分の 7（千円未満切捨て）で、上限 6 万円	—	—	—	—	○	
宮城県	**不妊を心配するご夫婦や子どもを望むご夫婦が不妊検査を受けた場合に、検査費用の一部を助成** ● 夫婦 1 組につき 1 回に限り、上限 2 万円 **先進医療として実施される不育症検査の費用の一部を助成** ● 1 回の検査に要した費用の 10 分の 7（千円未満切捨て）で、上限 6 万円	○	—	—	—	○	
秋田県	**保険適用となる不妊治療に要する費用の一部を助成** ● 自己負担額に対し 9 万円まで（一部治療は 3 万円まで） 保険算定回数上限を超えた場合 30 万円まで（一部治療は 10 万円まで） **「保険適用となる不妊治療と併せて実施する保険適用外の先進医療」、及び「先進医療とならない保険適用外の治療を含む不妊治療」に要する費用の一部を助成** ● 先進医療 10 万円まで ● 先進医療とならない保険適用外の治療を含む治療 30万円まで(一部治療は10万円まで) **先進医療として実施される不育症検査の費用の一部を助成** ● 1 回の検査に要した費用の 10 分の 7（千円未満切捨て）で、上限 6 万円	—	○	○	○	○	
山形県	**保険適用により生じる不妊治療の自己負担部分に対して助成（1 回あたりの助成額は一律）** ● 採卵術（卵子を採取できなかった場合も含む） 5 万円 ● 胚移植術　4 万円 ● 精巣内精子採取術　9 万円 **先進医療として実施される不育症検査の費用の一部を助成** ● 1 回の検査につき上限 5 万円	—	○	—	—	○	
福島県	**保険適用とならない不妊治療や、不妊症検査に関する費用の一部を助成** ● 保険診療となる治療と保険外診療となる治療を併用する治療 治療内容ごと　10 万円、または 30 万円 ● 保険診療となる生殖補助医療と併用して実施される先進医療 1 回の治療につき 10 万円 ● 保険の回数又は年齢上限を超えたために保険適用外となる治療 治療内容ごと　10 万円、または 20 万円 ● 医師が必要と認めた検査（保険の適用、適用外を問わない） 夫婦 1 組につき上限 3 万円 **先進医療として実施される不育症検査の費用の一部を助成** ● 1 回の検査に要した費用の 10 分の 7（千円未満切捨て）で、上限 6 万円 **不育症治療（ヘパリンを主としたもの）の費用の一部を助成** ● 1 回の治療につき上限 15 万円	○	—	○	○	○	
栃木県	**先進医療として実施される不育症検査の費用の一部を助成** ● 1 回の検査に要した費用の 10 分の 7（千円未満切捨て）で、上限 6 万円	—	—	—	—	○	
群馬県	**先進医療として実施される不育症検査の費用の一部を助成** ● 1 回の検査に要した費用の 10 分の 7（千円未満切捨て）で、上限 6 万円	—	—	—	—	○	
埼玉県	**男女そろって受けた不妊検査費用を助成** **不育症のリスク因子を特定するための不育症検査全般に要した費用を助成** ●（1）助成対象となる検査開始時の女性の年齢が 35 歳未満の申請　3 万円 （2）上記（1）以外の申請　2 万円 **先進医療として実施される不育症検査の費用に対し助成** ● 1 回の検査に要した費用の 10 分の 7（千円未満切捨て）で、上限 6 万円	○	—	—	—	○	

自治体名	助成内容の概要	検査	保険診療	先進医療	自由診療	不育症	紹介ページ
東京都	保険医療機関にて行った不妊検査及び一般不妊治療にかかる費用を助成 ● 夫婦１組につき１回限り、上限５万円 保険診療（体外受精・顕微授精）と併せて実施した「先進医療」にかかる費用を助成 ● １回の治療につき、自己負担額の７割まで、上限 15 万円（助成回数は保険診療に準ずる） 保険医療機関にて行った対象となる不育症検査にかかる費用を助成 ● 夫婦１組につき１回に限り、上限５万円	○	○ 一般不妊治療のみ	○	—	○	
神奈川県	先進医療に指定された不育症検査費用の一部を助成 ● １回の検査に要した費用の 10 分の７（千円未満切捨て）で、上限６万円	—	—	—	—	○	
新潟県	先進医療として実施されるものを対象に、不育症検査に要する費用の一部を助成 ● １回の検査に要した費用の 10 分の７（千円未満切捨て）で、上限６万円	—	—	—	—	○	
富山県	不妊治療の開始時の妻の年齢が 40 歳未満である場合、保険適用外となる通算７回目以降の治療に対して助成 ● １回の治療につき 30 万円を限度 先進医療として実施される不育症検査を対象に費用の一部を助成 ● １回の検査に要した費用の 10 分の７（千円未満切捨て）で、上限６万円	—	—	—	○	○	
石川県	保険診療として行われる生殖補助医療と併せて行われる先進医療の一部を助成 ● １回の治療につき上限 15 万円 先進医療として実施される不育症検査を対象に、検査に要する費用の一部を助成 ● １回の検査に要した費用の 10 分の７（千円未満切捨て）で、上限６万円	—	—	○	—	○	
福井県	不妊検査および一般不妊治療（タイミング療法、薬物療法等）にかかる費用の一部を助成 ● １組の夫婦につき１回限り上限３万５千円 医療保険が適用される治療や先進医療を含め、特定不妊治療の自己負担額の半額を助成 ● 保険適用の回数が終了するまで「自己負担額－６万円」と「自己負担額×１/２」のうち高い方の金額 保険診療の適用回数終了後の特定不妊治療について年度内３回まで助成 ●「自己負担額－６万円」と「自己負担額×１７/２０」のうち高い方の金額 医療機関で不育症と診断された方に対し、先進医療として厚生労働省が告示している不育症検査の費用の一部を助成 ● １回の検査に要した費用の 10 分の７（千円未満切捨て）で、上限６万円	○	○	○	○	○	
山梨県	医師が必要と認めた不妊検査・不育症検査にかかる費用を助成 ● １回のみ上限額２万円 不育症治療にかかる経済的負担を軽減するために、ヘパリンを主とした治療にかかる費用を助成 ● 不育症治療にかかる費用（自己負担額分）の２分の１ 先進医療として実施される不育症検査の費用の一部を助成 ● １回の検査に要した費用の 10 分の７(上限６万円)	○	—	—	—	○	
長野県	夫婦がともに受けた不妊に関する検査費用の一部に助成 ● 一組の夫婦につき１回まで２万５千円を限度 保険診療と併用可能な「先進医療」に要する費用の一部に助成 ● 先進医療費分自己負担額の２分の１とし、上限５万円 不育症と診断を受けたご夫婦に対し、不育症の診断に係る検査及び治療に要する費用の一部に助成 ● １回の妊娠に係る検査及び治療につき上限５万円 先進医療として実施される不育症検査を対象に、検査に要する費用の一部に助成 ● １回の検査に要した費用の 10 分の７（千円未満切捨て）で、上限６万円	○	—	○	—	○	
岐阜県	保険を適用して行った特定不妊治療（顕微授精、体外受精）及び特定不妊治療に伴い保険を適用して行った男性不妊治療に対し、令和５年４月１日以降に支払った医療費を助成 ● １回の治療につき 10 万円まで（10 万円未満の場合はその額） 先進医療に位置づけられた不育症検査や健康保険が適用されない不育症検査及び不育症治療の費用の一部を助成 ● １回の検査につき３万円まで（費用が３万円未満の場合はその額） ※岐阜市に住所を有している方を除き、かつ、流産、死産の既往が２回以上ある方を対象として、流死産検体を用いた遺伝子検査については、１回の検査に係る費用の７割に相当する額で、６万円を上限とする。	—	○	—	—	○	
静岡県	先進医療として実施される不育症検査の費用の一部を助成 ● １回の検査に要した費用の 10 分の７（千円未満切捨て）で、上限６万円	—	—	—	—	○	
愛知県	先進医療として実施された不育症検査を受けた場合、その費用の一部を助成 ● １回の検査に要した費用の 10 分の７（千円未満切捨て）で、上限６万円	—	—	—	—	○	
三重県	実施主体は市町で、県が事業を実施する市町に対して補助 (市町によって助成対象、金額等が異なる場合があるため、詳細は市町で確認） 保険診療として行われる生殖補助医療とあわせて行われる先進医療の一部を助成 ● 先進医療費　上限５万円 保険適用の上限回数の治療を終了した後の、保険適用外の特定不妊治療に対し助成 ● 治療内容ごとに　１回につき上限 30 万円、または１回につき上限 17 万５千円 保険診療対象外で医師が必要と認める不育症検査や治療費への助成 ● 不育症治療費等　上限 10 万円 先進医療として実施される不育症検査を対象に、検査に要する費用の一部を助成 ●１回の検査に要した費用の 10 分の７（千円未満切捨て）で、上限６万円 (実施主体は県）	—	—	○	○	○	

自治体名	助成内容の概要	検査	保険診療	先進医療	自由診療	不育症	紹介ページ
滋賀県	先進医療として実施される不育症検査を対象に、検査に要する費用の一部に助成 ● 1 回の検査に要した費用の 10 分の 7（千円未満切捨て）で、上限 6 万円	—	—	—	—	○	
京都府	医療保険が適用される不妊治療、医療保険が適用される不育症治療、先進医療について助成 ●〔不妊治療〕1 年度の診療について上限 6 万円 （治療行為の中に先進医療を含む場合は、上限 10 万円） ●〔不育症治療〕1 回の妊娠について上限 10 万円 胚移植に係る保険適用の上限回数を超えた特定不妊治療 ● 1 子につき 10 回まで、治療ステージにより上限 15 万円又は 7 万 5 千円 保険適用又は「京都府特定不妊治療費助成金」の交付決定を受けた体外受精、顕微授精、男性不妊治療、又は先進医療を含む不妊治療を受けた方には、通院交通費を助成 ●（1 回の治療にかかった通院交通費の合計額 -10,000 円）× 2 分の 1 （1 日の通院交通費相当額×通院回数 -10,000 円）× 2 分の 1 先進医療として実施される不育症検査の費用の一部を助成 ● 1 回の検査につき上限 6 万円	○	○	○	○	○	
大阪府	先進医療として実施される不育症検査の費用の一部を助成 ● 1 回の対象検査費用の 7 割に相当する額（千円未満切捨て）で、上限 6 万円	—	—	—	—	○	
兵庫県	市町が男女ペアで行った不妊治療の検査にかかる保険適用外の費用助成を実施する場合に、県がその市町に対して補助を行い、検査に対する支援を推進 ● 助成ついては、各市町へ 市町が不育症の検査や治療にかかる保険適用外の費用助成を実施する場合に、県がその市町に対して補助を行い、不育症治療に対する支援を推進 ● 助成内容は、各市町へ	○	—	—	—	○	
奈良県	先進医療として実施される不育症検査の費用の一部を助成 ● 1 回の検査に要した費用の 10 分の 7（千円未満切捨て）で、上限 6 万円	—	—	—	—	○	
和歌山県	一般不妊治療について、市町村と連携して、その治療費の一部を助成 ● 1 年につき上限 3 万円（市町村により助成上限額が異なる場合があり） 生殖補助医療と併用して実施される先進医療に要した費用への一部を助成 ● 1 回の治療につき、先進医療に要した費用について上限 10 万円 先進医療として実施された不育症検査を受けた場合、その費用の一部を助成 ● 1 回の検査に要した費用の 10 分の 7（上限 6 万円）	○	○	○	—	○	
鳥取県	夫婦そろって不妊検査を受けた場合、検査にかかる費用の一部を助成 ● 保険適用外となる費用の全額 上限 2 万 6 千円 体外受精及び顕微授精のうち、保険適用外となる治療に要した費用の一部を助成 ● 保険診療と組み合わされて実施された先進医療への助成　治療 1 回につき上限 5 万円 ● 自由診療で実施された治療への助成　治療 1 回につき上限 11 万円、または 30 万円 もしくは保険適用回数または前述の助成上限回数を超えた治療費への助成 上限 10 万円 不育症検査費用の助成 ● 検査項目によって上限 5 万円、もしくは上限 6 万円	○	—	○	○	○	
島根県	保険診療として行われる生殖補助医療と併せて行われる先進医療の一部を助成 ● 1 回の治療周期における先進医療に対して上限 5 万円 保険適用外の男性不妊検査に係る費用の一部を助成 ● 上限 2 万 8 千円 先進医療として実施された不育症検査を受けた場合、その費用の一部を助成 ● 1 回の検査につき上限 6 万円	○	—	○	—	○	
岡山県	先進医療に指定された不育症検査を対象に検査費用の一部を助成 ● 1 回の検査につき上限 6 万円	—	—	—	—	○	
広島県	※助成要件等、詳細情報は県ホームページでご確認ください。 夫婦が受けた不妊検査・一般不妊治療に要した費用の一部を助成 ● 助成回数：1 回　上限 5 万円 保険診療で実施される特定不妊治療等に併せて行われた先進医療に要した費用の一部を助成 ● 1 回あたり上限 5 万円 令和 4 年 4 月 1 日以降に開始した特定不妊治療のうち、先進医療等を併用することにより、本来保険適用となる治療も含め、全額自己負担となった治療に要した費用の一部を助成 ● 1 回あたり上限 30 万円（ケースにより上限 10 万円） 先進医療として厚生労働省が定める不育症検査に要した費用の一部を助成 ● 1 回あたり上限 6 万円	○	—	○	○	○	
山口県	一般不妊治療（タイミング法、男女の薬物療法、検査、手術）を助成 ● 1 年度あたり 3 万円 人工授精に対する助成 ● 1 年度あたり 9 千円 先進医療として告示されている不育症検査に要する費用の一部について助成 ● 1 回の検査につき上限 6 万円	—	○	—	—	○	

自治体名	助成内容の概要	検査	保険診療	先進医療	自由診療	不育症	紹介ページ
香川県	**不育症に悩む夫婦を支援するため、治療に要する費用の一部を助成** ● 1回の妊娠中の治療にかかった自己負担額の範囲内で上限15万円　回数制限なし **先進医療として告示されている不育症検査に要する費用の一部について助成** ● 1回の検査につき上限6万円	—	—	—	—	○	
愛媛県	**先進医療として告示されている不育症検査に要する費用の一部について助成** ● 1回の検査につき上限6万円	—	—	—	—	○	
高知県	**体外受精及び顕微授精並びにこれに付随する検査等に要する費用の一部を助成（「混合診療」、「先進医療等の保険外併用療養費の対象」となる特定不妊治療は除く）** ● 40歳未満 通算6回 保険適用されたC及びFの治療　上限3万円 40歳以上43歳未満 通算3回 保険適用されたC及びFの治療　上限3万円 43歳以上 通算3回　治療内容により上限15万円、または30万円 **先進医療として告示されている不育症検査に要する費用の一部について助成** ● 1回の検査に要した費用の10分の7（上限6万円）	—	○	—	○	○	
福岡県	**保険診療による特定不妊治療と併用して受けられる先進医療に要する費用の一部を助成** ● 1回の治療につき自己負担額の10分の7（千円未満切捨て）で、上限5万円 **医療保険適用外（全額自己負担）の不育症の検査及び治療** ● 1回限り 上限5万円 **先進医療として告示されている不育症検査に要する費用の一部について助成** ●1回の検査に要した費用の10分の7（千円未満切捨て）で、上限6万円	—	—	○	—	○	
佐賀県	**保険診療による不妊治療を行った方に対し、一部を助成** ● 制度が整い次第HP上にてお知らせ **保険診療による不妊治療に合わせて、先進医療による治療費の一部を助成** ● 制度が整い次第HP上にてお知らせ **不育症の検査・治療にかかる費用の一部を助成** ● 1回の検査・治療につき、次の金額を上限に自己負担額に対し助成します。 検査のみ 上限5万円 、治療のみ 上限10万円、検査及び治療 上限15万円	—	○	○	—	○	
長崎県	**不妊治療のうち、生殖補助医療と併せて行われる先進医療に要する費用の一部を助成** ● 2023年10月受付開始予定　1回の治療周期の上限5万円 **先進医療として実施される不育症検査の費用の一部を助成** ● 1回の検査につき上限5万円	—	—	○	—	○	
熊本県	**先進医療として実施される不育症検査の費用の一部を助成** ● 1回の検査につき上限6万円	—	—	—	—	○	
大分県	**将来赤ちゃんを授かることを望むご夫婦や、不妊の悩みを持つご夫婦の妊活を支援するため、不妊に関する検査を受診した場合、その費用の一部を助成** ● 夫婦1組につき1回限り 上限3万円 **特定不妊治療のうち、保険適用の治療と併用して実施した先進医療の費用の一部を助成** ● 先進医療分の自己負担額の10分の7とし、上限10万円 特定不妊治療の保険適用と同様の回数制限あり **先進医療として実施される不育症検査の費用の一部を助成** ● 申請は1回限りとし、上限6万円	○	—	○	—	○	
宮崎県	**不育症の治療に要した費用に対する助成** ● 1回の妊娠期間につき上限8万円 助成回数制限特になし	—	—	—	—	○	
鹿児島県	**不妊治療のうち、生殖補助医療と併せて行われる先進医療に要する費用の一部を助成** ● 先進医療分の自己負担額の10分の7とし、上限10万円 **保険適用による生殖補助医療を行う医療機関のない離島地域の夫婦の通院や滞在費を一部助成** ● 島外の医療機関で保険適用による生殖補助医療を受ける際の交通費及び宿泊費 **先進医療として実施される不育症検査の費用の一部を助成** ●1回の検査に要した費用の10分の7（千円未満切捨て）で、上限6万円	—	○ （旅費）	○	—	○	
沖縄県	**不妊治療のうち、生殖補助医療と併せて行われる先進医療に要する費用の一部を助成** ● 1回の申請につき上限7万円 **先進医療として実施される不育症検査の費用の一部を助成** ● 1回の検査につき上限6万円	—	—	○	—	○	

市区町村が独自に行う助成事業もあります！

都道府県では実施がなくても、市区町村では助成事業を実施している場合もあります。住民票のある市区町村のホームページや広報誌などを確認し、助成事業を上手に活用して不妊治療や不育症治療を受けましょう。

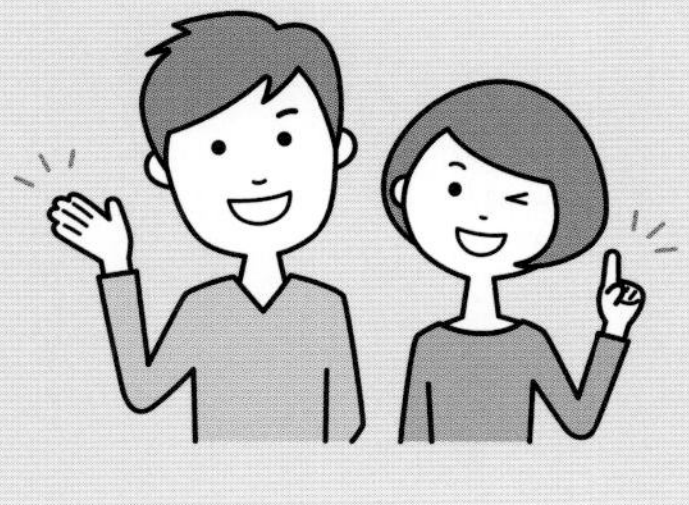

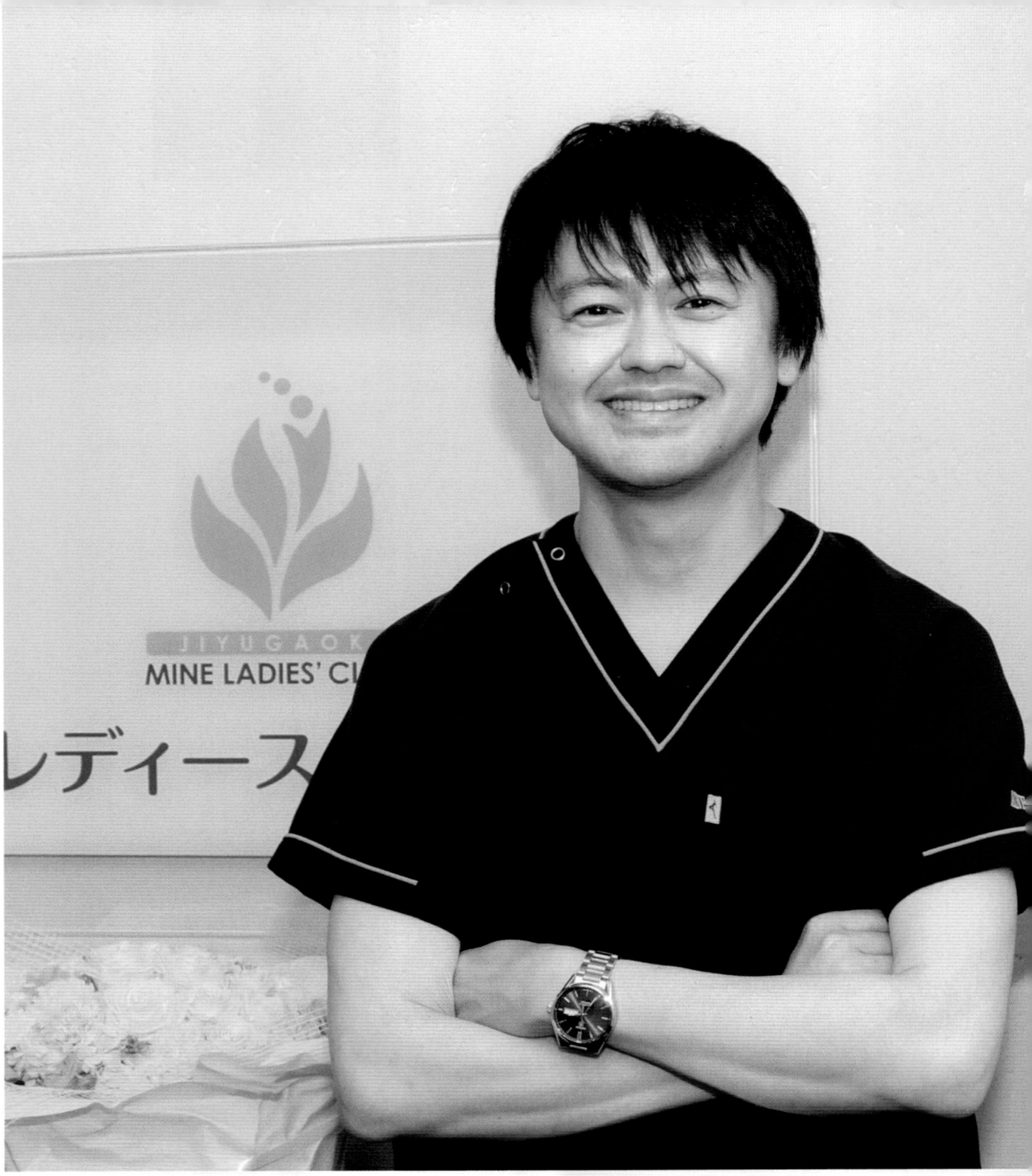

峯レディースクリニック

峯 克也 先生

皆さんが気になっている不妊治療のこと

保険診療での先進医療、どんな人におすすめですか？

Mine Ladies Clinic

.MINE KATSUYA

不妊治療に保険が適用されるようになって1年が過ぎましたが、保険診療は治療費が安くなる一方で、混合診療が認められていないという問題点もあります。保険適用前から治療していた人にとってはもどかしく感じることもあるでしょう。それをカバーするのが先進医療だといえます。比較的新しい検査や治療方法でも、この先進医療に認定されているものであれば、保険診療と併用して受けることができます。

東京・自由が丘にある峯レディースクリニック、峯先生のところでは、どのような方に先進医療を行っていて、どのような効果が期待できているのでしょう。

先生が力を入れている不育症の検査や治療の話と合わせ、詳しくお話を伺いました。

先進医療が導入されて医療側の変化は？

当院でも、もちろんご説明後、患者さんのご希望があれば先進医療の検査や治療を受けることが可能です。先進医療は、保険適用で体外受精を受けながら受けることができる医療技術（検査方法や治療法など）のことで、ゆくゆくは保険診療に組み込むかどうかが検討される診療項目です。医療上の効果が認められているエビデンスに基づいた医療技術が対象となっています。

当院でできる先進医療は、タイムラプス、ERA（子宮内膜受容能検査）、EMMA／ALICE（子宮内細菌叢検査）、PICSIです。

保険診療と合わせて受けることができ

ますが、先進医療にあたる費用は自費で全額負担になります。

医療費負担は、不妊治療の標準治療については3割で受けることができ、経済的に少し楽になります。

自由診療で行っていた時代は、患者さんからたくさんの検査や治療を希望されることがありました。希望に沿い過ぎれば高額な費用がかかったり、肝心の治療に取り掛かるまで検査でかなりの時間を割くことになったり、本当に患者さんの為になっているのであろうかとジレンマを抱え、悩んでいました。

それでもご希望に添うようにしていた部分が、保険診療と先進医療の制度のおかげで、医療者側も患者さんに決められた診療枠内での保険診療、かつエビデンスある先進医療ということで選択肢も絞られ、治療をお勧めしやすくなりました。

タイムラプスは、ほぼ全例の患者さんが希望されます

保険診療で体外受精の治療を受けられる際、先進医療の中でも患者さんのほぼ全例がタイムラプスを希望されます。

タイムラプスは、インキュベーターに内蔵されたカメラによって培養中の胚を一定間隔で自動撮影する培養器です。

メリットとして、胚培養士がインキュベーターから胚を取り出すことなく観察できるため、胚へのダメージをより少なく、より安定した評価が可能となることがあげられます。

正常な受精がきちんと起きたかどうか、1点を見て判断するのは難しいことでも、タイムラプスであれば連続した画像で観察でき、「この時は前核が見えていた」とか「ここでは細胞が2個だったのに後で3個になった」など、より詳細な情報を得ることができます。

何よりも、胚を観察するためにインキュベーターから何度も出し入れしなくて済む利点は大きく、胚に負担をかけることなく、ベストな環境のまま観察できることは大きなメリットですね。

成長過程の画像提供もできますから、これらをご説明すると、ほとんどの患者さんが納得されます。

医療者側としては導入費用が高いという面もありますが、先進医療が認められていることで今後さらに普及しつつ、患者さんにとっても喜ばれる技術だと思います。

結果がどうであれERAは受ける意味のある検査

ERAは子宮内膜を採取し、次世代シークエンサーを用いて遺伝子の発現を解析し、内膜組織が着床に適した状態であるのかどうかを評価する検査です。いわゆる着床の窓が合っているのかを調べるものですね。

当院では良好胚を2回戻しても着床しない、または妊娠成立しない反復不成功の患者さんにおすすめしており、そのなかで9割くらいの方は受けることを希望

峯レディースクリニックで行える先進医療

●ALICE
（感染性慢性子宮内膜炎検査）

従来の方法では特定することが難しかった慢性子宮内膜炎の原因菌を検出するための検査。子宮内膜炎に関与していると言われている10種類の病原菌の有無や割合を調べることができる。

●EMMA
（子宮内マイクロバイオーム検査）

これまで反復して着床・妊娠に至らない慢性子宮内膜炎の疑いのあるものに対し、その菌の特定と子宮内の細菌叢の状態を調べる検査で、子宮内の細菌バランスが受精卵にとっていいかどうかを調べる検査。

●ERA
（子宮内膜受容能検査）

これまで反復して着床・妊娠に至らないものに対し、子宮内膜が胚の着床に適した時期かどうかを調べる検査。検査周期での胚移植はできない。

●タイムラプス
（タイムラプス撮像法による受精卵・胚培養）

胚培養を行うときに、培養器に内蔵されたカメラで培養中の胚を一定間隔で撮影し、培養器から取り出すことなく培養し、評価ができる。

●PICSI
（ヒアルロン酸を用いた生理学的精子選択術）

これまで反復して着床・妊娠に至らない症例に対して行う。ヒアルロン酸を用いて成熟した精子を選別する技術であり、受精率・妊娠率を上げ、流産率を低下させる効果が期待される。

タイムラプス

ほぼ全例に使用していますが、胚の状態や成長経過がわかり、画像で患者さんに見せることができるため、患者さんに喜ばれています。当院ではヴィトロライフ社のものを使用しています。

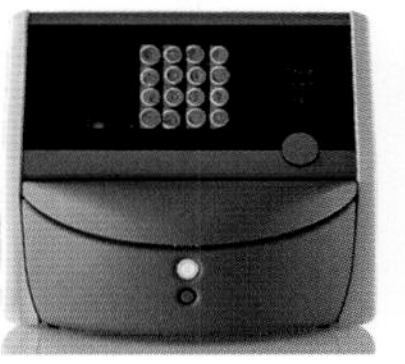

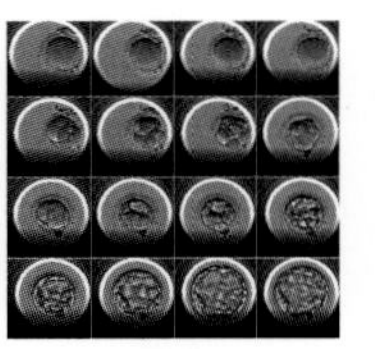

動画：胚盤胞までの発生の様子

PICSI

培養部門での使用になりますが、適用対象となる人はそれほど多くありません。当院では、オリジオの製品を使用しています。

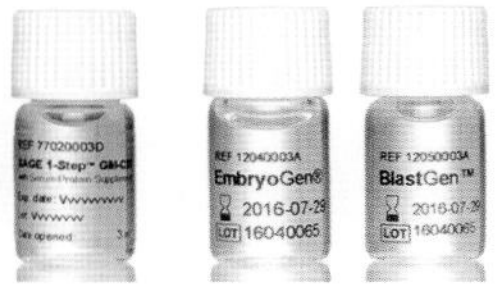

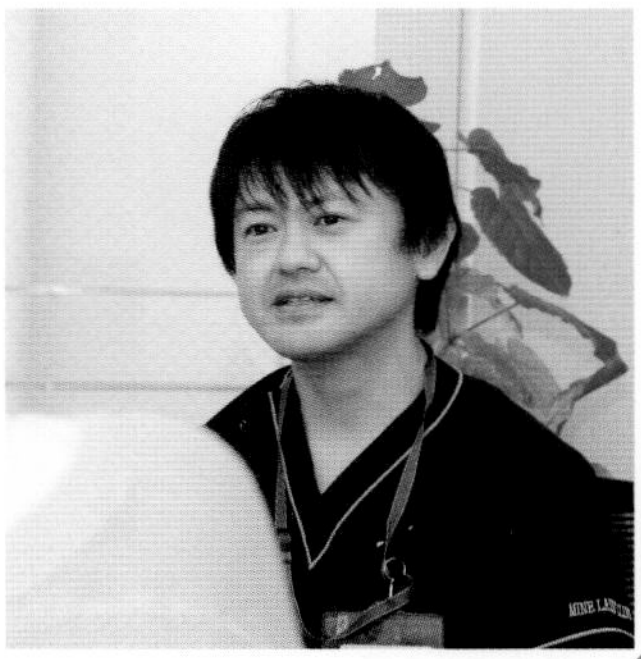

されます。

　検査を受けた方の約25%、4人に1人くらいは着床の窓がずれていたという報告があり、当院でもその程度の印象はあります。4人に3人はずれていないということになりますが、それでも受けた意味はあると思っています。というのは、着床の時期がずれていないという情報が得られ、胚移植のタイミングは今のままで良いことが確認できるからです。

EMMA、ALICE検査は結果が実感しにくいのが難点

　EMMA検査とALICE検査は子宮内の細菌叢が正常なのか異常なのか、またその菌の組成を判断する検査です。これも反復不成功の患者さんにご説明をしていますが、当院では「どうしても受けたい」という方以外は積極的にはおすすめしていません。トリオといってERA・EMMA・ALICEの3つの検査を同時に受けることもできるのですが、これだと結果が出るまで1カ月程度かかってしまいます。

　また、私の個人的な印象として、ERAに比べてEMMAやALICEは実感がしづらいと感じています。EMMAで子宮内の細菌バランスが悪いと評価された場合、腟剤を使って改善していくことになりますが、その腟剤は日本で販売されていないので、個人輸入という形で購入していただくことになるのもおすすめしにくい点です。

　ALICEで感染性慢性子宮内膜炎がわかった場合は抗生剤を使って治療していきますが、これが着床や妊娠にすぐつながっていくかどうか実感するのは、正直、難しいと考えています。

　薬を使って数カ月後に再検査をしてみるという意見もありますが、そこでまた費用と時間がかかってしまうので、治療を行った方の場合、当院では再検査はおすすめしていません。

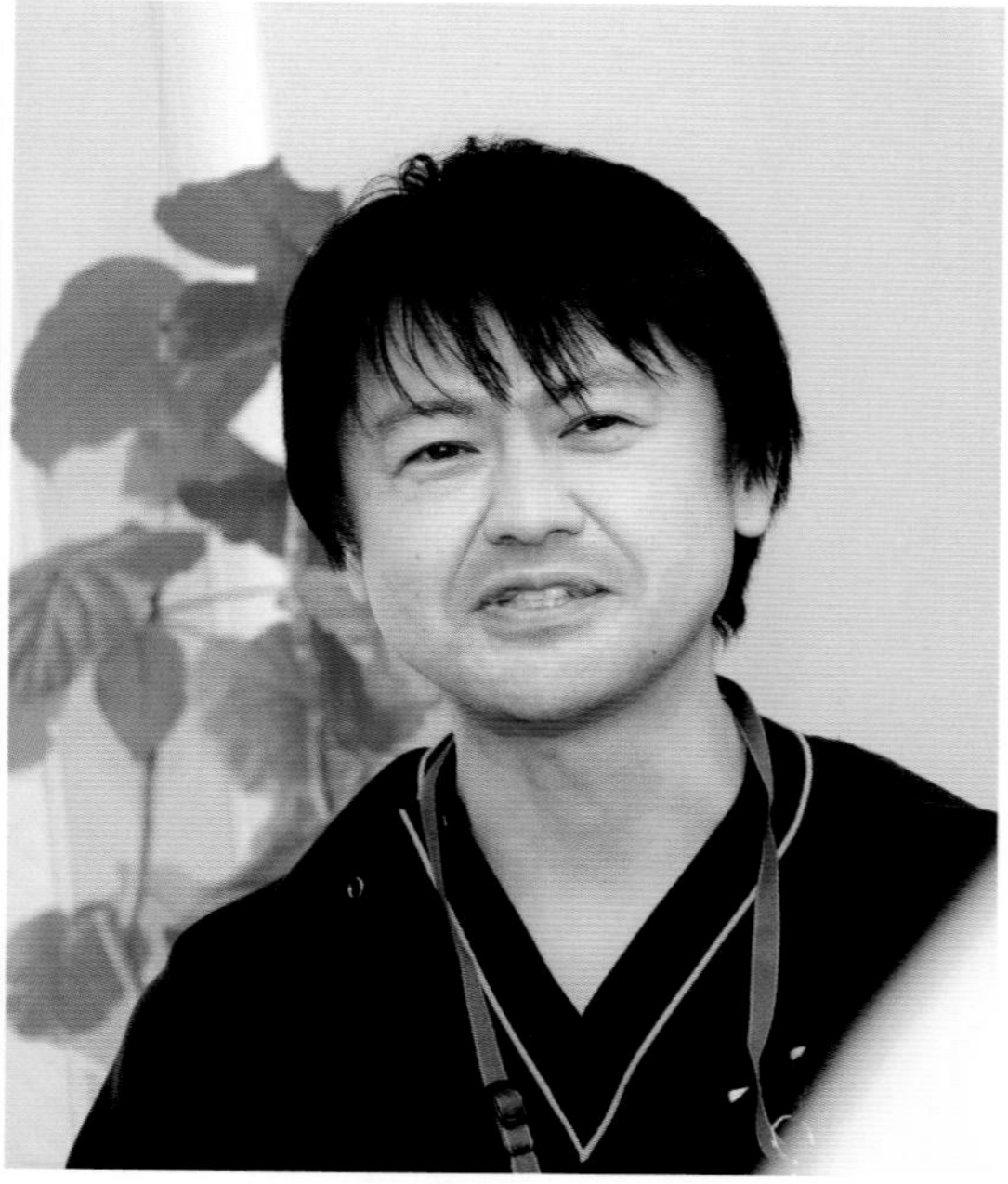

● 保険診療で不妊治療が受けられるようになり、患者さんは若い層含め、増えているかと思います。ケースごとに先進医療の需要もあり、早めに妊娠する方も多いなか、不育症で悩まれていらっしゃる方もいます。当院では、一般不妊治療だけでなく体外受精・生殖医療、そして不育症まで力を入れていますが、最終的には、皆さんが将来的にご自身の胸にお子さんが抱けるよう、願いを込めて頑張っています。

流産率を下げるPICSIは不育症の人に推奨しています

　PICSIはヒアルロン酸を含有する培地を用いて、成熟精子の選択を行う技術です。妊娠率の向上というより、流産率を下げるというデータがあるので、当院では、これまで反復して着床・妊娠に至らない症例や不育症の方が顕微授精を行うときにおすすめしています。保険適用で不妊治療されている方は先進医療として受けられますが、自費で不妊治療を行っている方にも推奨しています。

　流産を繰り返しているという条件なので、受ける方はそれほど多くいません。「絶対ではありませんが、精子側の遺伝情報がおかしくて起きる流産が少し防げるかもしれません」とお話ししています。

　先進医療に関しては自費のオプションということで、費用はかかりますが、自治体によっては助成金が出たり、民間の保険を使える場合もありますので、事前によく調べて賢く利用していただきたいですね。

注目のPGT-Aも、妊娠を約束する方法ではありません

　先進医療Bとして認められた検査に、PGT-A（着床前胚染色体異数性検査）というものがあります。

　これは体外受精で得られた受精卵の一部の細胞を取り出して生検し、胚の染色体の数に異常がないかどうかを調べる検査です。異常がない胚を子宮に移植することで流産を減らし、胚移植あたりの妊娠率を高めることが期待されています。

　着床の段階でなかなか進まず、そこで時間をとられるのならPGT-Aを受けて欲しいと思っています。

　また、その方法が妊娠を100%保証する方法ではないと理解していること、費用にも納得していることも大切ですから、それらがクリアできる方にとってPGT-Aはいい選択ではないでしょうか。

　妊娠率は上がるけれど7割程度で、流産率は下がるけれど1割程度だとご理解いただきます。ただし、結果によっては、本当は妊娠できる胚を廃棄してしまうという可能性もゼロではありません。

　PGT-Aは、先進医療Aという一般のクリニックで行いやすい先進医療としては認められていないため、保険診療で得た胚を使うことはできません。

　受ける場合は採卵から自由診療で体外受精を受ける必要もあります。

　それでも特定の条件の方にとってはある程度の効果が見込まれる方法なので、受けたいと思っている方も多いのではないでしょうか。

　希望される際はカウンセリングを受けることが必須となっているので、その時にメリット、デメリットを含め、詳しいことをきちんと聞いてから決めていただきたいと思います。

不育症の検査や治療を受けて妊娠に対して前向きになる人も

今まで、先進医療のことをお話してきましたが、当院では不育症の治療にも力を入れています。不育症は、妊娠はするけれど流産や死産、新生児死亡などを繰り返し、結果的に赤ちゃんを得ることができない状態を言います。患者さんにとっては、とても辛いことです。

一般的には2回以上流産を繰り返す、妊娠10週目以降で原因不明の流産や死産を経験された方が不育症の定義に当てはまります。2回流産を繰り返す確率はカップル20組のうち1組くらいで、だいたい全体の5％程度ですね。3回連続だと100組のうち1組いるかいないか、1％を切る確率で症例数はそれほど多くありません。

条件に当てはまる方は、まず不育症のリスク因子の検査を行います。超音波で子宮の形状に異常がないかどうかを診たり、採血をして糖尿病や甲状腺など内分泌の病気や抗リン脂質抗体や血液凝固異常の因子の有無を調べます。あとはご夫婦の染色体に形の問題がないかどうかを調べます。

とはいうものの不育症は、まだまだわかっていないことが多く、4割くらいの方は原因不明と言われているのが現状です。わかっている原因の中で多いものとしては、胚の染色体異常や抗リン脂質抗体です。胚の染色体数の異常であれば前述したPGT-Aを行うことで、1割程度、流産率を下げることが期待できます。

抗リン脂質抗体の場合、自己抗体ができると血液が固まりやすくなり、それが習慣流産を引き起こすと考えられているので、いわゆる血液をサラサラにする効果があるアスピリンというお薬を服用したり、ヘパリンという注射をおすすめして血が固まりやすい状態を改善していきます。

また、子宮の形状に異常があるという場合、その異常が流産のリスクになっているかどうか慎重に判断し、必要であれば外科的手術を行うこともあります。

流産を繰り返す人は妊娠に対して恐怖感が生まれてしまい、妊娠にトライすること自体消極的になってしまうこともありますので、まだまだわからないことも多い分野の不育症とはいえ、検査して治療することで、少しでも勇気を持っていただければと思っています。

最近ではPGT-Aなど新しい選択肢も増えてきていますので、治療に前向きになってきている方も増えてきているように感じています。

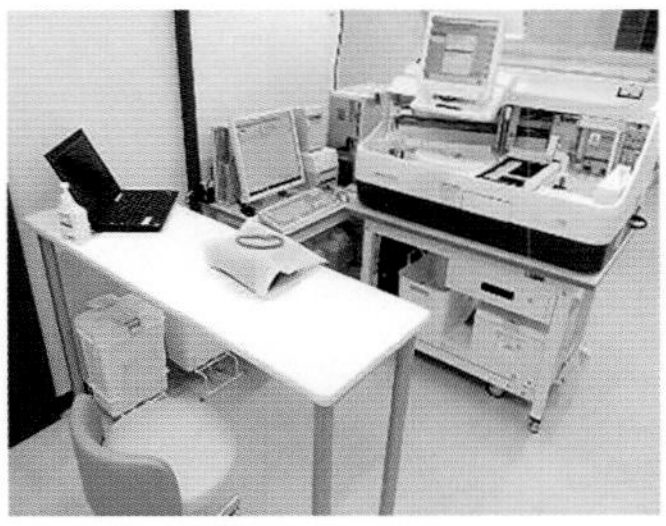

● 体外受精を目指す方のためには、ホルモン値検査が重要です。当院では、検査当日にホルモン値の評価ができるよう、院内に検査システムを導入しております。検査は採血から始まります。

患者様へのアドバイス

医師の説明をきちんと聞いて、今の自分の状態に必要な検査だけを選択して受けるようにしていただけたらいいのではないでしょうか。

先進医療は保険診療と併用して受けられるので「最新の検査や治療を受けたい」と希望されている患者さんにとってはいい制度だと思います。ただ医療費自体は自費となるので、経済的負担はどうしてもかかってしまいます。「あれもこれも全部受ける」というのでなく、医師の説明をきちんと聞いて、今の自分の状態に必要な検査だけを選択して受けるようにしていただけたらいいのではないでしょうか。効果も100％ではありませんし、なかには結果が出るまで時間がかかる検査もあります。効果と費用面のバランスを見極めて、助成金の有無なども調べたうえで納得して決めていただけるといいでしょう。また、先進医療は認可された施設でしか受けられないので、それも確認しておくことが大切です。

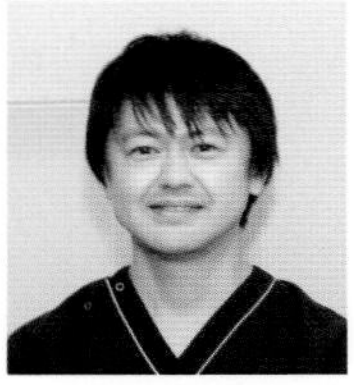

峯 克也 先生

Profile

日本医科大学医学部卒業
日本医科大学大学院女性生殖発達病態学卒業
日本医科大学産婦人科学教室 病院講師・生殖医療主任歴任
日本医科大学産婦人科学教室　非常勤講師
厚生労働省研究班「不育治療に関する再評価と新たなる治療法の開発に関する研究」研究協力者
峯レディースクリニック院長

資格・専門医
医学博士（2007年 日本医科大学大学院）
日本専門医機構 認定産婦人科専門医
日本生殖医学会 認定生殖医療専門医
日本人類遺伝学会 認定臨床遺伝専門医

峯レディースクリニック

電話番号. 03-5731-8161

診療科目／婦人科（生殖医療）・婦人科

受付時間／	月	火	水	木	金	土	日/祝
午前 08:30～11:30	●	●	●	●	●	●	＊
午後 15:00～18:00	●	●	●	●	＊	＊	＊

休 診 日／＊指定した患者さんのみ
変更情報等、HP での確認をお願いします。
https://www.mine-lc.jp/

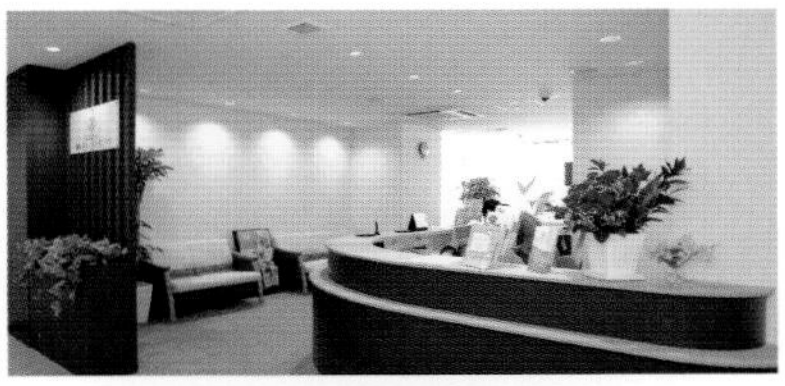

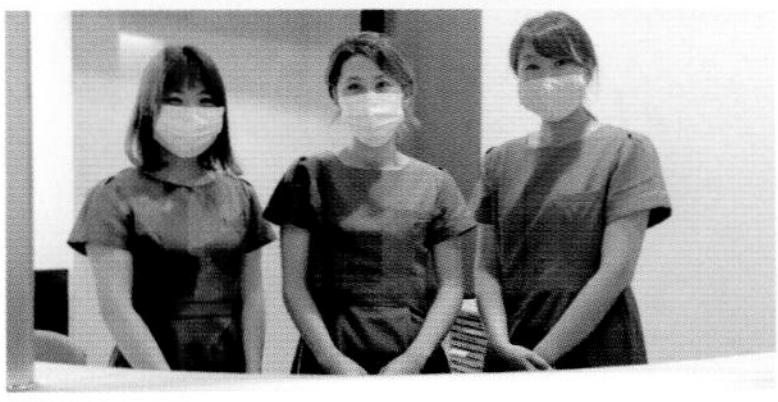

● 152-0035
東京都目黒区自由が丘 2-10-4
ミルシェ自由が丘４F
東急東横線、大井町線「自由が丘駅」徒歩 30 秒

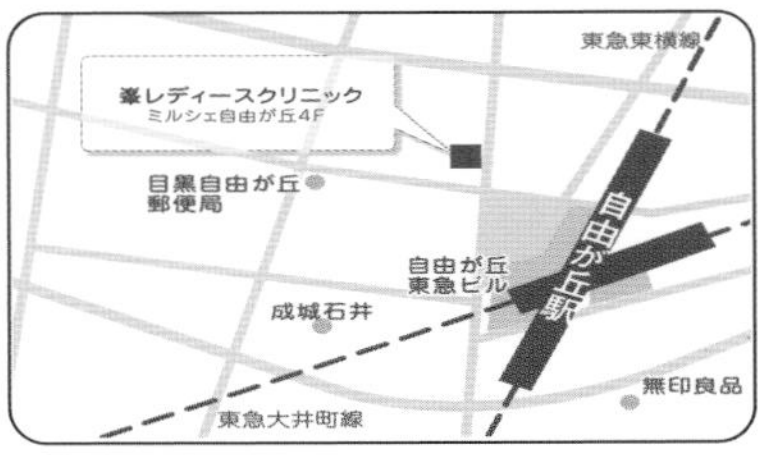

移植しても妊娠できなかったカップルへ

PRP療法が赤ちゃんをその手に抱く大きな期待に！

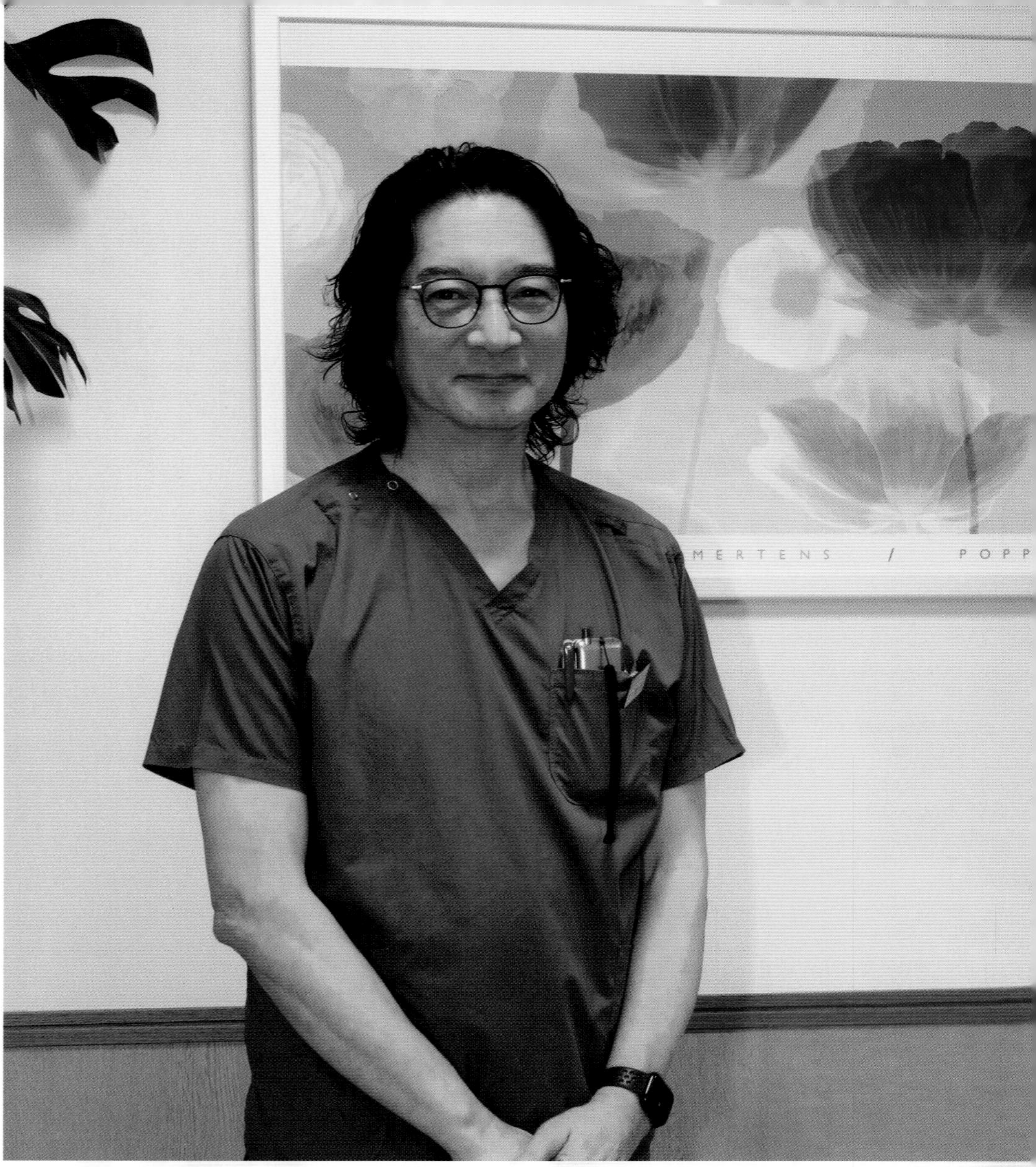

エフ．クリニック
藤井 俊策 先生

ef. clinic
UJII SHUNSAKU

胚移植を繰り返しても妊娠が成立しない原因には、胚の染色体の問題、子宮の問題、免疫の問題などがあります。

年齢が上がれば、卵子の質や精子の質の低下から妊娠が難しくなるケースが増えてきますが、なかには子宮の問題や免疫の問題から妊娠が難しいケースもあり、それは年齢に関係なく起こります。

今回は、とくに子宮の問題に注目し、なかでも着床環境改善のためのPRP療法について、青森市のエフ．クリニック藤井先生を尋ね、詳しくお聞きしました。

子宮内膜が薄い人の治療は、実は、とても難しい

PRP療法のもともとの適応は、子宮内膜非薄症例です。つまり、子宮内膜の薄い人が適応対象となっています。

私たちのクリニックでも、子宮内膜が薄い人の反復着床不全の人が数名いて、治療に困難を感じていました。

内膜が薄いため、エストロゲンを補う量を増やしたり、複数の薬を併用したり、また、ビタミンCやE、低用量アスピリンやアルギニンなどを試したりと、試行錯誤を繰り返していました。

しかし、なかなか妊娠という結果に結び付かず、「もう、手詰まりだ」と感じていました。

PRP療法については、不妊治療に取り入れられるようになった初期（2019年頃）から関心を持っていましたが、厚生労働省「再生医療等委員会」より施設認定を受けるための申請手続きが大変で、それに関わる費用も高額で躊

躇していました。けれど、赤ちゃんが欲しいと通院される患者さんたちを目の前に、「これは、やるしかない。できることがある、方法があるのなら、試してみよう」と考え、２０２０年１月から申請の準備を始め、８月からＰＲＰ療法を開始しました。

その１症例目の患者さんが妊娠された時には、本当に嬉しくて、ＰＲＰ療法を始めて良かった、と心から思いました。

とくに治療の効果がわかりやすかった妊娠例を紹介しましょう。43歳で子宮内膜が薄く６㎜未満、反復着床の既往は２回でした。ＰＲＰ療法は、移植周期に２回、治療周期10日目と12日目に自己血から抽出したＰＲＰを子宮へ注入しました。ＰＲＰの初回投与時の子宮内膜は5.6㎜でしたが、２回目の投与時は6.6㎜、最終的には7.5㎜になり妊娠し、出産しました。

子宮内膜が薄い以外には、明らかな問題がなく、ＰＲＰ療法が功を奏したのだと考えられます。

ＰＲＰ療法が適応対象になる人にも変化が

ＰＲＰ療法が不妊治療に取り入れられた当初は、子宮内膜が７㎜未満で、形態良好胚盤胞を２回以上移植しても着床しない、反復着床不全の人が対象でした。

２０２２年から不妊治療に保険診療が適応されるようになりましたが、ＰＲＰ療法は保険適用外で体外受精治療周期が自由診療となり高額な医療費がかかります。どの程度の効果が期待できるのかも未知数だったので、数あるアドオンのなかでも、最初から患者さんに勧める治療というわけにはいきませんでした。

そのため、着床の窓や細菌フローラ、慢性子宮内膜炎などの検査や治療を行っても、まだ着床しない、妊娠が成立しない場合に、ＰＲＰ療法を案内していましたので、ＰＲＰ療法を開始した１年は着床不全の回数が多い患者さんが大半でした。しかし、２年目になると、県内の他施設からＰＲＰ療法を目的とした患者さんたちの紹介も増え、子宮内膜はさほど薄くないが、着床しない、妊娠が成立しないケースも治療の対象になってきました。なかには、人数は多くありませんが、反復着床不全でさえないけれど、ＰＲＰ療法を希望する患者さんも紹介されています。それは、「とにかく、できることはなんでもやって、万全を期して胚移植に臨みたい」という思いからでしょう。

実際に、複数回移植しても妊娠しないことが適応条件になる検査や治療では、卵子が採取でき、移植可能な胚があることが前提となります。そうした患者さんのなかには、これまで胚が育たず移植可能な胚が得られない人もいれば、そもそも、なかなか卵子が得られなかった人もいます。それが、ようやく胚が得られた、胚が凍結できたとなれば、この１回の胚移植に万全を期して臨みたいという思いは、多くの患者さんも同様なのではないでしょうか。

これまでの実績では、今、お話したよ

PRP 療法 ····················121 周期
凍結融解胚移植／単一胚移植 ·· 114 周期

PRP 療法を受けた患者さん

平均年齢	38.0 歳（26 ～ 47 歳）
既往着床不全	3.2 回（0 ～ 20 回）
子宮内膜菲薄	67 名（62.6%）
反復着床不全	35 名（32.7%）
希望	5 名（ 4.7%）
（内）他院からの紹介	63 名（58.9%）

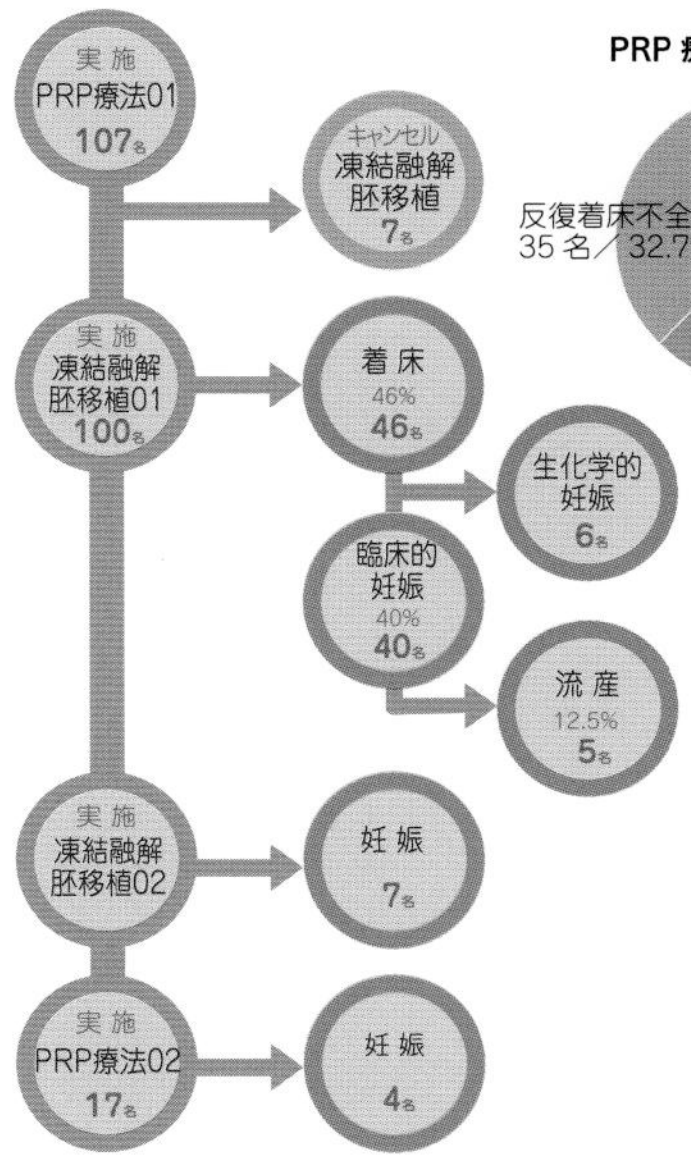

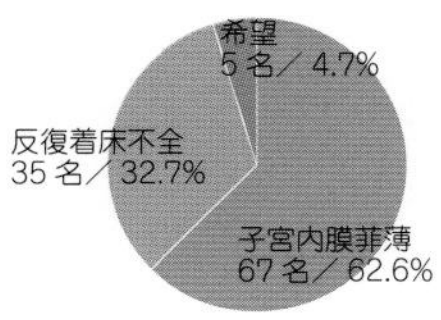

PRP 療法の成績

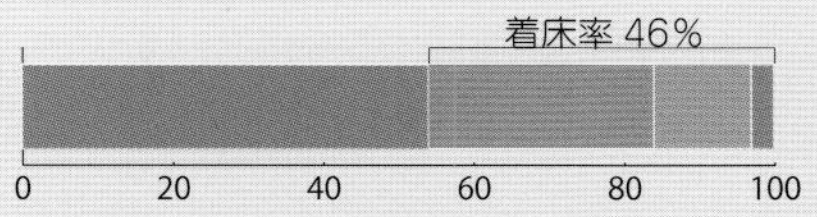

PRP 療法後、凍結融解胚移植に至った 100 名の着床率は 46%。

着床	46 名（46.0%）
子宮内膜菲薄	30 名
反復着床不全	13 名
希望	3 名

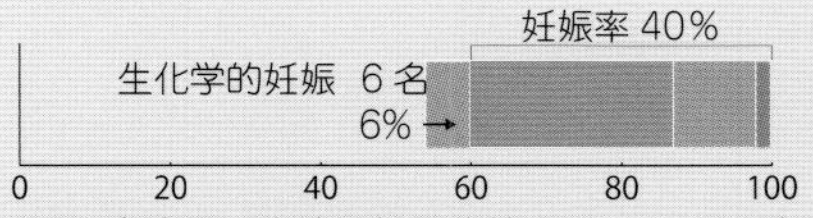

PRP 療法後、凍結融解胚移植に至った 100 名のうち臨床妊娠に至ったのは 40 名で妊娠率は 40%。

臨床的妊娠	40 名（40.0%）
子宮内膜菲薄	27 名
反復着床不全	11 名
希望	2 名

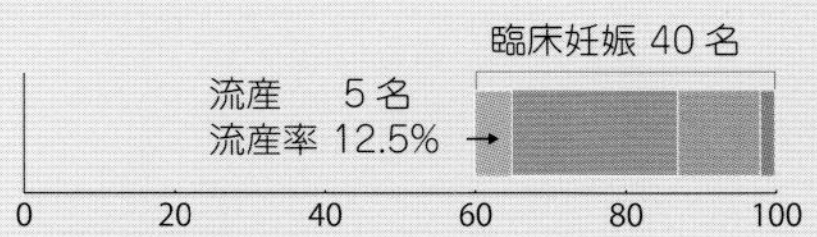

臨床的妊娠に至った 40 名のうち流産になったのは 5 名で、流産率 12.5%。

PRP 療法によって授かる命があります。
通院する治療施設で行っていない場合は、主治医に相談してみましょう。
私たちクリニックでも、PRP 療法だけを受ける患者さんもいます。

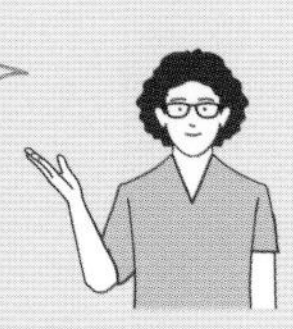

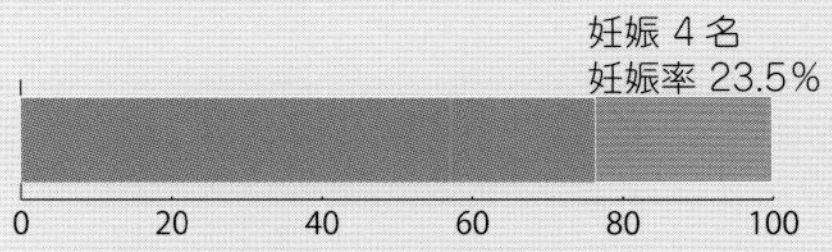

１回目の PRP 療法後の胚移植で妊娠成立しなかったカップルのうち２回目の PRP 療法を受けたのは 17 名。そのうち 4 名が妊娠。

２回目の PRP 療法を受けた患者さん

平均年齢	38.7 歳（28 ～ 45 歳）
既往着床不全	4.4 回（1 ～ 10 回）
子宮内膜菲薄	13 名（76.4%）
反復着床不全	3 名（17.6%）
希望	1 名（ 5.9%）
（内）他院からの紹介	9 名（52.9%）

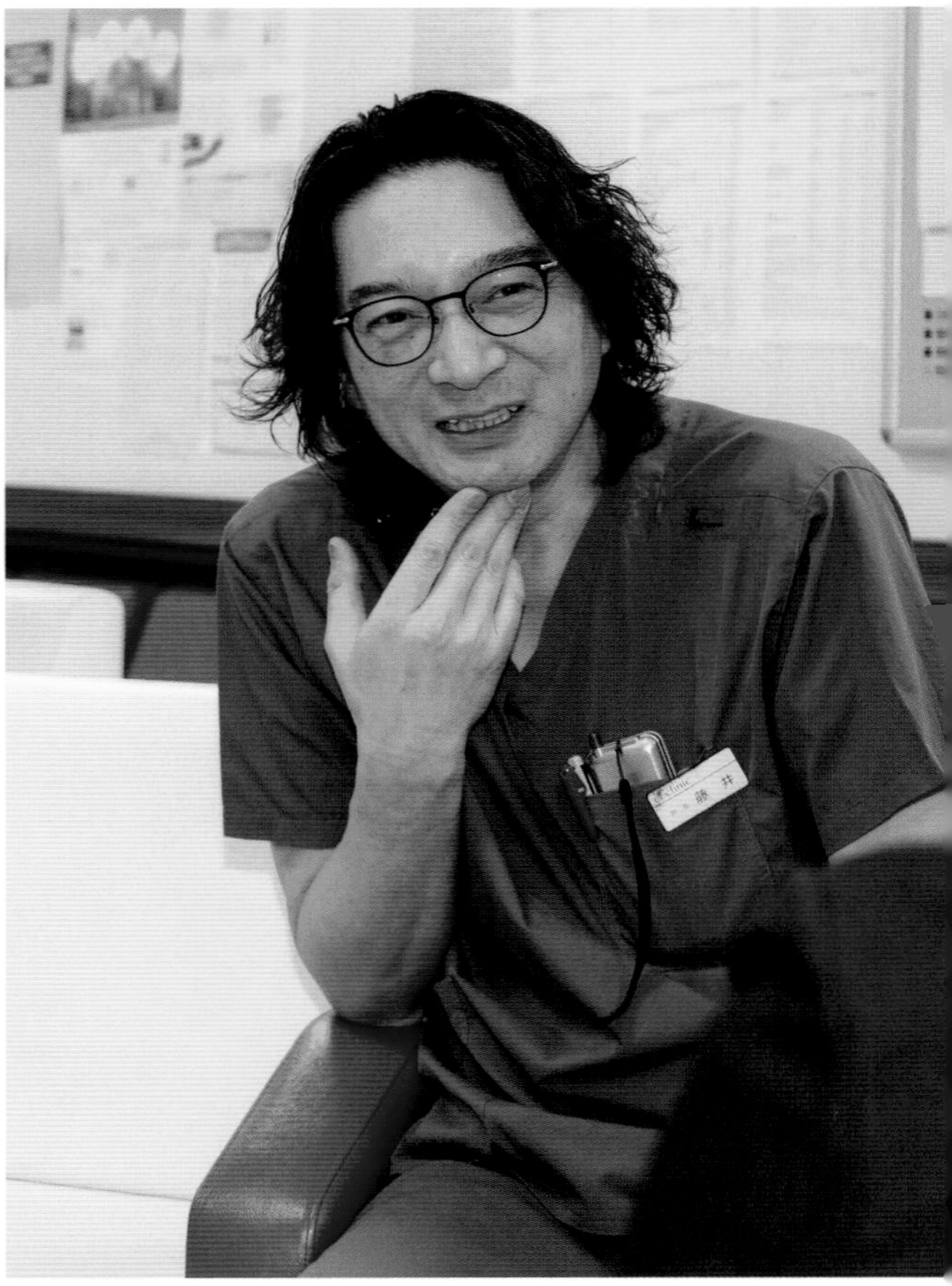

うなPRP療法を希望したカップルもいましたが、大半は子宮内膜の薄い人、複数回移植しても着床しない、妊娠が成立しない人が対象となっています。

PRP療法の着床率と妊娠率

2020年8月からPRP療法を開始し、結果がわかっている治療周期に限定して成績を出してみました（前ページ参照）。PRP療法後、胚移植を受けた患者数は、ちょうど100名で、平均年齢は38歳でした。

胚移植回数は平均3.2回、適応の6割以上が子宮内膜の薄い人で、PRP療法を受けた半数以上が他院からの紹介でした。実際、PRP療法の適応対象となる人はそんなに多くありません。

実施した半数は他院からの紹介で、私たちのクリニックでPRP療法だけ受け、その後の胚移植は、それぞれのクリニックで行い、その結果を報告していただいています。

このようにPRP療法が適応対象となる人、また実際に受ける人は、体外受精を受けるカップルの中の一部ですが、手詰まりを感じるほど治療が難しい人たちで、これまでの胚移植周期では妊娠できていない人たちです。

これらを踏まえて、もう一度成績をみてみましょう。患者さん100人に対して、PRP療法121周期、凍結融解胚移植は単一胚移植で114周期を行いました。

PRP療法後に凍結融解胚移植を行った患者100名のうち、着床したのは46名で着床率は46％。このうち生化学的妊娠が6名いましたが、臨床的妊娠率は40名で妊娠率は40％でした。その後、5名が流産となり、流産率は12・5％で、そのうち4例は染色体の数の問題でした。

さらに適応別に妊娠率をみてみましょう

PRP療法の適応別に妊娠率をみてみると、子宮内膜が薄い人の着床率は47・6％、妊娠率は42・9％に対し、内膜が薄くない反復着床不全の人の着床率は38・2％、妊娠率は32・4％でした。症例数が少ないので、有意差があるとはいえませんが、子宮内膜の薄い人が高い傾向にあります。また着床不全の既往回数と妊娠率の関連は、子宮内膜が薄い人の場合にはありませんでした。

しかし、内膜の薄くない反復着床不全の人の場合は、既往回数が多いほど妊娠率が有意に低下し、既往回数が7回以上の人では妊娠が成立しませんでした（左ページグラフ参照）。

PRP療法を行った2周期以内にも妊娠例が

PRP療法を行った周期の凍結融解胚移植で妊娠が成立しなくても、その後2周期以内の凍結融解胚移植で妊娠した例が7例（PRP療法後の2回目の凍結融解胚移植）ありました。これを含めると1回のPRP療法での妊娠率は48％となります。

PRP療法後の2回以上の凍結融解胚移植で妊娠したのは8例ありますが、3回目以降の治療周期では妊娠は成立していません。このことから、PRP療法の効果は数カ月は持続するのではないかと考えられます。

妊娠の期待を高めることと可能性を広げること

PRP療法によって子宮内膜が厚くなる人が多いのですが、なかには厚くならなくても妊娠する人もいます。子宮内膜は薄くないけれど、繰り返し着床しないという人もPRP療法によって妊娠しています。そのため内膜の厚さだけで、PRP療法の効果を予測することができませんが、厚さ以外でその効果となる評価基準を決めるのは、今の段階では難しいと考えています。

また、着床率や妊娠率については、手応えを感じています。PRP療法を受けた人の過去の凍結融解胚移植は合わせて476周期ありましたが、その間に一度も着床しなかった難治性不妊ばかりです。臨床試験を行ったわけではないので、確かな根拠を持っていえるわけではありませんが、PRP療法は、かなり有効な治療だと考えています。いわゆるゼロだった着床率が46％になり、妊娠率は40％になっています。

しかし、残念ながらPRP療法でも効果を期待できない症例があることもわかってきました。たとえば、頻回の内膜掻爬術の既往がある人、あるいは多発性子宮内膜ポリープを通電切除した人など、超音波検査で明らかに子宮内膜に傷がある、薄すぎる場合はPRP療法を行っても改善した兆しが超音波でも確認できません。いくら再生医療とはいえ、子宮内膜の基底層の幹細胞が失われてしまうと効果はないのだと思います。

つまり、内膜を厚くする部分がほぼなかったり、深い傷があったりすると、再生するものがないわけです。たとえば、内膜7㎜未満を8㎜にすることは期待できても、ゼロを1にすることはできないのです。

PRP療法への今後の期待と展望

子宮内膜へのPRP療法が報告されたのは、2015年です。すでに8年が経過し、有効性を示す報告が蓄積されています。

しかし、PRP療法は保険適用外のため、治療を受けるとなると不妊治療周期に関わる全ての検査や治療に保険が適用できず自由診療になってしまい、医療費が大変高額になります。

再生医療が先進医療と同じような扱いであれば、保険診療と併用することができ、医療費の負担も減り、PRP療法が受けやすくなるでしょう。

ただ、他の診療科では自由診療で行われているPRP療法を、産婦人科だけ先進医療扱いにするのは無理があります。これは、ルールの問題なので、なんともし難いのですが、不妊治療の周期という制限は婦人科特有のもので、ほかの診療科には類はなく、理不尽さを感じます。

PRPの効果は、ある程度持続する可能性があるので、凍結胚移植周期とは別の周期にPRP療法を実施し、PRP療法は自由診療だが、凍結融解胚移植は保険診療で行うという考え方もあります。

また、年齢を重ねたことによる卵子の質の低下、それに招かれる流産の増加には成す術がありません。

たとえば、不妊治療を繰り返して年齢を重ね、40代半ばにPRP療法を行い、ようやく初めて妊娠できたのに、胚の染色体異常による流産になってしまった患者さんがいました。もう少し早くPRP療法を受けることができていたら、赤ちゃんが授かっていたかもしれないと考えると、患者さんも悔しく思うのはもちろんのことですが、私も大変悔しい思いをします。

確かに医療費は余計にかかりますが、妊娠は時間との戦い、特に女性にとっては有効に使わなければならない時間です。ですから、適応の範囲内で患者さんが希望すれば、速やかに治療をすることができ、かつ経済的な負担を軽減する体制が必要だと思います。

PRP療法は、子宮内膜が薄い、また子宮環境などから、良好胚を繰り返し移植しても着床しなかった難治性着床不全に対し、妊娠の可能性を高めることが多いに期待できる治療だと考えています。

PRP療法を臨むカップルが、すぐに、そして、よりよい環境で治療を受けることができるように、治療実績を積み重ね、またその効果を検証しながら、今後も進めていきたいと考えています。

ef.clinic

エフ. クリニック

青森市浜田 3-3-7

TEL : 017-729-4103

https://efclinic.com/

生殖医療以外の診療

- 産科
- 婦人科
- 内視鏡手術
- 遺伝カウンセリング

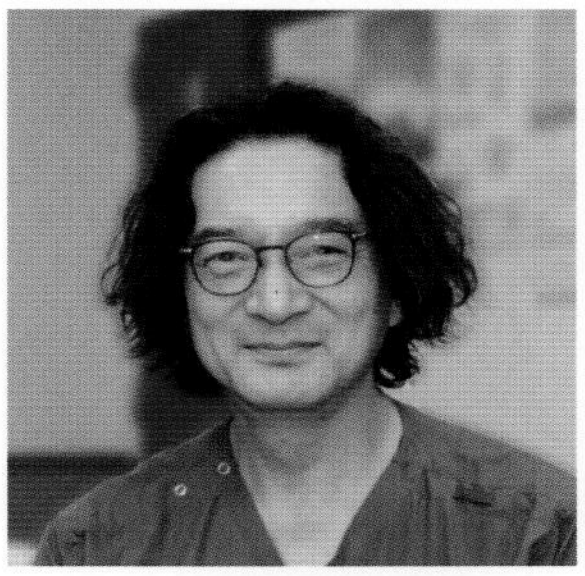

藤井 俊策 先生

資 格

医学博士

日本専門医機構 認定産婦人科専門医

日本生殖医学会 認定生殖医療専門医

1986 年　弘前大学医学部卒業

1990 年　弘前大学大学院修了

1991 年　青森労災病院医長

1992 年　弘前大学病院助手

1995 年　弘前大学病院講師

1999 年　Adelaide 大学（文科省在外研究員）

2003 年　弘前大学大学院医学研究科准教授

2010 年　むつ総合病院産科部長

2011 年　エフ . クリニック院長

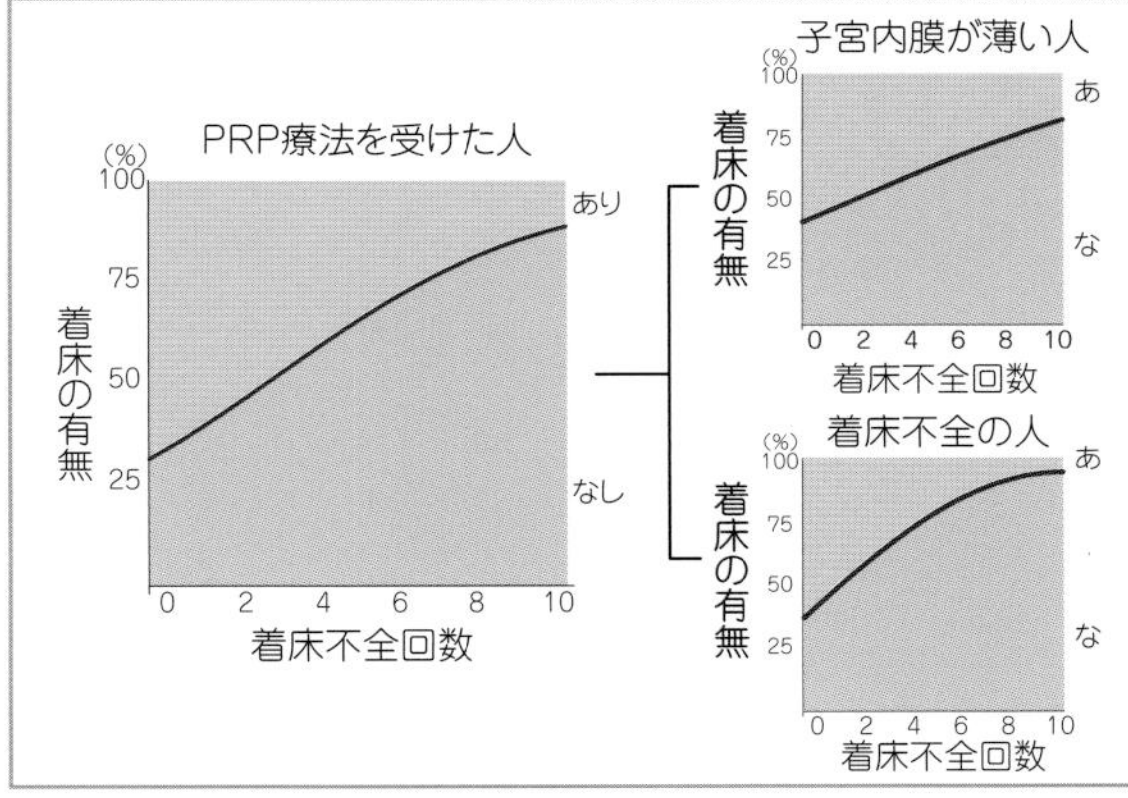

着床不全回数と適応別　PRP 療法の成績

エフ. クリニックで行った PRP 療法の着床不全回数と適応別の成績の平均です。
PRP 療法を受けた人全体では、PRP 療法前の着床不全回数が少ないほど妊娠率が高くなっています。
これを適応別に見てみると、子宮内膜が薄い人は着床不全回数が多いほうが妊娠率は下がりますが、着床不全回数が 10 回あっても約 20%の妊娠率があります。一方、子宮内膜が薄くないが繰り返し着床しない人の場合は、子宮内膜が薄い人に比べると妊娠率が低い傾向にあります。
しかし、どちらも繰り返し胚移植をしても着床しない、妊娠が成立しないカップルが、PRP 療法によって着床し、妊娠が成立しているわけですから、治療効果は高いといえるでしょう。
エフ. クリニックでは、今、早期卵巣機能不全にも期待できる卵巣 PRP 療法の準備をしています。

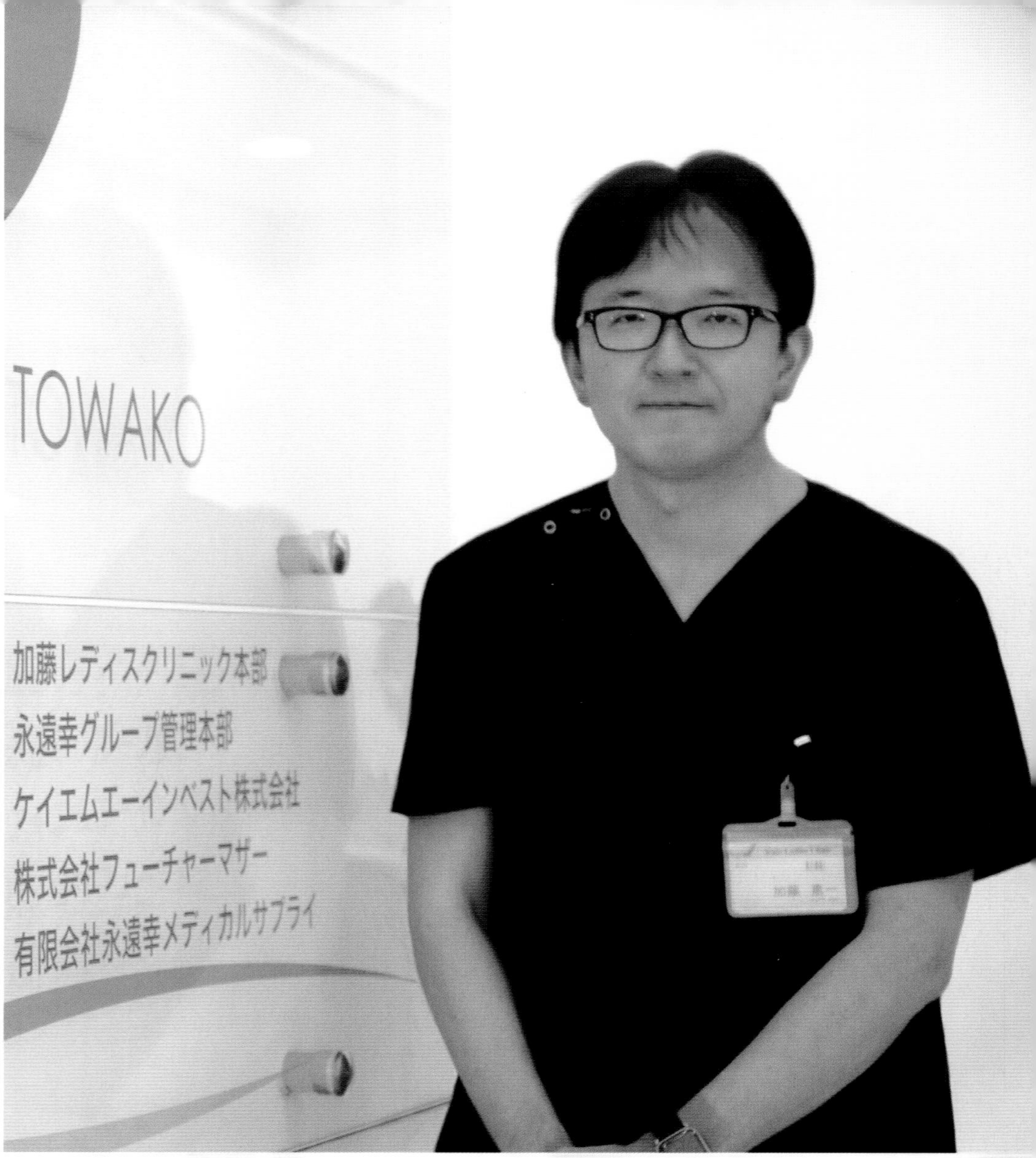

加藤レディスクリニック
加藤 恵一 先生

受精から胚盤胞まで

タイムラプスインキュベーターで胚を育てるメリット

Kato Ladies Clinic
.KATO KEIICHI

不妊治療に保険診療が適用されるようになり、1年が過ぎました。

不妊治療の中でも体外受精治療周期では、標準保険治療のほかに、先進医療（厚生労働大臣が認める高度な医療技術や治療法のうち、有効性・安全性の一定基準を満たしている保険適用対象外の治療）があります。

先進医療技術には、それぞれ適応条件がありますが、中でもタイムラプスインキュベーターによる胚培養は、最初の治療周期から受けることができます。

体外受精治療周期では、排卵誘発を行い採卵し得られた卵子と精子が出会って受精が完了すると、インキュベーターの中で培養液に含まれる栄養を使いながら胚は発育していきます。

この胚培養においてタイムラプスインキュベーターでは、さまざまなメリットがあることから、多くの治療施設でも導入され注目を集めています。

今回は22台のタイムラプスインキュベーターを導入し、体外受精治療を受けるすべての患者さんの胚を培養する加藤レディスクリニック院長の加藤恵一先生を訪ね、お話をお聞きしました。

タイムラプスインキュベーターによる胚培養は、従来型のインキュベーターで培養していた時と、どのように変わりましたか。

タイムラプスインキュベーターによる胚培養は、従来型のインキュベーターと違い受精から胚盤胞までインキュベーターから出さずに胚を育てることができます。また、インキュベーターに内蔵されたカメラによって一定間隔で胚を撮影し、それを連続させることで動画のように胚発育を観察することができます。

これには、いくつかのメリットがありますので紹介しましょう。

1、胚のストレスを軽減する

タイムラプスインキュベーターでは、ワンステップメディウムを用いるので、培養液の交換と観察のために胚をインキュベーターから取り出す必要がありません。インキュベーターから取り出さずに育てることができるため、胚へのストレスは軽減されます。

胚へのストレスが、いつ、どこでかかるかというと、胚発育の観察や培養液を交換するためにインキュベーターから出す時です。この回数が多かったり、時間が長かったりすると培養液が外気と触れあい、光を浴び、温度が変化し、pHに変化が起こるなどから胚にはストレスがかかり発育に少なからず影響を与える可能性があります。

胚培養士は、胚へストレスがかからないように、素早く適切に観察し、培養液を交換するなどの技術を高めますが、体積の小さな胚には多少なりともストレスがかかってしまうのです。

2、胚盤胞への発生率が上がる

胚へのストレスが軽減されること、またタイムラプスインキュベーターの管理も安定していることから、胚盤胞への発生率が従来型のインキュベーターよりも高い傾向にあります。これまで卵子の質の低下などで、なかなか胚盤胞へと発育しなかったカップルに対しても治療成績の改善が期待できます。

3、胚の発育を動画のように確認できる

従来型のインキュベーターの場合、胚を観察するのは、多くて1日1回でした。インキュベーターから出した時に、胚を観察するため、いわゆる点と点での観察でした。

しかし、タイムラプスインキュベーターは胚を一定間隔（約6分間隔）で撮影し、それを連続することで動画のように観察できます。これは線で結ばれた観察になります。すると、これまでわからなかった胚の発育の様子を知ることができるようになりました。

たとえば、受精が完了する様子、胚が分割する様子、胚の細胞がくっついて、やがて胚盤胞へと発育していく様子などが確認できます。それと同時に、発育の様子について動画を巻き戻すようにチェックすることも容易です。

しかし、タイムラプスインキュベーターを利用した培養でも、すべての胚が順調に発育するわけではありません。卵子や精子の質によって、胚の質によって、その発育に問題が起こることもあります。また、胚は1つひとつ別のもの、それぞれ個性があるので同じように発育していくわけではありません。発育が順調な胚もあれば、早い胚も、遅い胚もあります。そして、なかには発育が止まってしまう胚もあります。そのとき、どこで問題があったのか、その様子を確認でき

タイムラプスインキュベーターのメリット

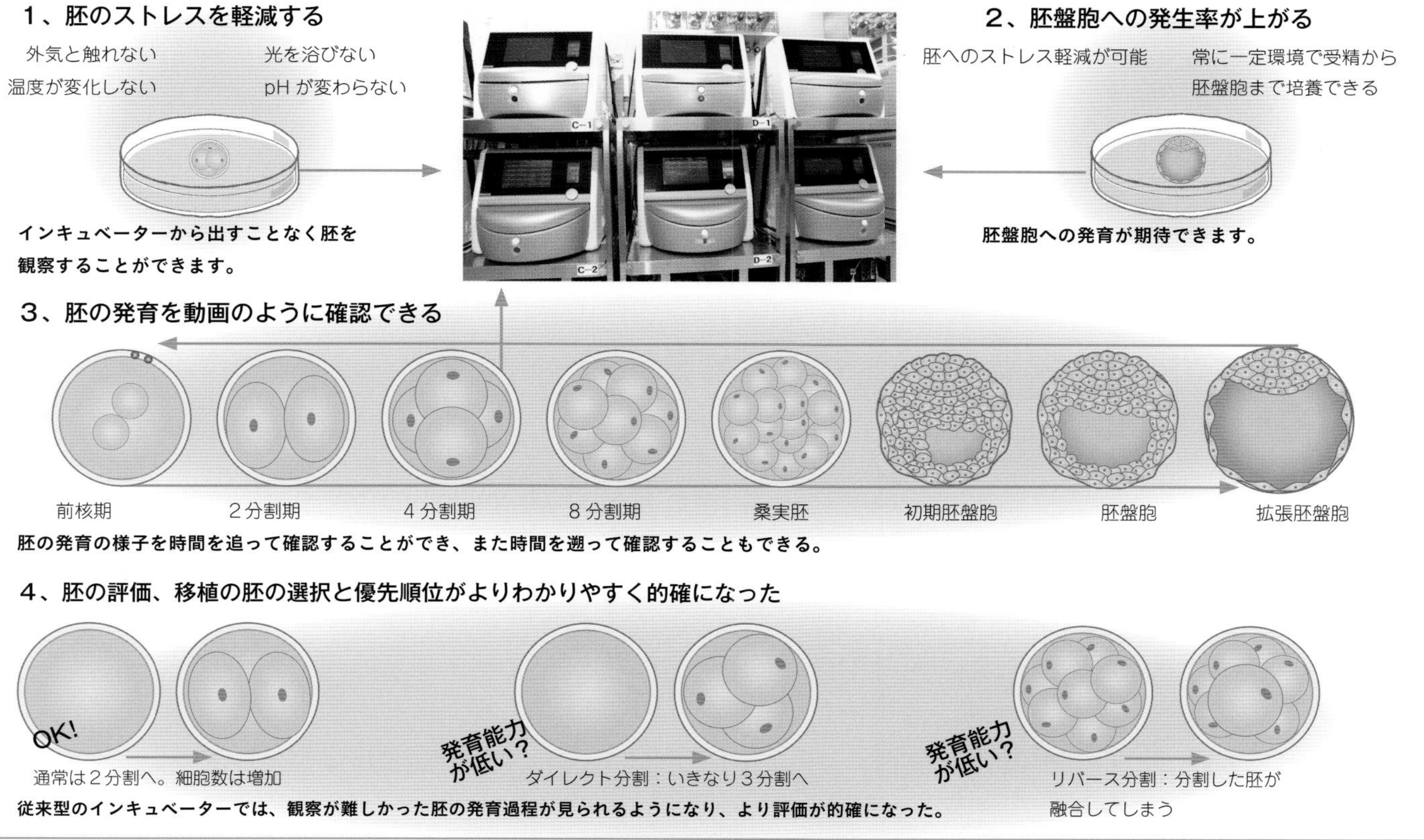
1、胚のストレスを軽減する
外気と触れない
光を浴びない
温度が変化しない
pH が変わらない
インキュベーターから出すことなく胚を
観察することができます。
2、胚盤胞への発生率が上がる
胚へのストレス軽減が可能
常に一定環境で受精から
胚盤胞まで培養できる
胚盤胞への発育が期待できます。
3、胚の発育を動画のように確認できる
前核期
2分割期
4分割期
8分割期
桑実胚
初期胚盤胞
胚盤胞
拡張胚盤胞
胚の発育の様子を時間を追って確認することができ、また時間を遡って確認することもできる。
4、胚の評価、移植の胚の選択と優先順位がよりわかりやすく的確になった
OK!
通常は2分割へ。細胞数は増加
発育能力が低い？
ダイレクト分割：いきなり3分割へ
発育能力が低い？
リバース分割：分割した胚が
融合してしまう
従来型のインキュベーターでは、観察が難しかった胚の発育過程が見られるようになり、より評価が的確になった。

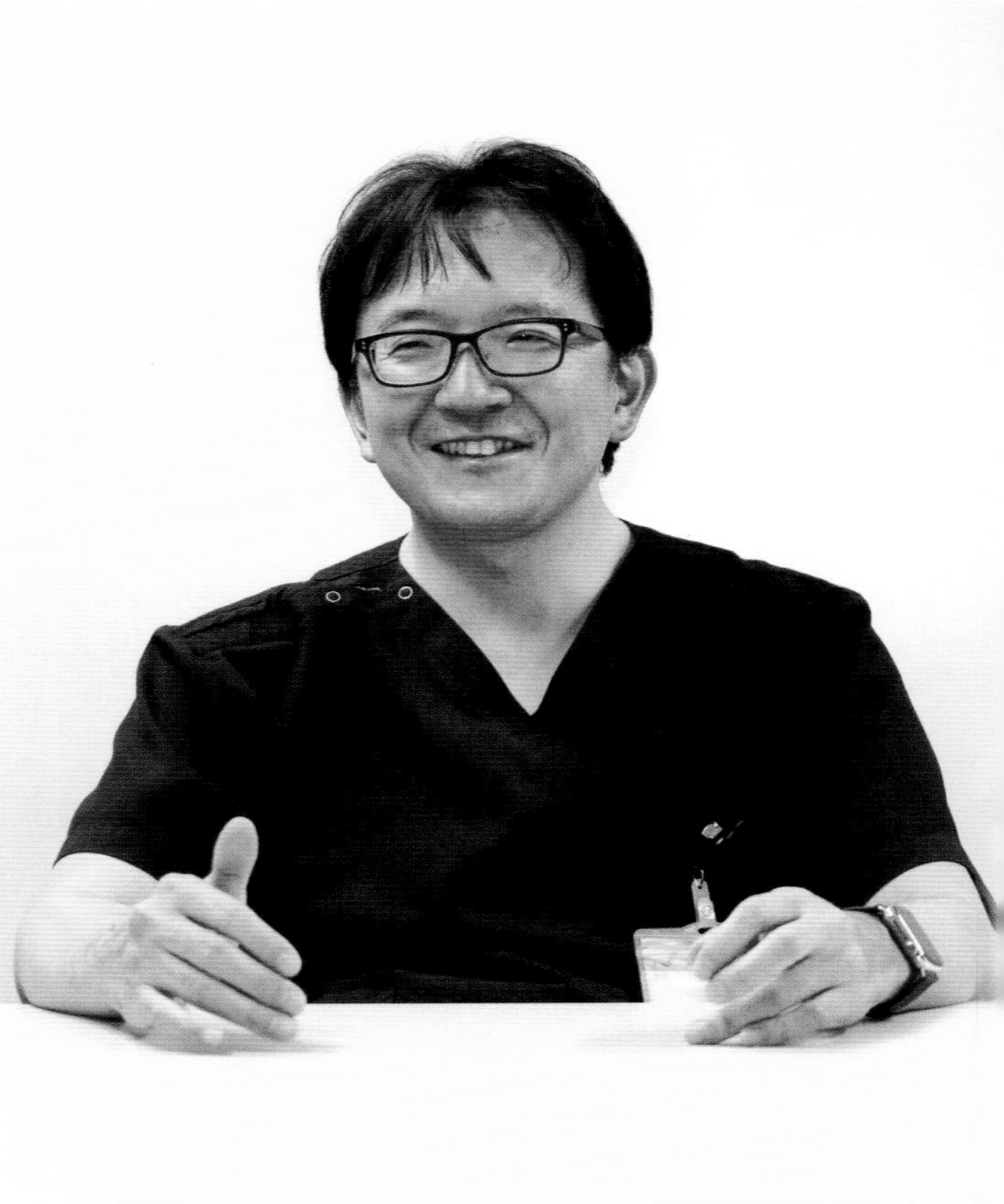

ることは大変有用です。

　これまで胚発育の点と点を結ぶのは予測でしかありませんでしたが、動画のように確認できることで、私たち医療者にとっても、また患者さんへ胚発育の様子を伝える際にも納得のいく説明ができるようになりました。

4、胚の評価、移植の胚の選択と優先順位がよりわかりやすく的確になった

　胚は通常、受精すると卵子由来、精子由来、それぞれの前核が見られるようになります。その2つの前核が融合して、次は2細胞へ分割します。

　しかし、なかには、いきなり前核が3つに分割するダイレクト分割や、一度分割した細胞がまた融合する、リバース分割などの問題が見られる場合があります。このような胚は、胚盤胞に至る前の段階で発育が停止してしまう可能性が高いことが知られているため、初期胚での移植は見送り、そのまま培養を続け、胚盤胞まで発育できたことが確認できた場合に移植胚として検討しています。ただ、複数の凍結胚があった場合には優先順位は下がります。このようにどこまで胚を培養するかの評価にも役立っています。

　また評価といえば、初期胚のグレードはVeek分類で、胚盤胞はGardner分類で行うことが一般的ですが、私たちのクリニックでは、Gardner分類に加え、年齢や発育スピード（凍結基準に定めた大きさに達するまでの時間）などを加味したオリジナルの評価方法を用いています。

　たとえば、Gardner分類では、胞胚腔の広がり（胚盤胞内部に見られる細胞のない部分の成長の具合）や内部細胞塊（ICM：将来赤ちゃんになる細胞）と栄養外胚葉（TE：将来胎盤になる細胞）が密か粗いかで、胚盤胞を段階評価します。3BCだったら、胞胚腔が胚全体に広がっていて、ICMの細胞が少なく、TEは非常に少ないという評価になります。

　しかし、同じ3BCという評価の胚でも、30歳と40歳では妊娠率が同じではありません。また、凍結基準と定めた大きさに到達するまで順調に発育してきた胚と、時間がかかった胚でも同じ妊娠率とはなりません。そのため、オリジナル評価方法に加えてタイムラプスインキュベーターにあるAIスコアリングシステムも参考にしています。

　ただ、私たちの評価とAIの評価と違うこともあるため、慎重に検討しています。現在のAI支援による胚評価は、ベテランの培養士による胚評価と比べても遜色ない予測性に達していますが、この両者間で複数の移植可能胚に対しての優先順位付けが一致しないこともあります。どちらがより良いのかはまだわかりませんが、私たちの評価方法は、年間約2万の採卵周期と1万4千の胚移植周期を行っている実績から築いたものです。

　評価に違いが生じた場合は、私たちのオリジナルを主軸にしながら、AIスコアリングを参考にしています。

　これについては、私たちが得ている膨大な胚のデータとともに更なる検討、研究が必要だと考えています。

　また、この評価とPGT-Aの結果との相関についても、折を見て報告していきたいと考えています。

タイムラプスインキュベーターによって妊娠率などに変化はありましたか。

　私たちのクリニックでは、胚盤胞発生率、妊娠率が向上しました。これは、タイムラプスインキュベーターで胚培養をするようになって、胚発育の平均成功率が上がったことが成績につながっているのだと考えています。

　ただし、どなたでも、何歳でも、ということではありません。多くの人がご存知のように、卵子の質の低下は胚発育に影響しますので、タイムラプスインキュベーターで培養したからといって、年齢の高いカップルの胚の胚盤胞発生率や妊娠率が常に向上するわけではありません。なぜなら、胚発育に関することは、胚培養の方法もさることながら、そもそもの卵子や精子の質、培養液の選択なども大きく関係しているからです。

　また、先ほどもお話したように胚の観察がより詳細になり、移植胚の選択や優先順位をつけやすくなったことも成績の向上につながっていると考えています。つまり、妊娠に結びつきやすい胚、可能性の高い胚を選ぶことが、タイムラプスインキュベーターによってできるようになってきたといえます。

　ただ、優先順位の低い胚は移植しないわけではないので、胚のクオリティも含め、今後も検証を重ねていきます。

ほかにもタイムラプスインキュベーターで培養するメリットはありますか。

タイムラプスインキュベーターを使った胚培養は先進医療として扱われるため、利用にあたって患者さんの同意が必要ですが、ここまでお話したような胚培養の成績がより安定する効果を考慮して、当院では全治療周期についてタイムラプスインキュベーターで培養する方針を取っています。インキュベーターから胚を出し入れしないことで、胚へのリスクはかなり低くなり、より胚に対してきめ細やかな対応ができています。胚培養士には、検卵、精子調整、媒精、胚の凍結と融解、移植など多くの仕事があります。そのため、胚の培養と観察・撮影作業が大幅に自動化できるタイムラプスインキュベーターの導入は、培養室全体にとって大きなメリットがあると言えます。

私たちのクリニックでは、全体の症例数が多い一方で、基本的には自然周期法を採用しているので1カップルごとに培養する胚の数も多くはありません。そこで、1つのインキュベーターで多くの症例数を培養できる機種（銀色が目印のFlexという機種）を導入しています。また、オリジナルアプリを患者さんに利用してもらい、受精確認から胚の発育状態を画像で見ていただくことができ、大変好評を得ています。

今後も、一人ひとりの患者さんのために更なる努力をしてまいります。

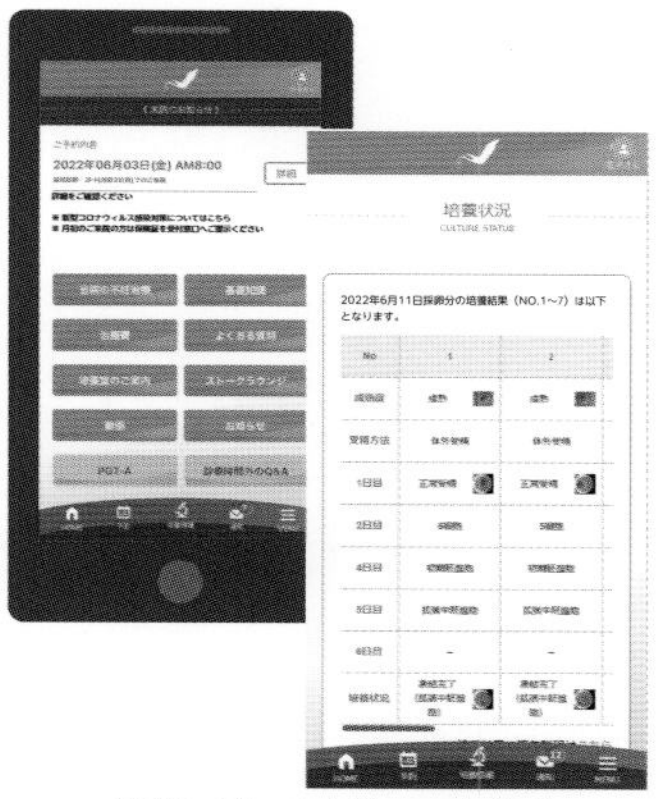

加藤レディスクリニック公式
KLC アプリ

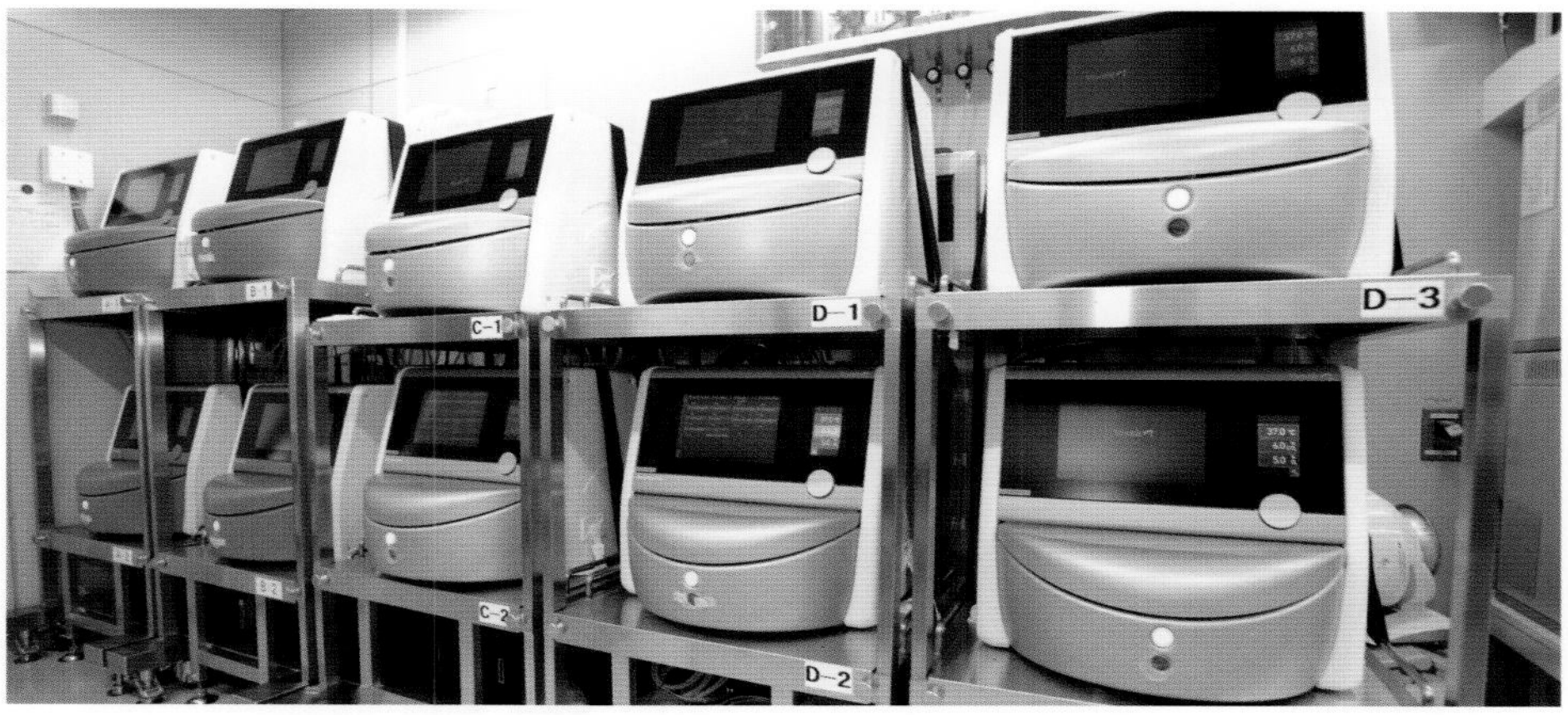

タイムラプスインキュベーターの中は、丸い円盤状になっていてディッシュはカットされたバームクーヘンのように乗っています。銀色のタイプには24個のディッシュが入り、1個のディッシュの中には6個の胚を培養することができます。青いタイプは、15個のディッシュが入り、1個のディッシュで16個の胚を培養することができます。いずれも1個のディッシュに1カップルずつ用います。
インキュベーターに内蔵されたカメラは固定され、ディッシュの置かれた円盤が6分ごと回転して胚を撮影しています。
タイムラプスインキュベーターは、不具合が起こらないように定期的にメンテナンスを行っています。

体外受精・不妊治療専門
加藤レディスクリニック
KATO LADIES CLINIC

加藤レディスクリニック

東京都新宿区西新宿 7-20-3
ウエストゲート新宿ビル
TEL：03-3366-3777
https://www.towako-kato.com/

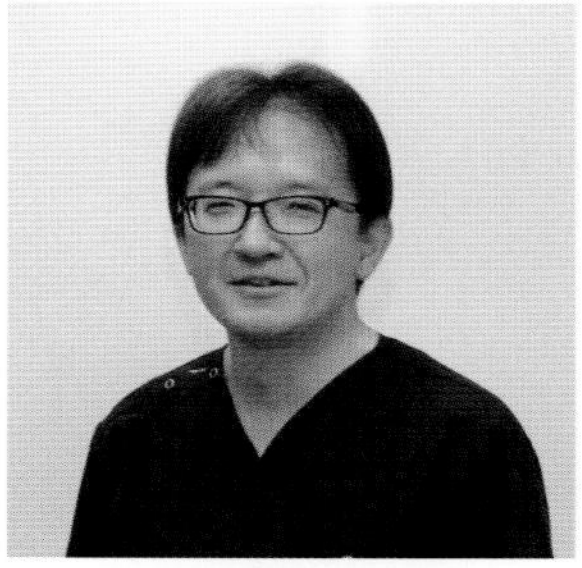

加藤 恵一 先生

資 格
- 日本専門医機構 認定産婦人科専門医
- 日本生殖医学会 認定生殖医療専門医
- 日本人類遺伝学会 認定臨床遺伝専門医
- 日本受精着床学会 理事
- 日本 A-PART 副理事長

2000 年　金沢大学医学部卒業
　　　　　金沢大学医学部産科婦人科学教室入局
2001 年　国立金沢病院勤務
2002 年　国立病院東京災害医療センター勤務
2005 年　New Hope Fertility Center 勤務
2007 年　加藤レディスクリニック勤務
2011 年　加藤レディスクリニック診療部長
2013 年　加藤レディスクリニック院長に就任

タイムラプスシステムについて、左記にある QR コードから詳しい情報を読むことができます。

胚を受け入れる子宮の問題は？

胚のグレードが良くても、なかなか妊娠が難しく、胚移植を繰り返し行うこともあります。そこで、胚を受け入れる子宮に問題がないかを検査をするよう提案することもあります。その検査として、着床の窓を調べる ERA 検査、ラクトバチルスなどの子宮内の細菌環境、その量や割合を調べる EMMA 検査、感染性慢性子宮内膜炎の原因菌を調べる ALICE 検査があり、これらを TRIO 検査といいます。
検査することで妊娠に結びつくカップルもいますが、着床に関することは、まだよくわかっていないことも多いため TRIO 検査については、PGT-A の評価も合わせて臨床研究を進める必要があると考えています。その辺りをよく検討をしながら患者さんにご提案しています。

ERA
あなたの着床の窓を調べます。

EMMA
あなたの子宮内膜の細菌の種類と量を調べます。

ALICE
慢性子宮内膜炎を起こす細菌を調べます。

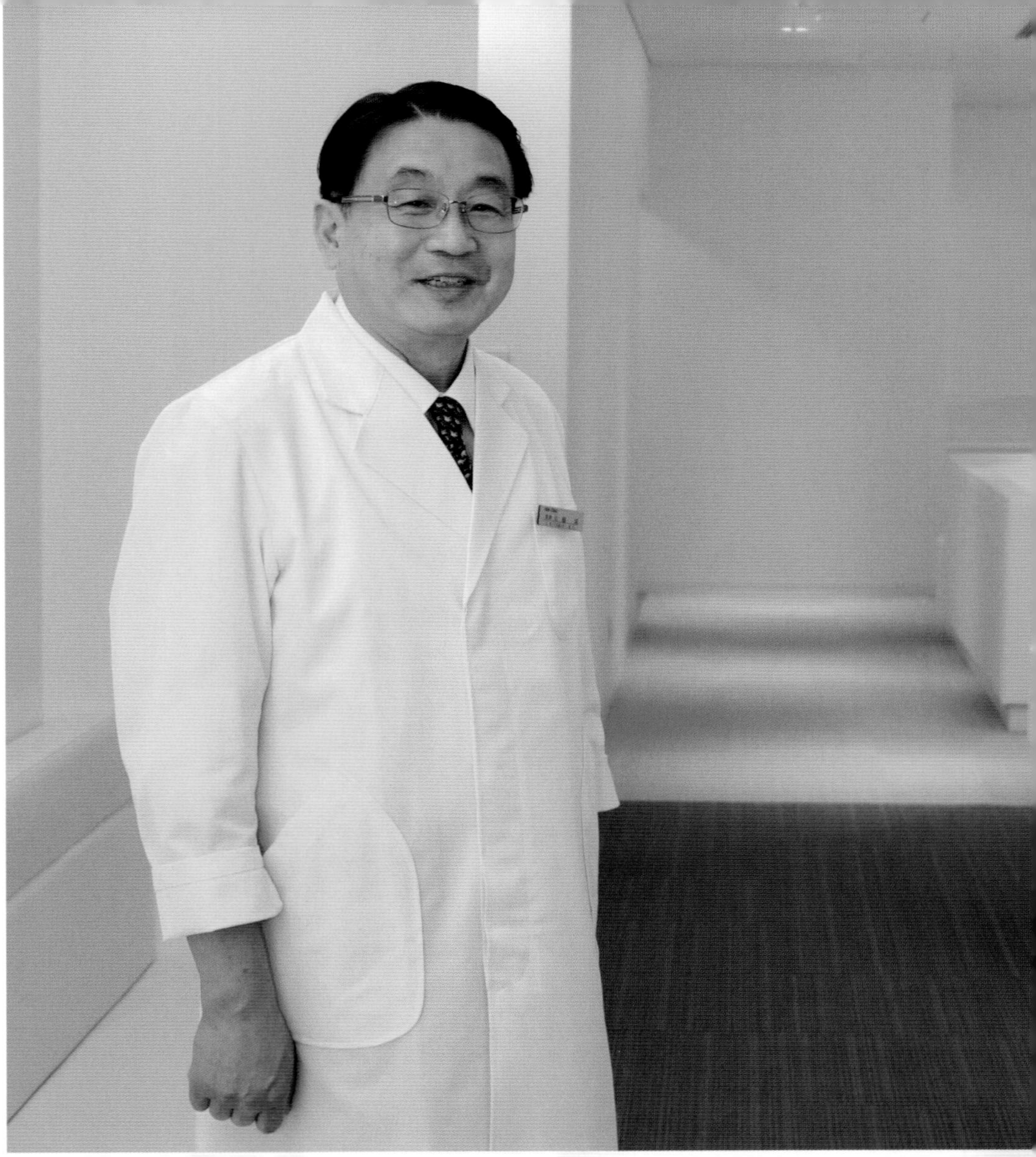

オーク梅田レディースクリニック

北脇 城 先生

Oak Umeda Ladies Clinic

Dr.KITAWAKI JO

先進医療ってなに？

まずは、基本的な知識と情報を持つことが大事！

２０２２年に不妊治療の保険診療がスタートしたと同時に、体外受精治療に関わる先進医療も承認、認定されました。そして、保険診療スタートから1年が経過した今では13項目の先進医療が承認されています。

承認された先進医療には、それぞれに適応があり、また先進医療として行っている治療施設もあれば、行っていない治療施設もあります。

では、この先進医療とは、そもそもどのような医療技術なのでしょう。また、体外受精を受けるカップルが、多くの先進医療の中から、どのように選択していけば良いのでしょう。

そこで今回は、オーク梅田レディースクリニックの北脇城先生を訪ね、お話をお聞きしました。

自分たちに合った先進医療を選択するためにすること

先進医療は、保険が適用される治療ではありませんが、ある一定の効果があるとされる医療技術です。

現在、先進医療として承認されているのは13項目で、このうち11項目が多くの治療施設で受けることができ、2項目については実施する治療施設が限定され、臨床研究として実施し、さらに効果を評価している医療技術です。

この中から、自分たちに合った先進医療を選択するためには、まずは基本的な知識と情報を持つことが大事です。

その基本的なこととは、

1、体外受精治療をよく知ること

2、自分たちの状況をよく知ること

この2つに加えて

3、先進医療に関する情報を得ることが必要です。

1、体外受精治療をよく知ること

体外受精がどのようなカップルに適していて、どのような治療法なのかをよく知ることが大切です。

適応になるのは、卵管に閉塞や狭窄があったり、精子の数や運動率に問題があったり、タイミング療法や人工授精で妊娠が叶わなかったり、原因がよくわからないなどになります。

治療法については、多くの人がご存知かと思いますが、排卵誘発をして、採卵を行い、体外で卵子と精子を出会わせて、受精した胚を発育させて子宮へ戻し、妊娠を目指します。

2、自分たちの状況をよく知ること

自分たちカップルのどこに問題があって体外受精が適応になったのかをよく知ることが大切です。

体外受精によって、その問題となっていることを助けてあげれば妊娠は叶うと考えられるのですが、実は妊娠のメカニズムはとても複雑です。わかっている原因だけではなく、卵子や精子、胚の質の問題、子宮の問題など多岐に渡ります。

そのため体外受精を受けて、1回の治療周期で妊娠できるカップルもいれば、できないカップルもいます。

妊娠ができなかった場合、どこに問題があって妊娠が叶わなかったのか、治療過程のどこまでは順調だったのかを振り返って検討し、次の治療周期に活かすことが大切です。

3、先進医療に関する情報を得ること

先進医療は、保険診療で行うことのできる検査や治療にプラスして受けることができます。

標準治療として提供するには、現時点ではエビデンスが足りない、また各治療施設ごとで方法に違いや技術差がある医療技術については、厚生労働省・先進医療会議にて先進医療として承認されています。

先進医療の項目ごと、適応があるので、その適応に沿って医師から案内があり、患者さんが希望すれば医療技術が提供されます（下記表を参照）。

そもそも、先進医療とは何かを知っておきましょう

どこでも同じ先進医療が受けられる？

現在、先進医療として承認されている13項目のうち、11項目は先進医療Aとして承認され、2項目は先進医療Bとして承認されています。

先進医療は、産婦人科専門医、なおかつ生殖医療専門医が常勤している治療施設が、先進医療項目の中から選択して厚生労働省へ申請し、認定を受けた治療施設で保険診療と併用して実施することができます。

また、治療施設ごと、診療方針や治療法についてさまざまな考え方がありますので、実施している先進医療技術も、その費用にも違いがあります。

オーク会で受けることができる先進医療

一般名	先進医療技術名	適応症状	費　用
IMSI	強拡大顕微鏡を用いた形態学的精子選択術	卵管性不妊、男性不妊、機能性不妊または一般不妊治療が無効だったカップル	48,500円
PICSI	ヒアルロン酸を用いた生理学的精子選択術	卵管性不妊、男性不妊、機能性不妊または一般不妊治療が無効だったカップルで、これまで反復して着床または妊娠に至っていないカップル	27,500円
タイムラプス	タイムラプス撮像法による受精卵・胚培養	卵管性不妊、男性不妊、機能性不妊または一般不妊治療が無効だったカップル	29,500円
EMMA/ALICE	子宮内細菌叢検査1	慢性子宮内膜炎が疑われるカップル	59,850円
子宮内フローラ検査	子宮内細菌叢検査2	慢性子宮内膜炎が疑われる、または難治性細菌性腟症のカップル	42,860円
ERA	子宮内膜受容能検査	これまで反復して着床または妊娠に至っていないカップル	123,880円
SEET法	子宮内膜刺激術	卵管性不妊、男性不妊、機能性不妊または一般不妊治療が無効だったカップル	48,300円
二段階胚移植法	二段階胚移植術	これまで反復して着床または妊娠に至っていないカップルで子宮内膜刺激術を受けたカップル	新鮮胚…50,000円 融解胚…70,000円 移植の二段階目は保険
子宮内膜スクラッチ	子宮内膜擦過術	これまで反復して着床または妊娠に至っていないカップル	17,540円

2023年4月現在：変更がある場合もありますので、詳細はオーク会にお尋ねください。

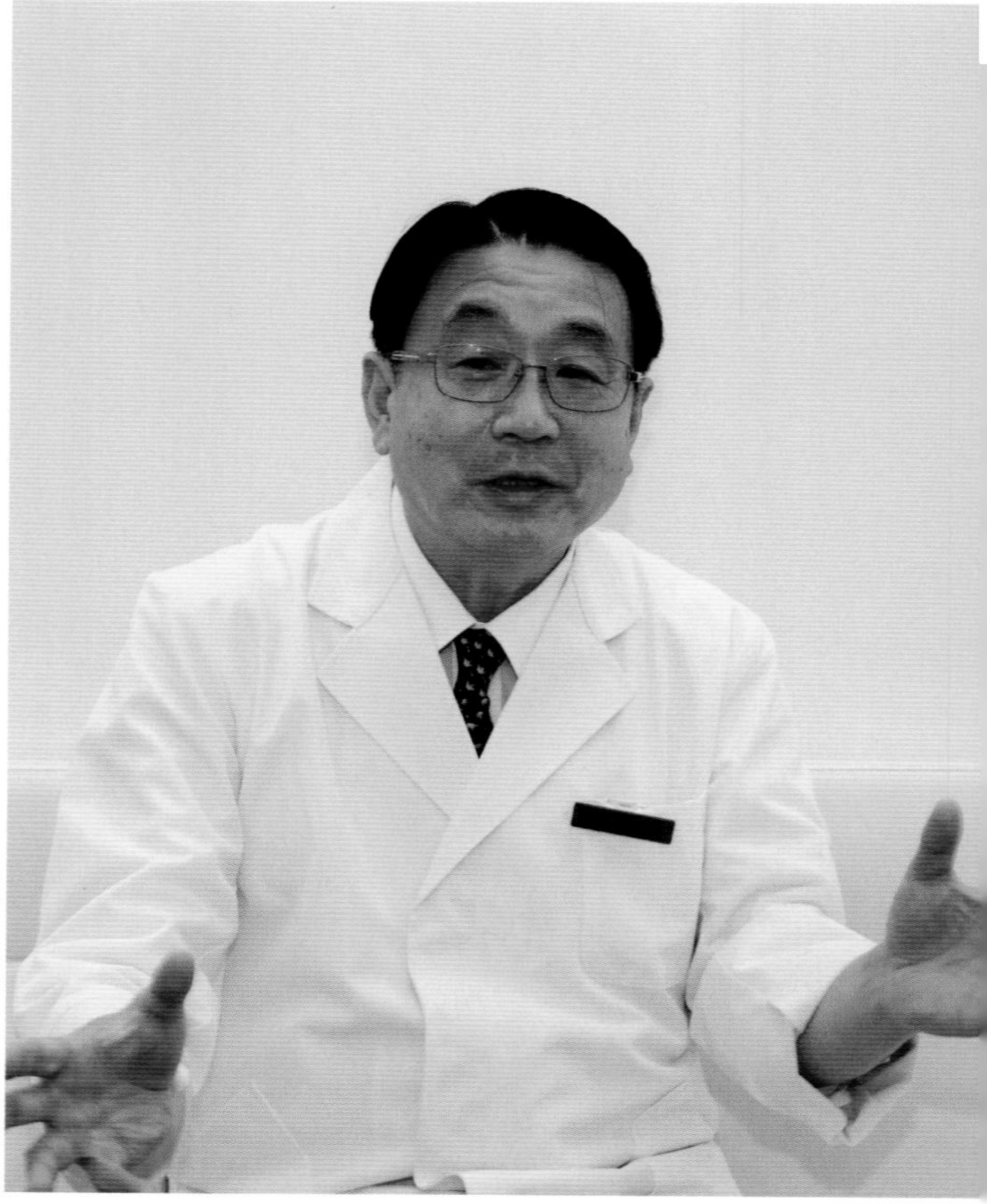

先進医療にかかる医療費は?

先進医療には保険が適用されないため、費用は全額自己負担となりますが、保険診療と併用して受けることができるため、保険が適用される医療費については3割負担、先進医療については10割負担となります。

先進医療のAとBとは?

先進医療は、将来、保険適用になる可能性がありますが、他の診療科同様、先進医療ではなくなる可能性もあります。

先進医療にはAとBがあり、先進医療Aは適応範囲内の医薬品を用いた医療技術で、先進医療Bは適応範囲外の薬を使っていたり、治療の有効性と安全性を評価するために更なる臨床研究を行う必要がある医療技術です。

そのため、先進医療Bについては実施できる治療施設が限定されていて、体外受精に関わる先進医療ではタクロリムス投与療法とPGT-Aの2つがあります。

先進医療Bになっている医療技術について

タクロリムス投与療法は、免疫性の反復着床不全が疑われる症例に対して免疫抑制剤であるタクロリムスを胚移植前から用いて、母体が胚を異物として攻撃してしまわないようにする治療法です。このタクロリムスという薬は、もともと臓器移植の際に移植した臓器が受け入れられるように免疫を抑制するためによく用いられています。しかし、胚移植については適用範囲外なので、その効果を確認するために臨床研究が行われています。

そして、PGT-Aは、胚の染色体数を調べる検査です。胚盤胞の栄養外胚葉（将来胎盤になる細胞）の4～5細胞を採取して染色体の数を調べ、染色体の数に問題のなかった胚を移植することで、移植あたりの妊娠率の向上と流産率の低下が期待できます。年齢を重ねると、染色体の数に問題のある卵子になる確率が上がり、これが妊娠を難しくさせたり、流産を起こす要因になったりします。

これら先進医療Bは、将来、先進医療Aとなって、多くの治療施設で行えるようになる場合もありますし、効果が認められて保険診療になる可能性もあります。これは、現在先進医療として行っている臨床研究を積み重ね、その評価によって決まります。

先進医療Bを受けたい場合は

タクロリムス投与療法とPGT-Aは、現段階（2023年6月）では限定された治療施設で、先進医療として保険診療と併用して受けることができます。

では、その他の施設では受けることができないか? といえば、そうではありません。実際、オーク会でもタクロリムス投与療法も、PGT-Aも行っていますので適応があり、希望すれば受けることができます。

しかし、先進医療Bを行う治療施設の中には入っていないので、治療や検査を受けたい場合には自由診療になります。日本では、保険診療と自由診療を同一周期に行う混合診療は認められていないため、これら治療や検査を受けたい場合には、自由診療で受けていただくことになります。

どのようにして先進医療を選択するか

先進医療の中には、初めての体外受精治療周期から選択できるIMSIやタイムラプスがあります。

IMSIは、顕微授精が適応するカップルになりますが、精子を通常よりも倍率の高い顕微鏡で観察して、頭部に空胞がなく、DNAに傷がないと考えられる精子を選ぶ技術です。タイムラプスは、受精から胚盤胞までインキュベーターから出すことなく観察し、胚培養ができるインキュベーターです。

また、なかなか胚移植に辿りつかない、胚盤胞まで育たないカップルや、胚移植はできるものの胚盤胞のグレードが低く反復して着床しない、妊娠が成立しないというカップルの場合は、いかにいい精子を選択するかも大切になってきます。

PICSIは、通常のスイムアップ法などで選別後、さらにヒアルロン酸を用いて精子を選別して、顕微授精を行う技術です。ヒアルロン酸を用いることでDNAに傷の少ない精子を選ぶことが期待できます。PICSIによって、これまで胚盤胞にならなかったカップルや胚盤胞のグレードの低かったカップルが妊娠し、赤ちゃんが授かるケースもあります。

そして、胚のグレードもそれほど悪くない、良好な胚を移植しているのに、反復して着床しなかった、妊娠成立しなかった場合に、次はどうしたら良いのかと悩むカップルも多いのではないかと思います。これについては、胚を受け入れる子宮に問題はないかを調べる検査と、移植方法に大別できます。

医師は、これまでの胚移植とその結果から、何が必要か、先進医療も含めて、次の治療周期を検討し、ご案内します。

患者さまからは、「その先進医療を受けたら、妊娠できるんですか?」とよく聞かれます。ただ、正直、それはわかりません。しかし、これまで行った治療では着床しなかった、または妊娠が成立しなかったわけですから、同じ治療を繰り返しても難しいかもしれません。

ただし、初めにお話したように、妊娠のメカニズムは大変複雑で、またカップルごとに、その状況には違いがあります。そのため、個々のカップルに合った方法は何かを探り出すことが重要です。

また、保険診療と併用して受けることができるといっても、先進医療にかかる費用は高額ですので経済的な負担もよく考えて受けていただきたいと思います。

先進医療として受けるか 自由診療として受けるか

先進医療は、エビデンスが不足しているとされていますが、保険診療が始まる前にも適応に沿って行われてきた医療技術です。保険診療がスタートしたことで、先進医療として行われるようになったわけですが、保険診療と併用するためには適応を守らなければなりません。

体外受精の回数制限は、年齢で区分されています。反復して着床しない、妊娠が成立しないという適応がある先進医療を受けるためには2回以上の胚移植の結果から検討されるため、厳しいのは40歳以上43歳未満の患者さまたちです。移植回数が3回という制限があるので、最後の1回の胚移植のためにできることは何かをよく検討しなくてはなりません。

先進医療を取り入れることも大切ですが、凍結胚がある場合は、そのクオリティも大切な要素です。

妊娠するか、妊娠が継続するか、その主な理由として年齢要因があげられます。女性の年齢が上がれば上がるほど、卵子の質の低下は顕著になり、それが胚の質へとつながります。ですが、妊娠に結びつく卵子がないとは限りません。

子宮環境に関連した反復して着床しないなどの適応のある先進医療については、この胚の質に問題がないことが前提になります。

しかし、胚の質について検査することは簡単ではありません。そのため、私たち医師は、これまでの治療経過や結果を検討し、先進医療を含めた治療方法を案内しています。

まずは、先進医療とは何か、またどのような医療技術が認定され、どのような適応、効果があると考えられているのかなどの基本的なことから情報を得ることが大切です。保険診療だから、どこの治療施設に行っても同じなんでしょう? お任せていいでしょう? ではなく、自分たちに必要かどうか理解するために、まずは基礎的な知識を持つことから始めましょう。

お肌がキレイ…♡

北脇先生のお肌がすごくキレイです。年齢を考えたら、そのきめの細かさ、ハリツヤとシミのなさは羨ましい限りです。
そのキレイの秘訣は、
サプリメントだそうです！
「マルチビタミンと亜鉛」、それが秘訣の1つ。きっと、まだまだ秘訣がありそうです。
ゾウさん柄のネクタイも、若さの秘訣かな…と思いながら、取材を終えました。

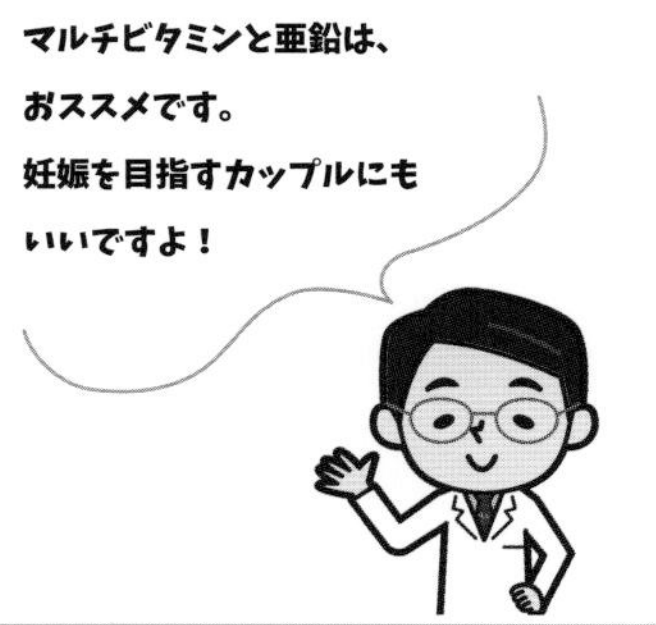
マルチビタミンと亜鉛は、
おススメです。
妊娠を目指すカップルにも
いいですよ！

Oak Clinic
Umeda

オーク梅田
レディースクリニック
大阪府大阪市北区梅田２丁目５－２５
ハービス PLAZA ３階
TEL : 0120-009-345
https://www.oakclinic-group.com

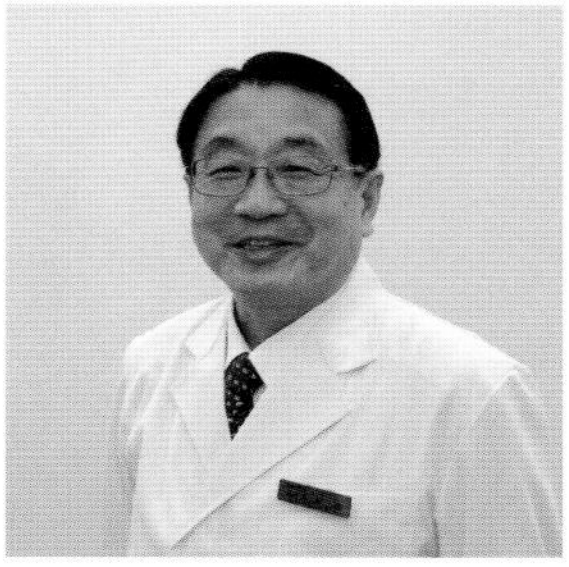

北脇　城 先生

資格
医学博士
日本専門医機構 認定産婦人科専門医
日本生殖医学会 認定生殖医療専門医

役職
日本生殖医学会監事
日本女性医学学会監事

経歴
京都府立医科大学卒業
同大学教授、附属病院長を経て、名誉教授
2022 年よりオーク会勤務

姉妹クリニック

Oak Clinic
Sumiyoshi

● オーク住吉産婦人科
大阪市西成区

Oak Clinic
Ginza

● オーク銀座レディースクリニック
東京都中央区

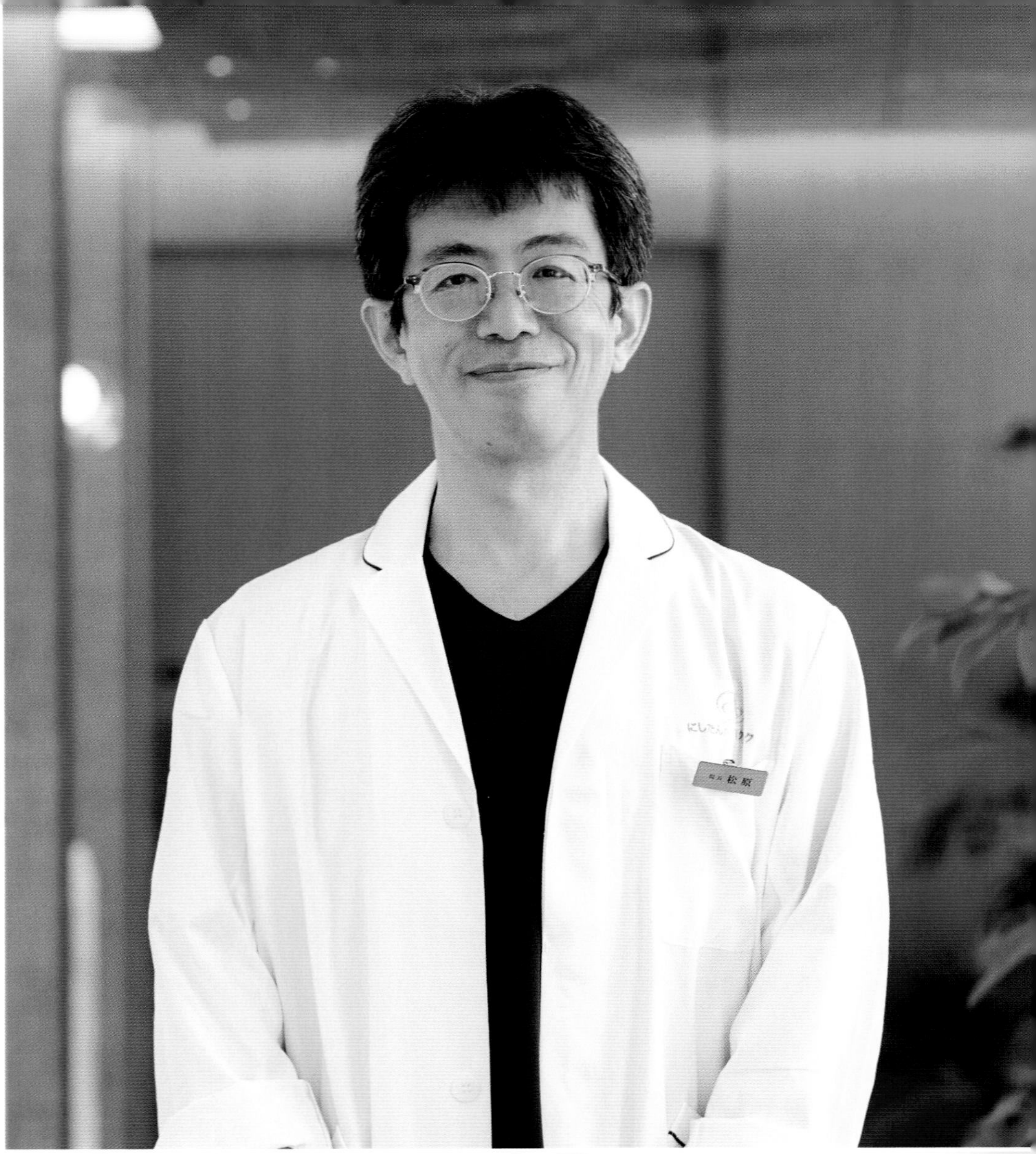

にしたんARTクリニック 新宿院

松原 直樹 先生

働いているおふたりでも通いやすい

22時まで診療・駅直結で一人ひとりに寄り添った治療をご提案します！

Nishitan ART Clinic Shinjuku Dr.MATSUBARA NAOKI

2023年4月、生殖医療の分野でにしたんARTクリニックが大きく動き始めました。目指すことはもちろん、お子様を希望して治療に訪れるご夫婦・カップルに、不妊治療を通して、その希望を叶えることです。

具体的にはどのような診療方針で、患者さんに向きあい、さらに今後にむけ、どのような展開をしていくのでしょう?

患者さま一人ひとりに合った治療をご提案

私たちの理念には、「不妊に悩むおふたりに寄り添い、一人ひとりに合った治療をご提案する」とあります。

お子様を願う患者さまを前に、とくに年齢的な因子を含め、不安や心配を伴う不妊治療において、これは医療者として共通の

不妊の原因はそれぞれ。1人ひとりに合った不妊治療を進めましょう。

- ブライダルチェック・検査
- カウンセリング
- タイミング療法
- 人工授精
- 体外受精
- 顕微授精
- 保険診療
- 自由診療
- その他の診療

方針かと思います。

私たちは、不妊治療を始める患者さまへの理解を徹底するために、医師をはじめ全スタッフが連携を深めています。

不妊治療は数回の治療を要することがあったり、体は健康であっても妊娠に至らないことから、心の葛藤を抱えながら、色々な想いで通院される方を多く見受けます。

保険診療化により患者さまが増えていますが、不安や悩みは尽きません。私たちは医療者からの一方的な方針ではなく、一人ひとりに合った治療を提案することを目標に掲げ、それぞれの結果においても十分にご納得のいく治療をご案内しております。

どのような患者さまが多いですか？

保険診療で一般不妊治療、体外受精を受けられる方や、晩婚化に伴い保険対象外で体外受精を受ける方も比較的多くいらっしゃいます。年齢的には、20代から40代の方まで様々です。

また、最近目立って増えているのが、男性が受診するケースです。

奥様が検査を終えられ、自分にも原因があるのではないかと精液検査を希望されて来られる方です。

精液検査では問題のない方も多いのですが、中には結果があまりよくない方もいらして、当院では対応が難しいと判断された時には男性不妊専門クリニックをご案内することもあります。

保険診療が始まったことで、お互いが治療を始める前に自分の体を調べる意識が高まってきたと思います。

診療時間を心強く思われる方も多く、会社帰り、海外からの帰国や出張の合間にという方などが遅い時間帯にいらっしゃることがあります。また、他院での診療時間が合わないなどの理由で転院されて来る患者さまもいらっしゃいます。

患者さまへの説明時間は十分にかけています

「どうすれば妊娠できるのか」「何から始めたらよいのか」ご相談に来られる方も増えています。

そのような方に、私たちは治療の説明と合わせ、十分な時間をかけて妊娠の仕組みなどを説明しています。すると納得して治療を受けていただくことができます。中には、今までの先生は5分で診療が終わっていたのに、こんなに時間をかけて話していただいたのは初めてです、と喜ばれる方もいらっしゃいます。

その意味では、私も診察中の言葉遣い一つひとつが患者さまの気持ちを左右するものだと気をつけていますし、これにはホスピタリティーの高いスタッフが集まっていることと当院が行っている医療接遇研修などが大変役立っています。

妊娠、出産に対するそれぞれの考え方をまとめ、おふたりで早めに取り組むことが大切です。

転居先でも治療可能に

平日 22 時まで 診療

駅直結通院

クリニックの特徴

「完全患者様目線」に立った独自の取り組みを実現

クリニックの概念にとらわれず、各院ラグジュアリーな落ち着いた癒しの空間で皆様をお迎えしています。

こだわりは、患者さまにとって通いやすい立地条件。つまり駅近。そして夜遅くまで診療していれば通院できる！という働く方の希望にも沿って、22 時まで診療しています。

新宿院では土・日・祝日も診療を行っております。

また、院内にはFree Wi-Fi完備、ワークスペースを用意して時間を有効にご利用頂ける環境を整備しております。

二人目不妊の患者さまのために、品川院ではキッズルームを完備しております。

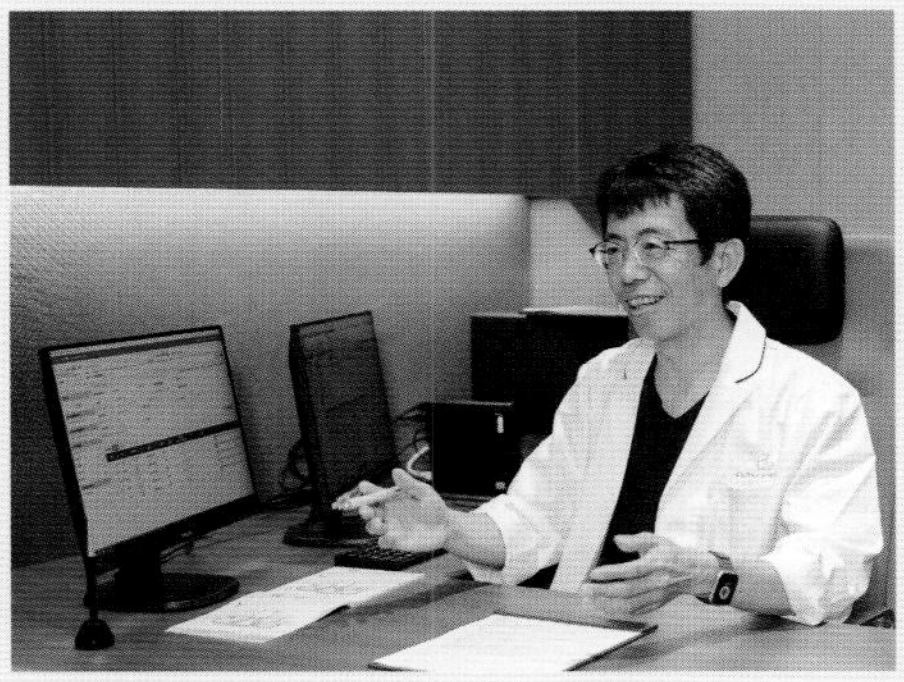

患者さまの心に寄り添った診療を

カウンセリング、問診、検査から患者さまごとに治療スケジュールをたて、最短で最善の治療を施します。

そのためには、患者さまに寄り添い、理解し合うことが必要で、説明時間を多めに取るようにしています。

【 当院の治療の流れ】

カウンセリング　無料
▼
初診
▼
治療計画はおふたりご一緒に

培養室の見える化

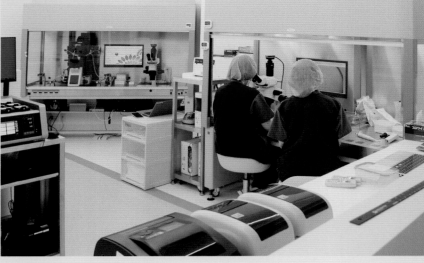

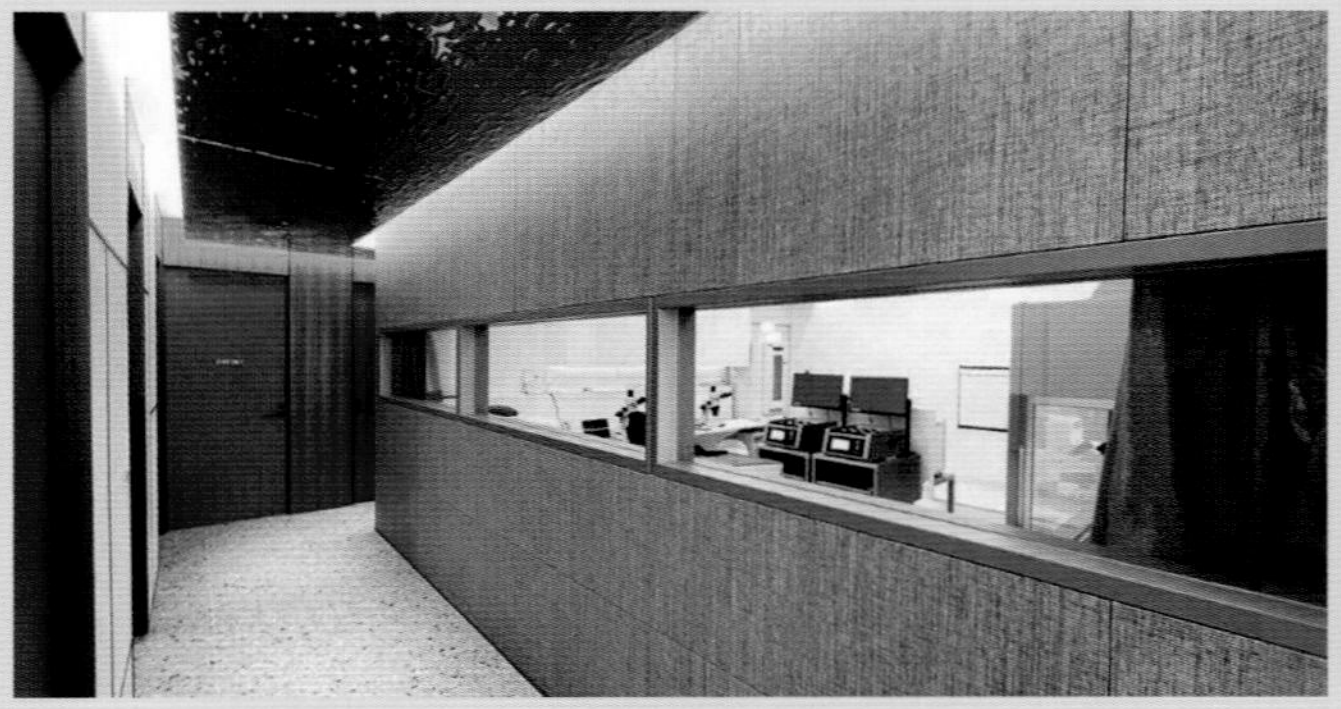

●ここでは、経験豊富な胚培養士が患者さまの大切な卵子と精子を預かり成長を見守り管理しています。当院の培養室はガラス窓越しに見学ができるよう設計され、患者さまの満足を得ています。最近の需要として受精前の卵子の凍結保存も増えています。

タイムラプスインキュベーター

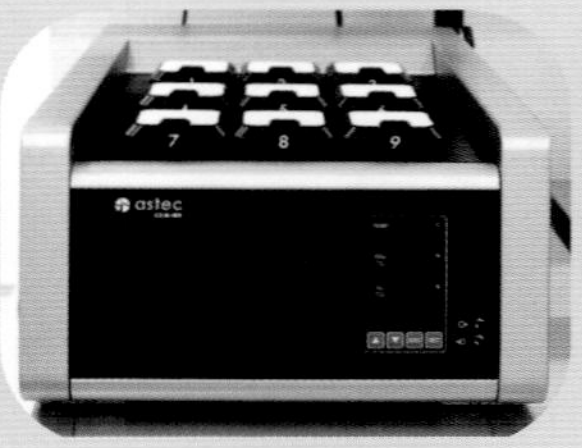

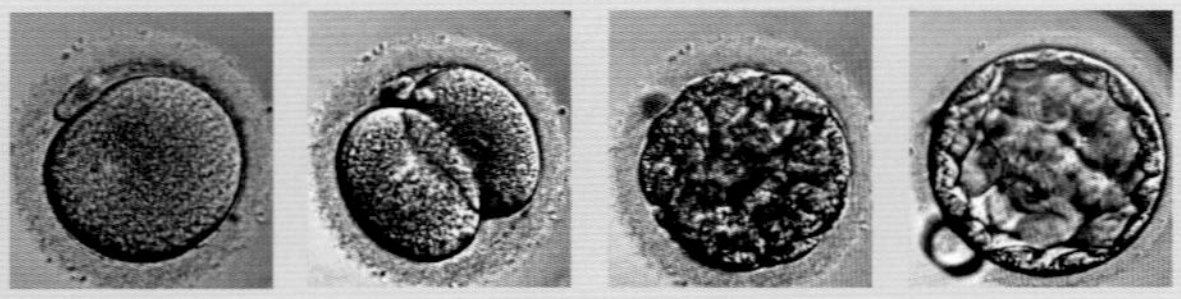

タイムラプスインキュベーターで見守る胚の成長

左から、受精直後、初期胚、桑実胚、胚盤胞。

凍結保存

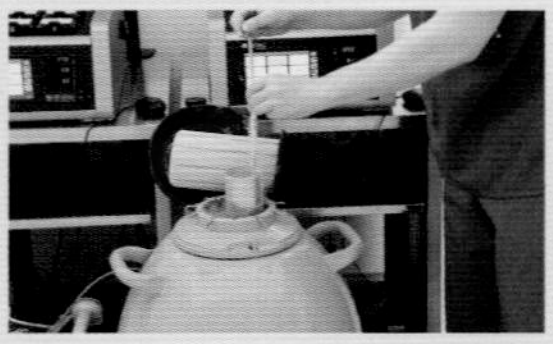

凍結保存は、体外受精実施施設にとって必要不可欠な技術です。

体外受精では、受精卵を凍結して保存し、患者さまの子宮の状態が整った周期に融解胚移植をします。また二人目に備えた胚保存や将来に向けての卵子凍結にも凍結技術が活躍しています。

見学会、そして治療の始まり

不妊治療の患者さまは、不安や心配を抱えた方が多く、初めて来られる方の中には不妊治療施設そのものがどんなところかわからない方もいらっしゃいます。

私たちのクリニックでは、丁寧な説明やカウンセリングの他に、見学会を設けています。クリニックの様子がわかることでの安心感や、クリーンな培養室が見学できることで信頼感も生まれ、院内見学後は皆さん表情も和らいでいます。

窓越しに見学できる培養室 胚培養士も直接、患者さまに卵(胚)の説明をします

培養部門は、生殖補助医療の要となる部分ですが、一般的には培養室は患者さまから見えない構造になっており、患者さまにとっては距離を感じることも多いようです。そのため、当院では培養室の様子を見学できるよう設計し、患者さまから預かった大切な卵がどのような部屋や機材を用いて管理されているかをお見せしています。

体外受精を受ける際に胚培養士からも卵や胚について説明する機会があります。直接、胚培養士から卵(胚)に関する話をすることで患者さまにも安心感が生まれると思います。そして、治療の信頼関係を高めますので、スタッフにも責任感が芽生えます。

タイムラプスインキュベーターはじめ、先端機器や技術の導入をしていますが、それらを最大限に活かせるのもまずはスタッフ力と考え、ソフト面でスタッフの向上心や教育を欠かさないように努めているのも当院の特徴です。

チーム医療・スタッフのコミュニケーション力

患者さまに対応するスタッフは、医師を筆頭に、看護師、胚培養士、受付、カウンセラーがいます。医療ではよくチームワークの大切さが問われますが、質の高い医療を提供するには各部門との連携は欠かせません。

連携で大切なことは、専門職それぞれが自身の役割を認識し、専門性を活かして他の部門のスタッフと同じ目標にむかって、多角的に患者さまのケアをすることです。

その上で、当院では患者さまの身体的・精神的な情報を共有し、それぞれの専門的な見地から意見を出し合い連携を図ることで、一人ひとりの患者さまの状況に応じた、きめ細かい良質な医療をご提供しております。

将来に向けての目標は大きく、にしたんARTクリニックの誇り高き一員として、各スタッフが日々研鑽を高め邁進しております。

これは当クリニックの強みでありパワーの源です。

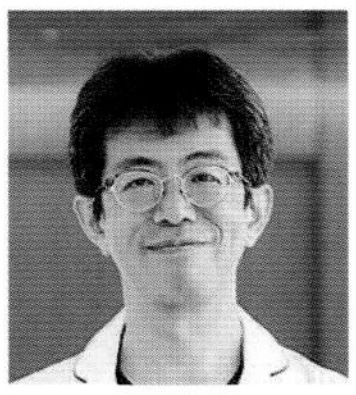

松原 直樹 先生

Profile

1997年3月　信州大学医学部卒業 信州大学医学部附属病院産婦人科
1997年4月　長野県内各地の病院で不妊治療に携わる
2022年6月　にしたんARTクリニック新宿院院長就任
2023年4月　にしたんARTクリニック 理事長就任

資格・専門医
日本専門医機構 認定産婦人科専門医

にしたんARTクリニック

電話番号．0120-542-202

新宿院

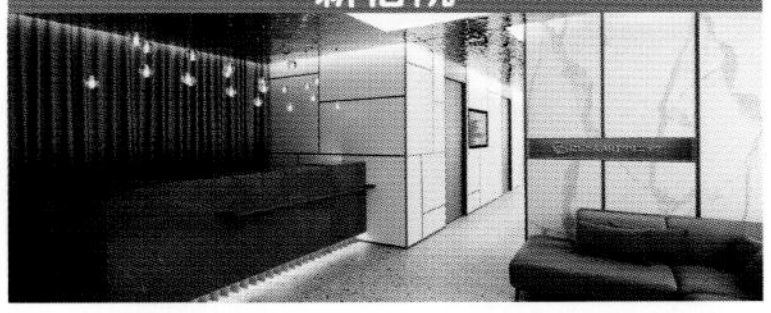

日本橋院

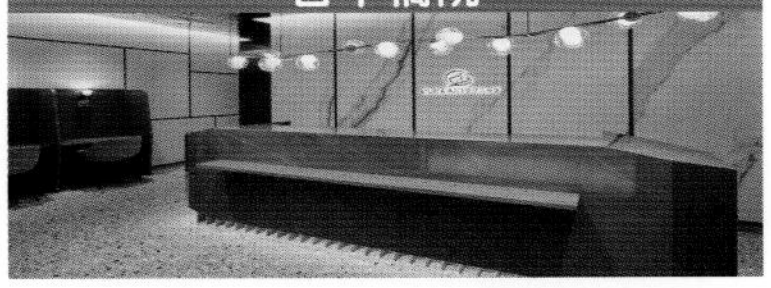

品川院

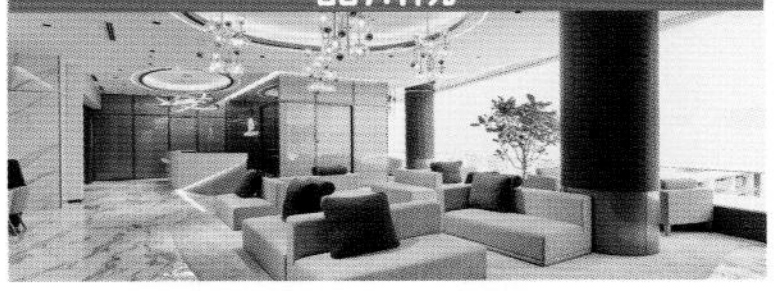

大阪院

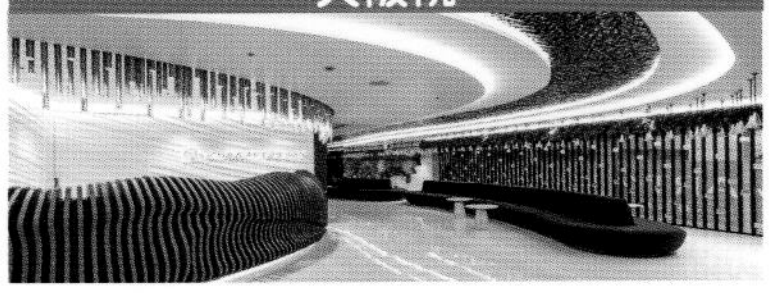

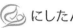

＜今後の開院予定＞

2023年7月　名古屋駅前院

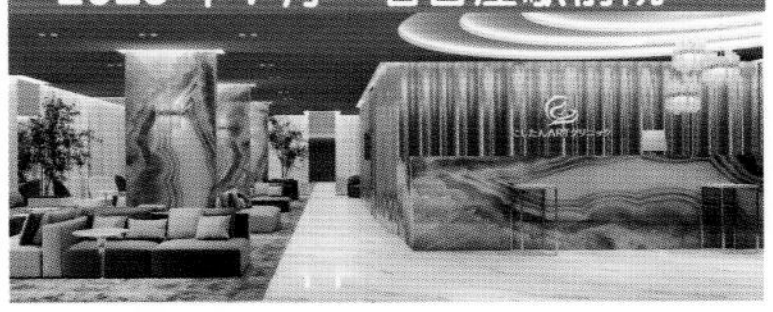

2023年11月　博多駅前院

2025年 1月（仮）大阪うめきた院

にしたんARTクリニック
各院情報QRコード

今後の展開

現在（2023年5月）、にしたんARTクリニックは、新宿院をはじめ、日本橋院、品川院、大阪院で診療を行っていますが、今後、名古屋駅前院、博多駅前院、（仮）大阪うめきた院が開院を予定しています。

そして、将来的には東京の患者さまが転勤などで移動があっても行った先々で治療を受けることができたり、同様に他県の患者さまも転居先や移動先で治療が受けられるように全国にネットワークができると良いと考えています。現在までにも実際に東京から関西に引っ越された患者さまが大阪院にて治療を継続されたというケースもございます。

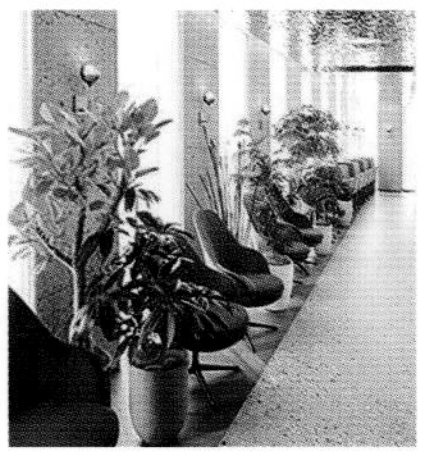

一般婦人科診療	ブライダルチェック	検　査	一般不妊治療	生殖補助医療
PMS（月経前症候群） 生理痛・生理不順 不正出血 おりもの相談 デリケートゾーンのかゆみ など	簡易コース ベーシックコース フルパッケージコース	スクリーニング検査 感染症検査 精液検査 AMH 検査	タイミング指導 人工授精	採卵 顕微授精 胚培養 胚移植 卵子凍結 着床関連検査 ERA EMMA ／ ALICE など
◀実施院▶	◀実施院▶	◀実施院▶	◀実施院▶	◀実施院▶
●日本橋院 ●品川院 ●大阪院	●新宿院 ●日本橋院 ●品川院 ●大阪院	●新宿院 ●日本橋院 ●品川院 ●大阪院	●新宿院 ●日本橋院 ●品川院 ●大阪院	●新宿院 ●日本橋院 ●大阪院

患者様に寄り添う医療を大切に

安心して治療に望んで頂けるよう、いつでも頼られる存在でありたい

患者さまとの信頼関係を大切に

これから治療を開始しようと思っている方や転院を考えている方が安心して治療に望んで頂けるよう、いつでも頼られる存在でありたいと思っています。

そのためには、たくさんあるクリニックの中から「ここに来て良かった」と心から思って頂けるよう、患者さまとの信頼関係を大切にし、当院の誇りでもあるお一人おひとりに最善を尽くすスタッフのチーム力と万全の体制でサポートいたします。

あなたの「新しい第一歩」のお力になれる存在として、お待ちしております。

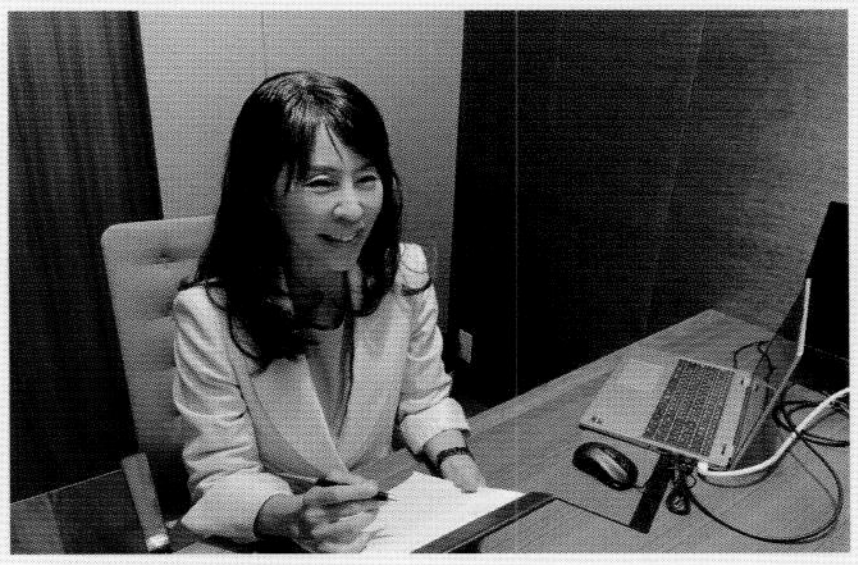

<質問>
患者さまの気持ちに寄り添うための秘訣は？

初めてお見えになる患者さまは緊張もありますので、気持ちをほぐすことを考えます。その時にどうしたら相手の気持ちに立ってお話を聴くことができるのか？ スタッフ一同で、「自分ならどのような対応であれば気持ちがほぐれるか？」と意見を出し合い、その中から答えを見つけ出してお伺いするようにしています。治療に伴う心の負担を最小限にすることを大切な事と考え、患者さま誰もが安心して話せる場を提供しております。

<質問>
治療の結果にはどのように寄り添いますか？

結果は患者さまそれぞれです。

寄り添う意味では、患者さまと同じ気持ちを持つことを心がけております。そこからそれぞれがどのような人生と向き合うか、治療を継続される方、中断される方、皆さまが最大限にご納得いただける治療をご提供できるよう寄り添いたいと思っています。

培養室から こんにちは！

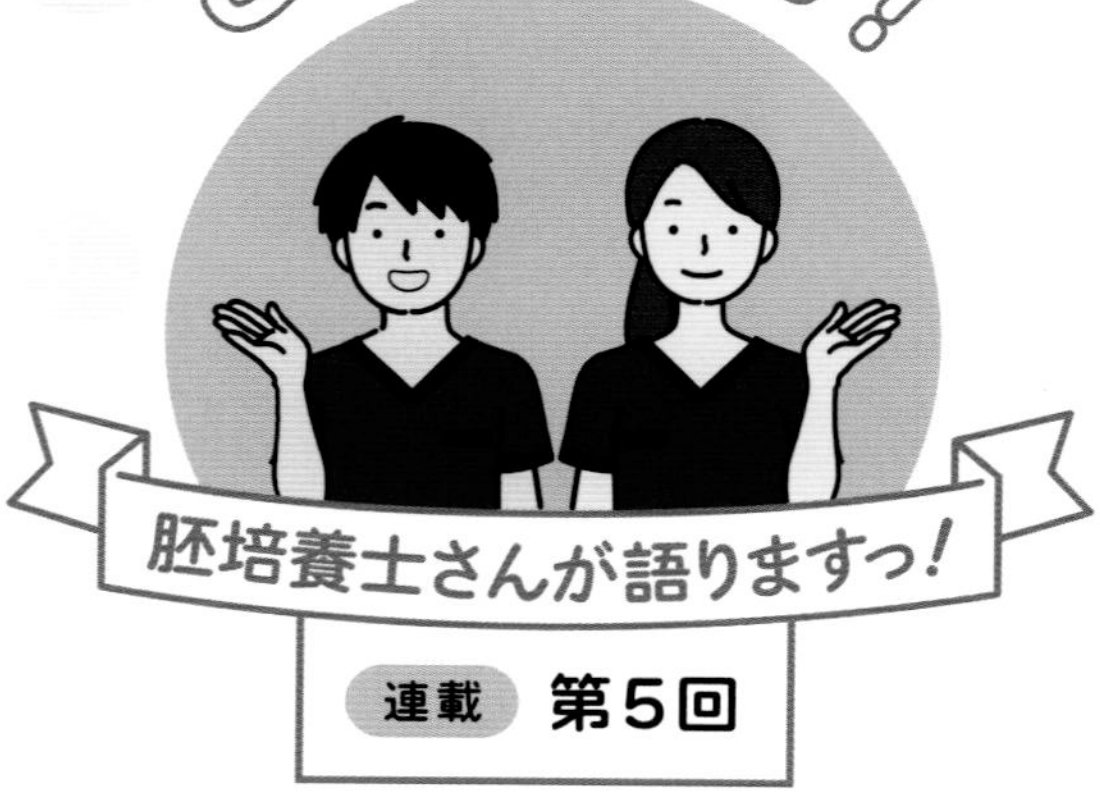

連載 第5回

胚が育つ場所、培養する環境は？

不妊治療実施施設の心臓部、培養室をご紹介します！

培養室ってどんなところ？

培養室は、精子と卵子をあわせ、できた受精卵を育てる場所で、生命誕生の最初を担う場所と言えるでしょう。そしてその精子や卵子を扱い、胚を見守るのが胚培養士です。

精子や卵子、胚はとてもデリケートで、少しの環境の変化でも成長が止まったり、死んでしまうことがあるため、環境の変化から守ってあげることが必要になります。また、細菌や真菌などの微生物が混入すると一気に繁殖し、卵子や胚が育つ環境を崩し、細菌は有害物質を分泌するため、最悪の場合、胚を死滅させてしまいます。環境の変化から胚を守り、菌を混入させない「無菌操作」ができることが培養室の特徴です。

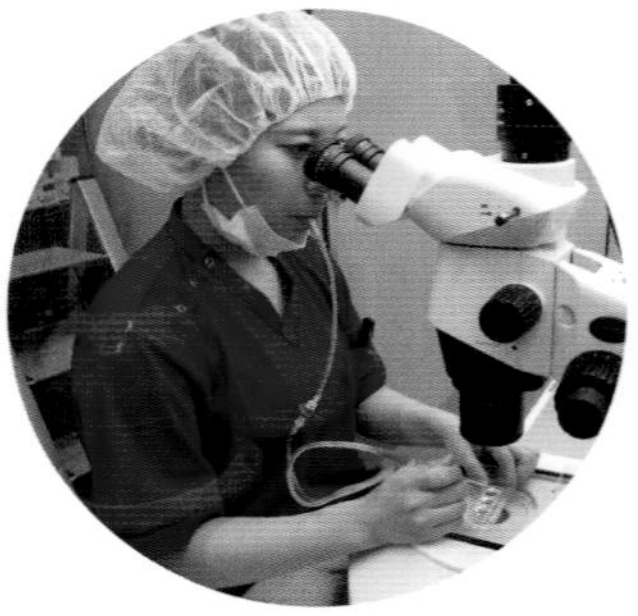

胚を操作する胚培養士さん

クリーンルームで卵子や精子、胚は扱われる

無菌操作を行う部屋は、クリーンルームと呼ばれており、一般的に手術室やオペ室と呼ばれる場所はあてはまります。不妊治療を行うクリニックでは、採卵を行うオペ室と培養室どちらもクリーンルームに指定されており、採卵された卵子はオペ室を通り、そのまま培養室に渡されて検卵することで、卵子に悪い影響を与えないようにしています。精子も同様で、精液が培養室に届けられるとすぐに精子精製を行い、精子以外の細胞を除去し、運動性の高い精子を抽出します。

このように細胞は常にクリーンルームで取り扱われるため、細胞にダメージを与えずに育てることができる程度の綺麗さを達成できているかが不妊治療実施施設に与えられたミッションなのです。

クリーンルームが綺麗かどうかの指標は清浄度と呼ばれ、米国連邦規格（ＩＳＯ）で表されます。クリニックや病院のＨＰにもＩＳＯの規格を達成している旨が書かれていることもあります。規格を達成するためには、クリーンエアコンで空気を循環させつつ、ＨＥＰＡフィルターと呼ばれる細菌などの小さな粒子を通さないフィルターで処理をすることで、培養室内へ綺麗な空気を供給しています。

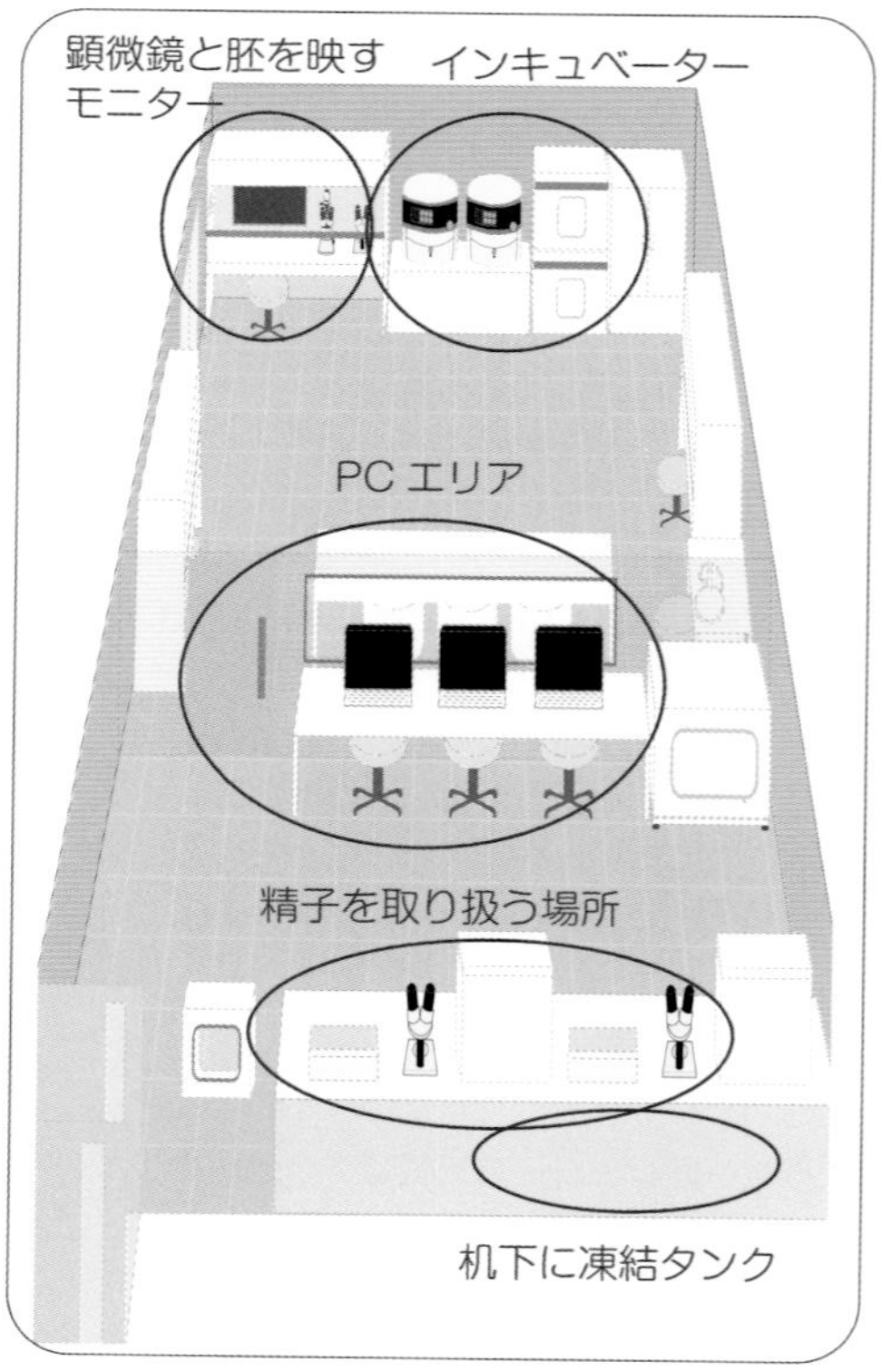

培養室のレイアウト例

それだけではなく医師や胚培養士は、手洗い、マスクの着用、エアシャワーなどの対策をとってから入室することで、患者さんの卵子や精子、胚の環境に一切の微生物を混入させないよう心がけています。

お手本は女性の卵管、インキュベーターとは

自然妊娠において、受精後の胚は卵管内から栄養素をもらい老廃物を出しながら成長し、子宮に到達し着床します。体外で培養する際は、「栄養をもらい老廃物を出す環境」と「育つ場所」を整えてあげる必要があり、まず、「栄養をもらい老廃物を出す環境」は、胚を培養液に入れてあげることで整えることができます。培養液には、ピルビン酸や乳酸といった初期の胚に必要な成分を多く含む培養液や、後期の胚の成長後半に必要なグルコースを多く含む培養液、どちらもバランスよく配合された培養液など様々で、どの培養液を使用しているかがクリニックごとの培養室の違いと言えるでしょう。

「育つ場所」は、インキュベーター（培養器）によって整えます。体内環境と体外環境の大きく違うところは、温度、酸素や二酸化炭素濃度などの気相、そして湿度で、インキュベーターとは、それらを一定に保つことができる機器です。施設によって若干の違いはあるものの、温度を37℃、酸素濃度5％、二酸化炭素濃度5〜6％に設定しています。湿度は使用するインキュベーターによって異なり、水をいれたバットによって加湿する方法もあります。

育つ場所を整えたとしても、胚を観察するために一度インキュベーターの外へ取り出さないといけません。取り出すことで環境変化のストレスがかかることが考えられるため、内部に内蔵されたカメラで、胚を取り出さずに撮影し、外から胚の状態を確認できるタイムラプスインキュベーターを利用している施設もあります。

胚の凍結保存

インキュベーターや培養液の性能が良くなったことや、胚培養士の技術の進歩もあり、一度の採卵で移植できる胚を得やすくなったため、凍結技術も進歩しました。細胞を凍結するメリットは、良好な状態で活動を止めることで、身体を移植に適した状態に持っていくための期間に余裕が持てれば、それだけ妊娠の可能性が高まると言えます。

凍結をすることで胚を凍結タンク内で半永久的に保存することが可能ですが、そのためには液体窒素を定期的に補充することが必要です。胚培養士の仕事には、定期的に液体窒素の残量を確認しながら補充を行い、移植を待つ胚をしっかりと管理することも含まれます。

体外受精が保険診療となり、タイムラプスを利用した培養を筆頭に様々な技術が先進医療の項目に含まれたことで、その技術の導入を検討している施設も増えました。患者さんに良い技術が提供できるようになった反面、導入して間もない施設では有効的に使用されていない可能性もあります。不妊治療関連学会では、それぞれの項目で「これから運用するためにどうしたらよいか？」という質問が増えており、胚培養士も患者さんのために効果的な運用方法を模索しているように感じます。

今後の治療について、培養について何かわからないことがあれば、クリニックの胚培養士に尋ねてみるといいでしょう。

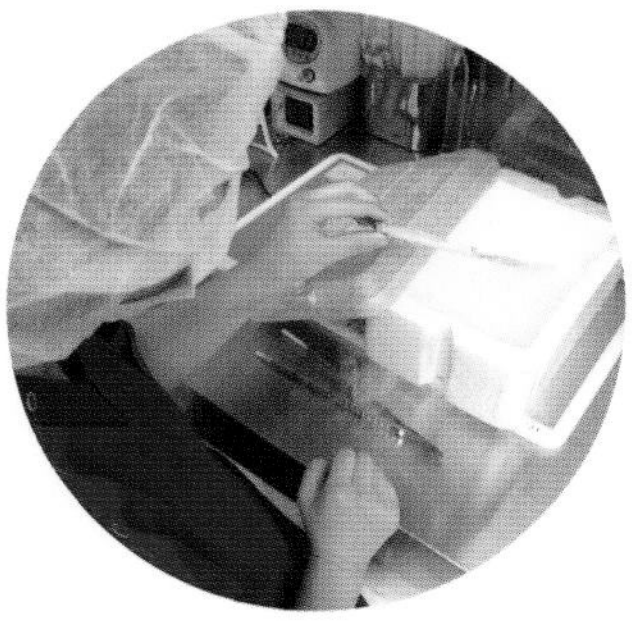

胚凍結の様子

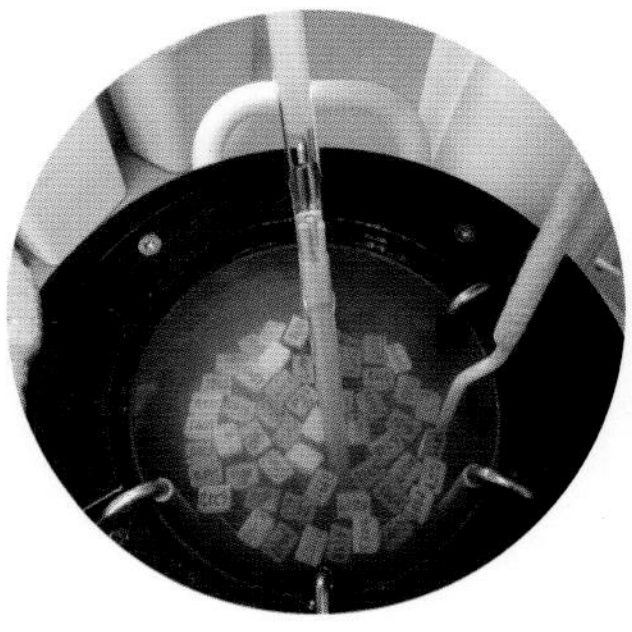

胚が保管される凍結タンク
開蓋にて作業中

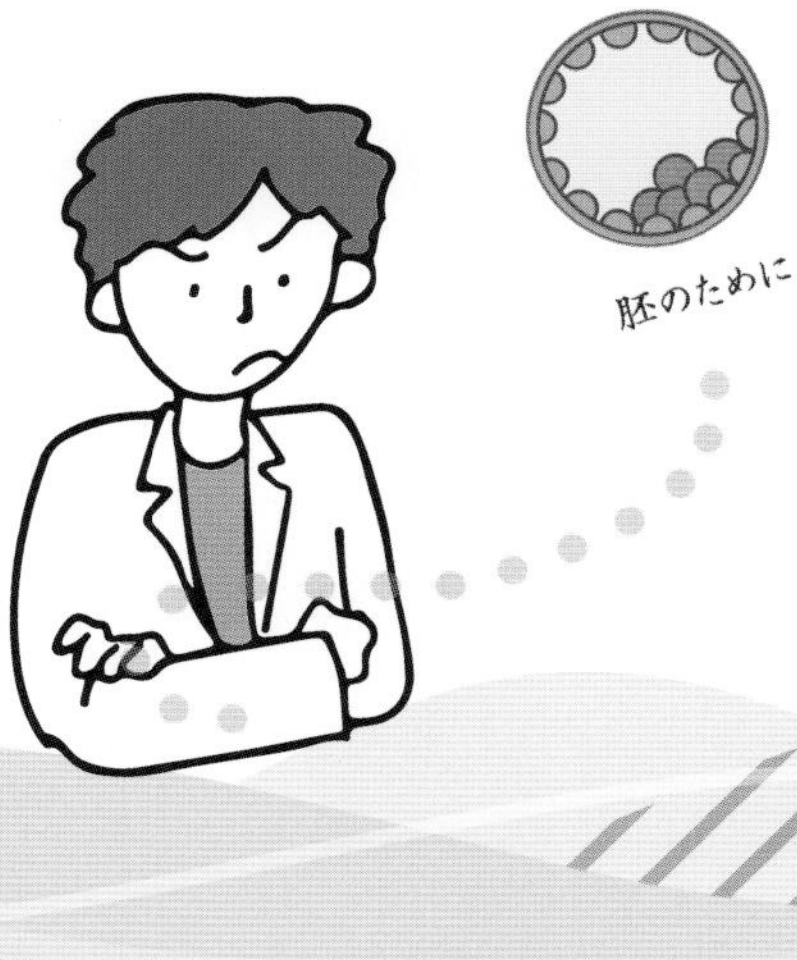

このコーナーでは、全国の不妊治療・体外受精専門クリニックで
行われている勉強会や説明会の情報を紹介しています。

あなたの
今後の治療に
お役立ち！

SEMINAR INFORMATION

病院やクリニックで行われている勉強会・説明会では、医師が日頃から患者さんに伝えたい治療方針や内容など、とても丁寧に、正確で最新、最適な情報を提供しています。病院選びをするときには、いくつかの勉強会に参加してみるのがおススメです。自分たち夫婦に合った医師選び、病院選びがきっとできるでしょう。

ぜひ、ふたり一緒に参加してみてくださいね！(P.95 の全国の不妊治療病院＆クリニックも、ぜひご活用ください)

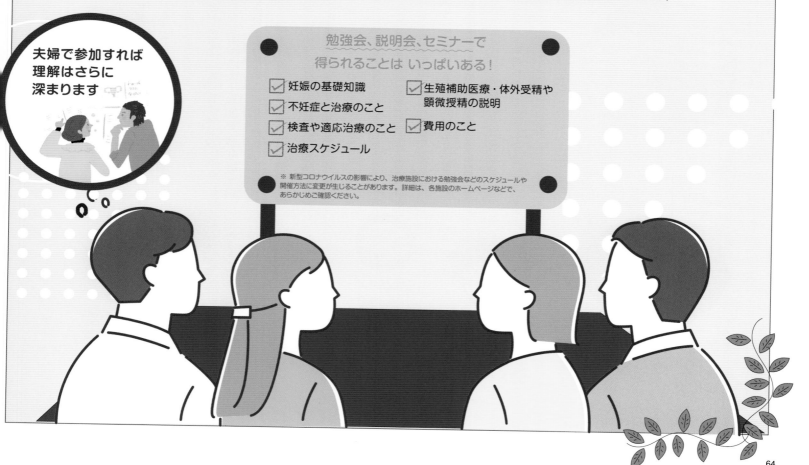

夫婦で参加すれば
理解はさらに
深まります
勉強会、説明会、セミナーで
得られることは いっぱいある！
妊娠の基礎知識
不妊症と治療のこと
検査や適応治療のこと
治療スケジュール
生殖補助医療・体外受精や
顕微授精の説明
費用のこと
※ 新型コロナウイルスの影響により、治療施設における勉強会などのスケジュールや開催方法に変更が生じることがあります。詳細は、各施設のホームページなどで、あらかじめご確認ください。

Saitama　Access　東武東上線・有楽町線・副都心線 和光市駅南口 徒歩 40 秒

恵愛生殖医療医院

https://www.tenderlovingcare.jp

参加予約▶ TEL : 048-485-1185

埼玉県和光市本町 3-13 タウンコートエクセル 3F

TEL : 048-485-1185

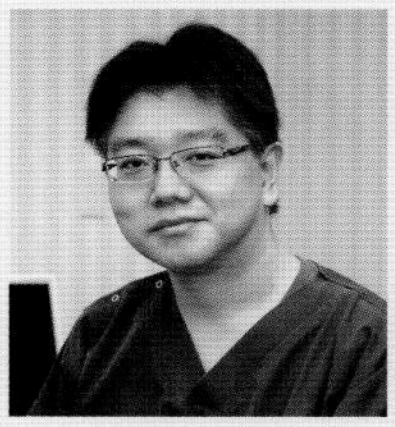

林 博 医師

- ■名称…………生殖医療セミナー
- ■日程…………原則土曜日15時半～約1時間半程度
- ■開催場所……当院内
- ■予約…………必要
- ■参加費用……無料
- ■参加…………他院の患者様OK
- ■個別相談……無し

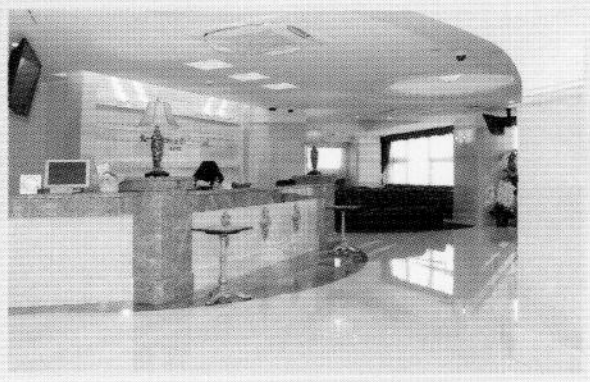

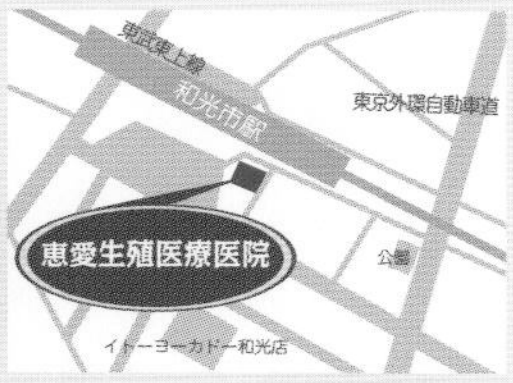

● 世の中には不妊症や不育症に関しての情報があふれていますが、なかには誤った情報もあります。正しい知識をより深めてもらうための講義形式のセミナーです。また、新型コロナウイルス感染拡大状況によりセミナー形式が変更となる可能性があります。詳細は、ホームページをご覧ください。(他院で治療中の患者様は、事前の受付、予約が必要です)

Tokyo　Access　JR 品川駅高輪口 徒歩５分

京野アートクリニック高輪

https://ivf-kyono.com

参加予約▶ ホームページの申込みフォームより

東京都港区高輪 3-13-1 高輪コート 5F

TEL : 03-6408-4124

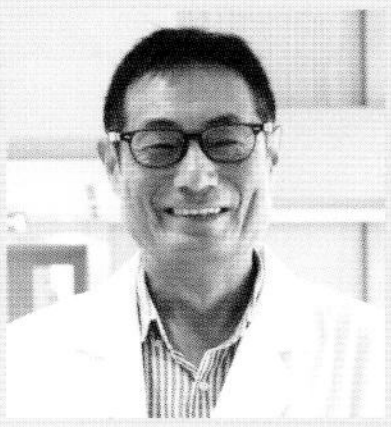

京野 廣一 医師

- ■名称…………ARTセミナー
- ■日程…………月１回 (土曜)
- ■開催場所……オンライン
- ■予約…………必要
- ■参加費用……無料
- ■参加…………他院の患者様OK
- ■個別相談……無し

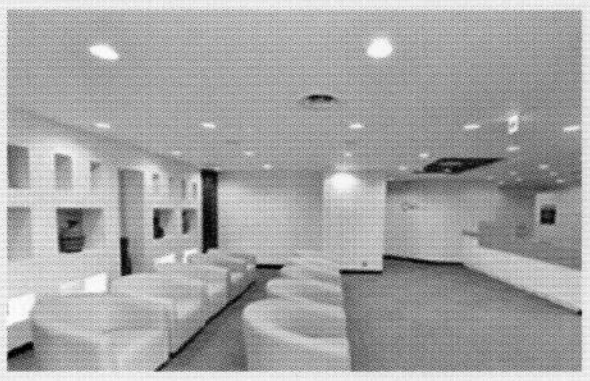

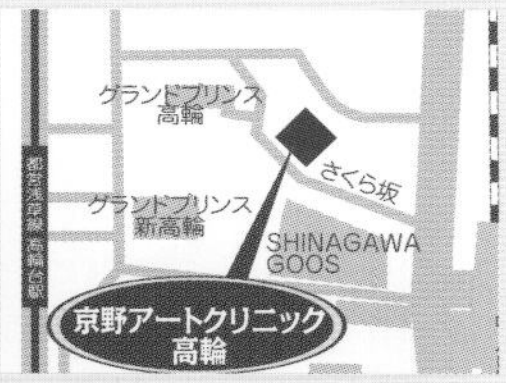

● 当院の妊活セミナーは、不妊治療の全般（一般不妊治療から高度生殖医療まで）について、また、無精子症も含めた男性不妊、卵管鏡下卵管形成術、未熟卵体外成熟培養など、当院の治療方法・方針をご説明いたします。新型コロナウィルスの感染状況を鑑みて、オンラインにて開催しています。

Tokyo　Access　JR、都営大江戸線 代々木駅 徒歩５分、JR 千駄ヶ谷駅 徒歩５分、副都心線 北参道駅 徒歩５分

はらメディカルクリニック

https://www.haramedical.or.jp/support/briefing

参加予約▶ ホームページの申込みフォームより

東京都渋谷区千駄ヶ谷 5-8-10

TEL : 03-3356-4211

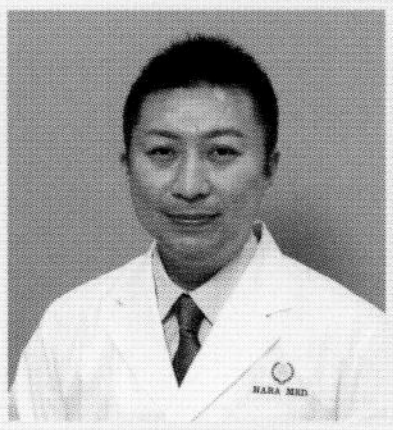

宮﨑 薫 医師

- ■名称…………体外受精説明会
- ■日程…………1ヶ月に１回
- ■開催場所……SYD ホール又は動画配信
- ■予約…………必要
- ■参加費用……無料
- ■参加…………他院の患者様OK
- ■個別相談……有り

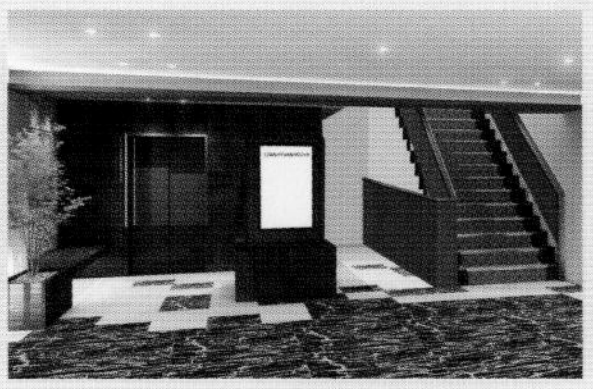

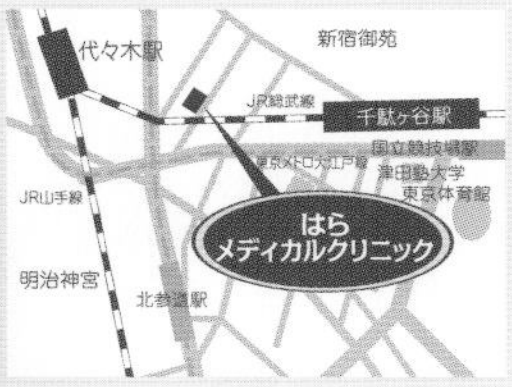

● 説明会・勉強会：はらメディカルクリニックでは、①体外受精説明会／月１回　②不妊治療の終活を一緒に考える会／年１回
③卵子凍結説明会／月１回を開催しています。
それぞれの開催日程やお申込はHPをご覧ください。

Tokyo　Access　東急東横線・大井町線 自由が丘駅 徒歩30秒

https://www.mine-lc.jp/

峯レディースクリニック

東京都目黒区自由が丘 2-10-4 ミルシェ自由が丘 4F

TEL : 03-5731-8161

お問合せ▶　TEL : 03-5731-8161

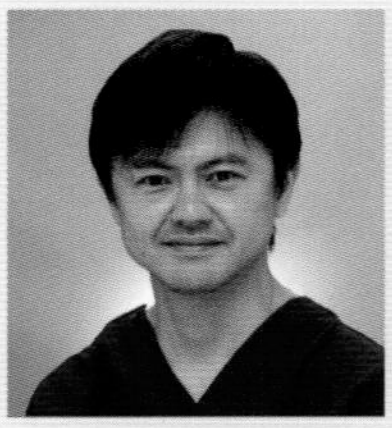

峯 克也 医師

■名称…………体外受精動画説明 (web)
■日程…………web 閲覧のため随時
■予約…………不要
■参加費用……無料
■参加…………当院通院中の方
■個別相談……オンラインによる体外受精の個別相談説明も行っております。(有料)

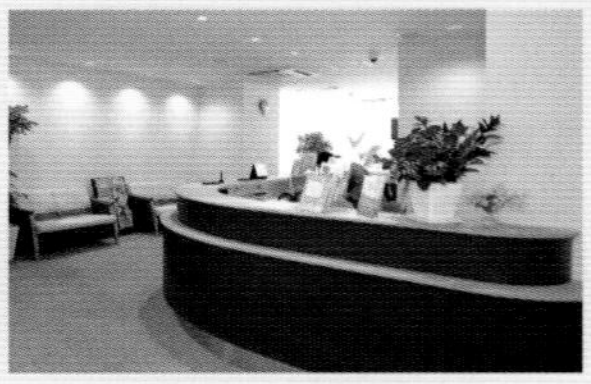

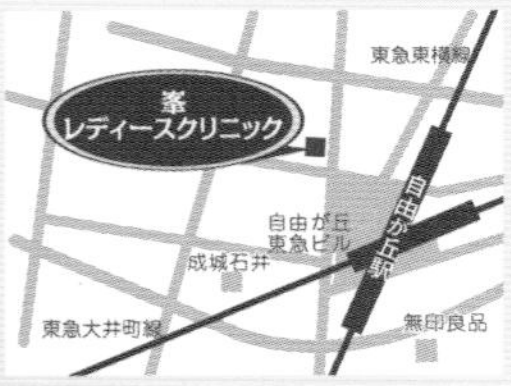

● 当院での体外受精の治療方法やスケジュールを分かりやすく動画で説明します。
体外受精をお考えのご夫婦。体外受精について知りたいご夫婦。ぜひ、ご夫婦でご覧ください。
※プライバシーの保護と新型コロナウイルス感染対策のため、動画での説明会を実施しています。ご希望の方は診察時に医師にお申し出ください。資料をお渡しします。

Tokyo　Access　東急田園都市線 三軒茶屋駅 徒歩3分、東急世田谷線 三軒茶屋駅 徒歩4分

https://www.sangenjaya-wcl.com

三軒茶屋ウィメンズクリニック

東京都世田谷区太子堂1-12-34- 2F

TEL: 03-5779-7155

参加予約▶　TEL : 03-5779-7155

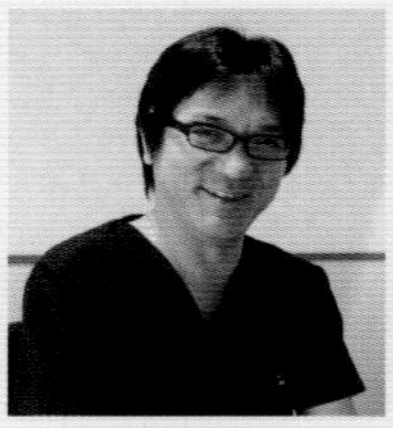

保坂 猛 医師

■名称…………体外受精勉強会
■日程…………毎月開催
■開催場所……クリニック内
■予約…………必要
■参加費用……無料
■参加…………他院の患者様OK
■個別相談……有り

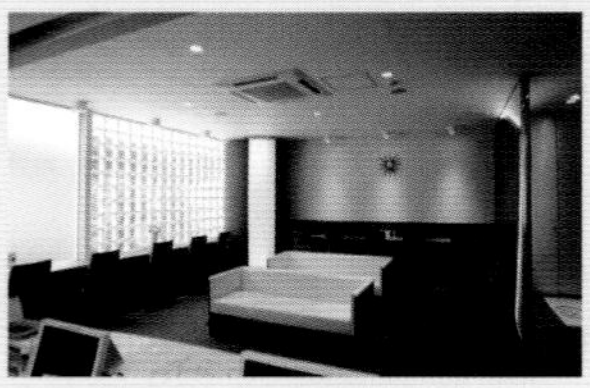

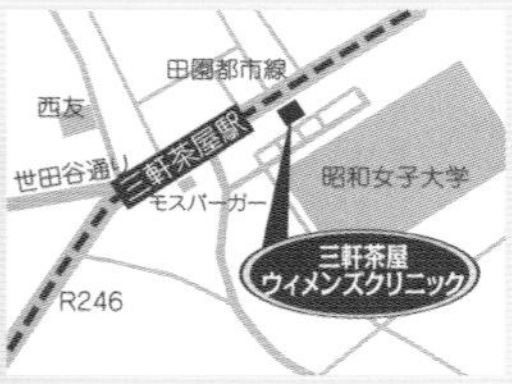

● 体外受精説明会をはじめ、胚培養士や不妊症認定看護師による相談会なども実施しております。
また、妊活セミナーも随時実施しておりますので、詳しくはホームページをご覧ください。

Tokyo　Access　JR・京王線・小田急線 新宿駅東口 徒歩 1 分、都営地下鉄・丸ノ内線 新宿、新宿 3 丁目駅直結

https://nishitan-art.jp/lp/seminar/

にしたん ART クリニック 新宿院

東京都新宿区新宿 3-25-1 ヒューリック新宿ビル 10F

TEL: 0120-542-202

参加予約▶　ホームページの
WEB 予約より

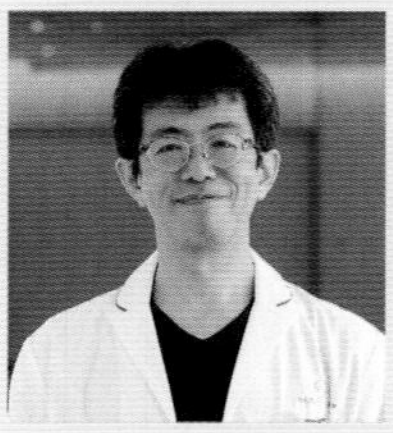

松原 直樹 医師

■名称…………見学会
■日程…………随時
■開催場所……クリニック内
■予約…………必要
■参加費用……無料
■参加…………他院の患者様OK
■個別相談……有り

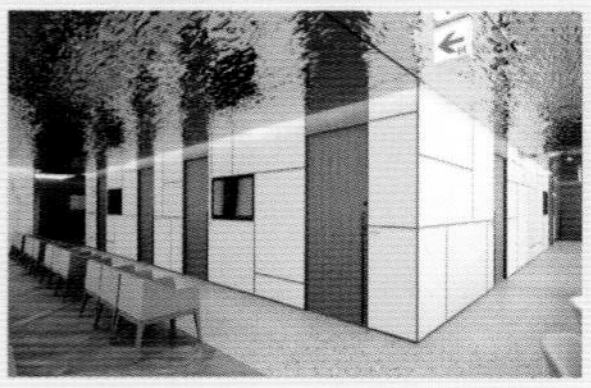

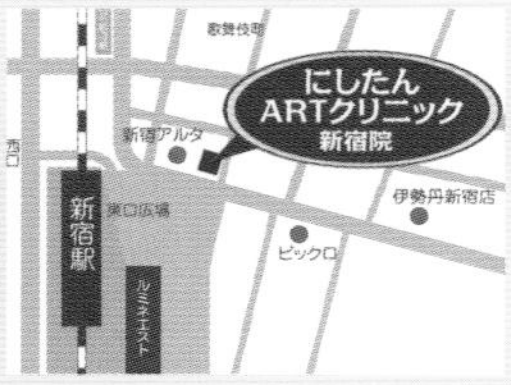

●当院では、クリニックの特長を知っていただけるよう、培養室やリカバリールームを中心に、最短１５分で院内を見学できる見学会を行っております。治療をご検討されている方はもちろん、雰囲気が知りたいという方の参加も大歓迎。お気軽にご参加ください。

Tokyo　Access　JR・丸ノ内線・有楽町線・副都心線・東武東上線・西武池袋線 池袋駅 東口北 徒歩1分

松本レディース リプロダクションオフィス

東京都豊島区東池袋 1-41-7 池袋東口ビル 7F
TEL：03-6907-2555

https://www.matsumoto-ladies.com

参加予約▶ TEL：03-6907-2555

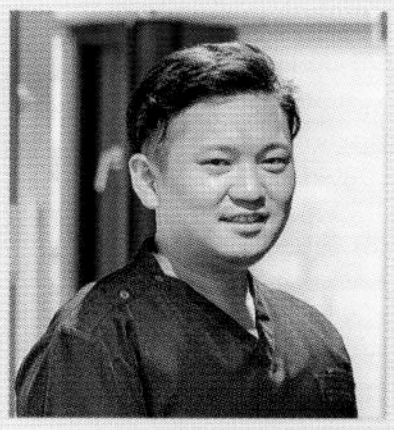

松本 玲央奈 医師

- ■名称…………オンライン教室
- ■日程…………不定期
- ■開催場所……オンライン教室
- ■予約…………必要
- ■参加費用……無料
- ■参加…………他院の患者様OK
- ■個別相談……有り

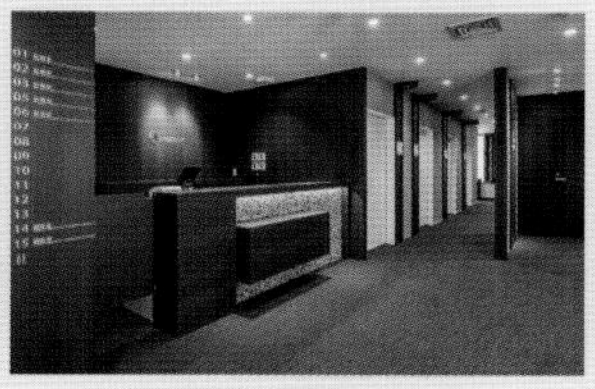

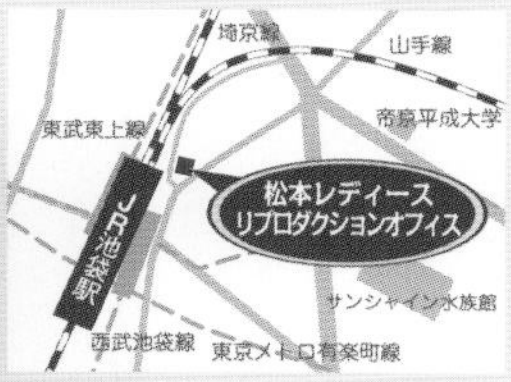

● 妊活には興味があるけど、不妊クリニックに受診するべきなのかどうか不安な方、まずは知識を得たい方など、気軽にご連絡ください。
最新鋭の機器、日本トップレベルのドクターがそろっています。
日程・場所に関すること、また、オンライン教室など、当院のホームページをご確認ください。

Kanagawa　Access　みなとみらい線 みなとみらい駅 4番出口すぐ

みなとみらい夢クリニック

神奈川県横浜市西区みなとみらい3-6-3 MMパークビル2F・3F(受付)
TEL：045-228-3131

https://mm-yumeclinic.com/session/

参加予約▶ ホームページの
申込みフォームより

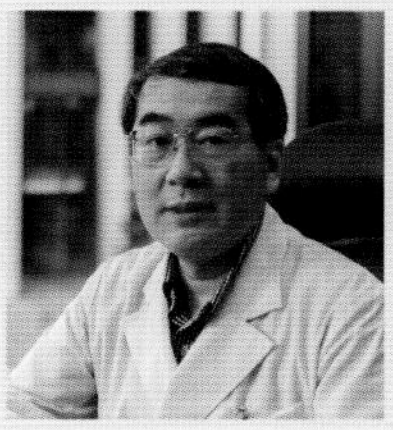

貝嶋 弘恒 医師

- ■名称…………不妊治療セミナー
- ■日程…………毎月定期開催※
- ■開催場所……MMパークビル 2F
- ■予約…………必要
- ■参加費用……無料
- ■参加…………他院の患者様OK
- ■個別相談……有り

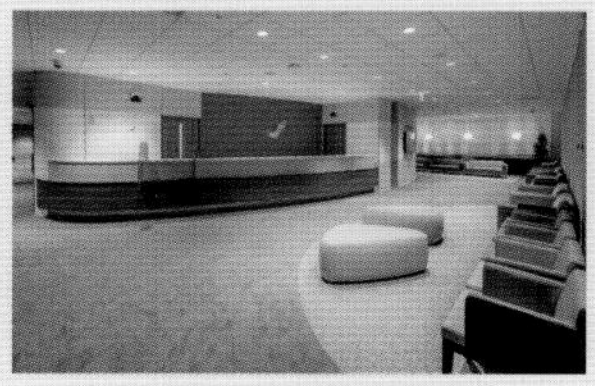

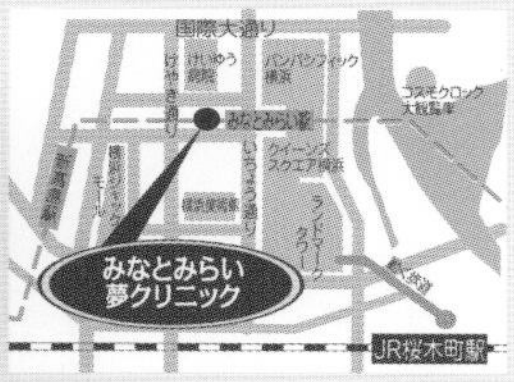

● 一般の方（現在不妊症でお悩みの方、不妊治療中の方）向けセミナーを開催しております。 当院の体外受精を中心とした治療方法・方針（保険・自費での治療含む）をスライドやアニメーションを使ってわかりやすく説明し、終了後は個別に質問にもお答えしております。※セミナー（録画）はウェブよりいつでもご覧いただけます。詳細はホームページよりご確認下さい。

Kanagawa　Access　JR・横浜線 東神奈川駅 徒歩5分、東急東横線 東白楽駅 徒歩7分、京急本線 京急東神奈川駅 徒歩8分

神奈川レディースクリニック

神奈川県横浜市神奈川区西神奈川1-11-5 ARTVISTA 横浜ビル
TEL: 045-290-8666

http://www.klc.jp

参加予約▶ TEL：045-290-8666

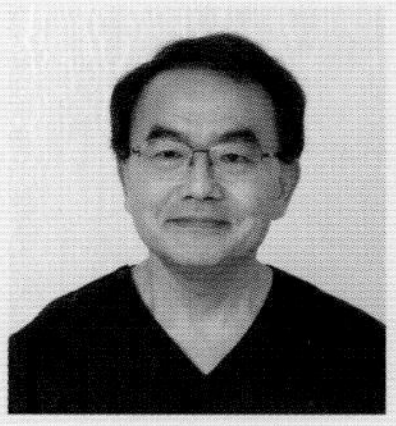

小林 淳一 医師

- ■名称…………不妊・不育学級
- ■日程…………毎月第1日曜 14:00～15:00
- ■開催場所……当院 6F 待合室
- ■予約…………必要
- ■参加費用……無料
- ■参加…………他院の患者様OK
- ■個別相談……有り

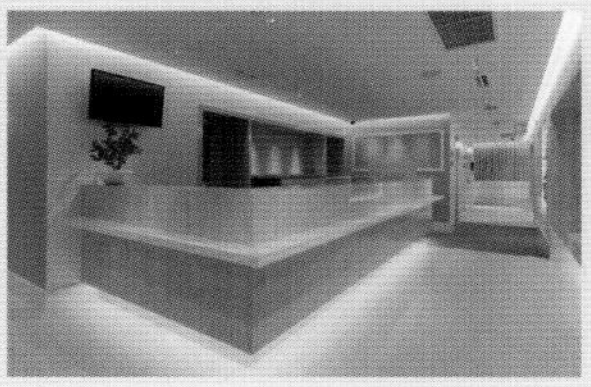

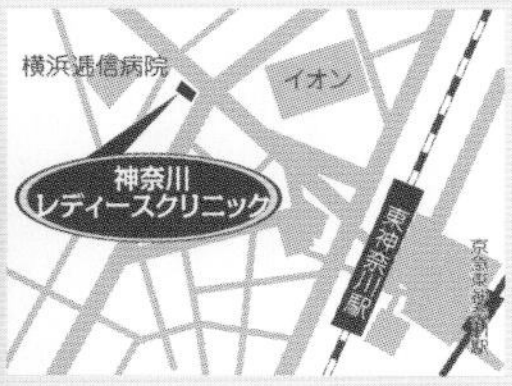

●「不妊／不育症とは」「検査／治療の進め方」「当クリニックの治療」について直接院長が説明します。不妊治療をこれから始めたいと考えている方、治療を始めてまだ間もない方などお気軽にご参加ください。体外受精のお話もあります。
詳細はホームページでご確認ください。

Kanagawa　Access　JR 関内駅北口 徒歩５分、横浜市営地下鉄 関内駅９番出口 徒歩2分、みなとみらい線 馬車道駅 徒歩2分

馬車道レディスクリニック

https://www.bashamichi-lc.com

神奈川県横浜市中区相生町 4-65-3 馬車道メディカルスクエア 5F
TEL: 045-228-1680

参加予約▶　TEL : 045-228-1680

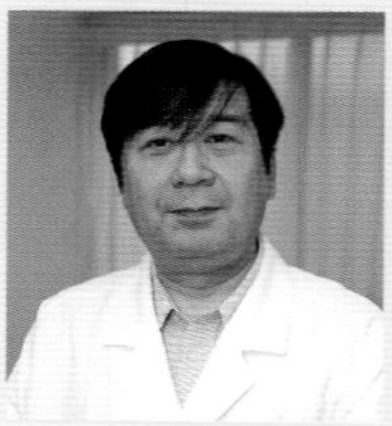

池永 秀幸 医師

■名称…………不妊学級
■日程…………WEB でいつでも
■開催場所……オンライン
■予約…………不要
■参加費用……無料
■参加…………他院の患者様OK
■個別相談……有り

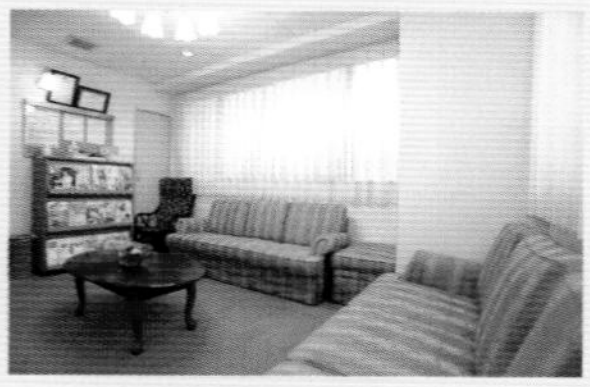

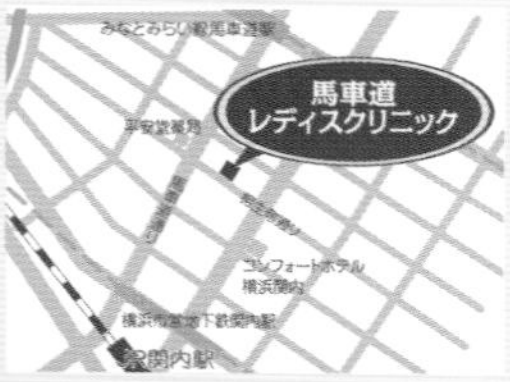

● 当院では初診時に面接をし、個々の意向をお伺いした上で治療を進めています。ART 希望の方にはご夫婦で「不妊学級」をご覧いただき、院長から直接、実際当院で行っている ART の流れや方法・院長の考えなどを聞いていただいています。
詳しい話やご相談希望がある方は、院長の「個別相談」または看護師・培養士による「面接」の時間を設けています。

Nagano　Access　佐久北 IC・佐久 IC より車で約５分　JR 佐久平駅 徒歩約 10 分

佐久平エンゼルクリニック

https://www.sakudaira-angel-clinic.jp

長野県佐久市長土呂 1210-1
TEL: 0267-67-5816

参加予約▶　お電話にて
お申し込みください

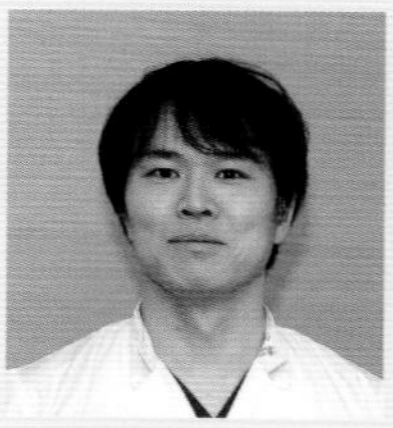

政井 哲兵 医師

■名称…………体外受精説明会
■日程…………随時
■開催場所……オンライン形式にて
■予約…………要連絡
■参加費用……無料
■参加…………他院の患者様OK
■個別相談……不妊相談

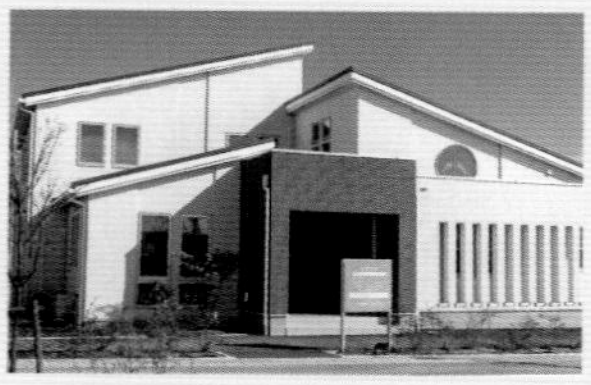

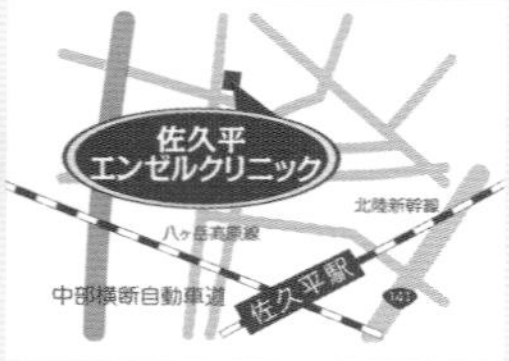

● 自由診療と保険診療で内容が異なります。詳細は当院までお問合せください。

Osaka　Access　堺筋線・京阪本線 北浜駅 タワー直結 / 南改札口４番出口

レディースクリニック北浜

https://www.lc-kitahama.jp

大阪府大阪市中央区高麗橋1- 7- 3 ザ・北浜プラザ３F
TEL : 06-6202-8739

参加予約▶　TEL : 06-6202-8739

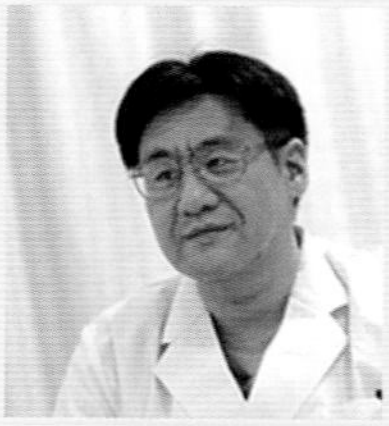

奥 裕嗣 医師

■名称…………体外受精 (IVF) 無料セミナー
■日程…………毎月第２土曜 15 :00 ～17 :00
■開催場所……クリニック内
■予約…………必要
■参加費用……無料
■参加…………他院の患者様OK
■個別相談……有り

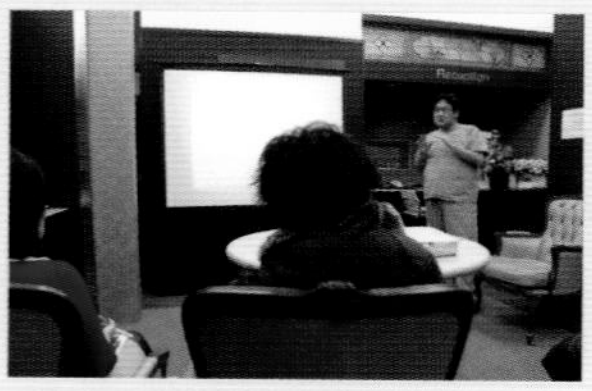

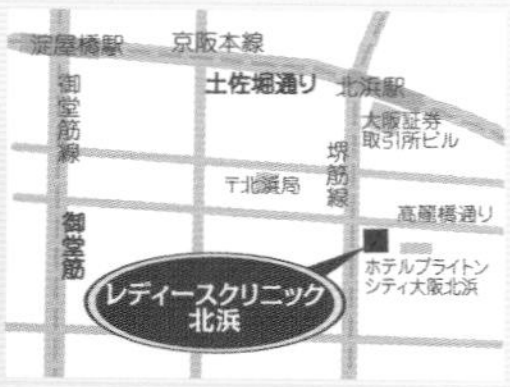

● 毎月第２土曜日に体外受精教室を開き、医師はじめ胚培養士、看護師による当院の治療説明を行っています。会場は院内で、参加は予約制です。他院に通院中の方で体外受精へのステップアップを考えられている患者さんの参加も歓迎しています。ぜひ、テーラーメイドでフレンドリーな体外受精の説明をお聞きになって、基本的なことを知っていってください。

Osaka　Access　四つ橋線 玉出駅 徒歩 0 分、南海本線 岸里玉出駅 徒歩 10 分

オーク住吉産婦人科

大阪府大阪市西成区玉出西2-7-9
TEL : 0120-009-345

https://www.oakclinic-group.com

視聴▶ https://www.oakclinic-group.com/on-doga/

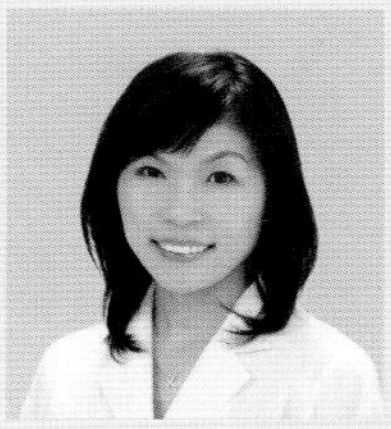

田口 早桐 医師

- ■名称…………オーク会セミナー動画 / オンラインセミナー
- ■日程…………毎月最終日曜日
- ■開催場所……HP 内オンライン動画 /Zoom
- ■予約…………なし /web
- ■参加費用……無料
- ■参加…………他院の患者様OK
- ■個別相談……メールにて

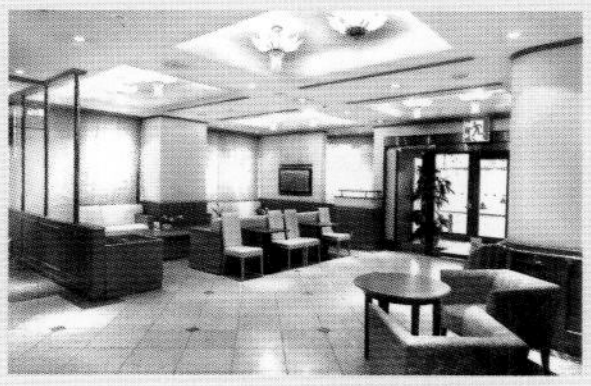

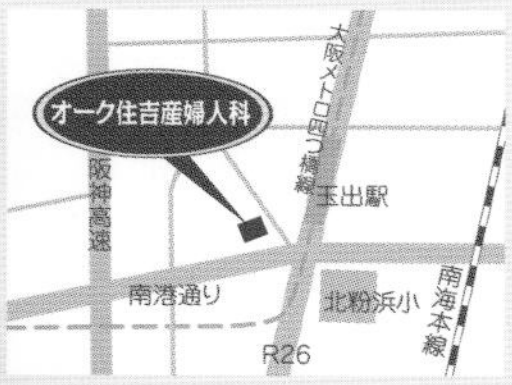

● 新型コロナウイルス感染拡大予防のため、オンライン上でセミナー動画を配信しています。医師が妊娠成立の仕組みと妊娠が成立しない原因について考えられること、さらに、体外受精による治療がどういうものなのかを詳しくお伝えしています（右上の QR コードからもご覧いただけます）。オンライン診療にも力を入れており、来院回数をできるだけ減らした治療を選択することが可能です。

Hyogo　Access　海岸線 旧居留地・大丸前駅 徒歩1分、JR・阪神本線 元町駅 徒歩3分、JR 三宮駅 徒歩8分

神戸元町夢クリニック

兵庫県神戸市中央区明石町44 神戸御幸ビル3F
TEL : 078-325-2121

https://www.yumeclinic.or.jp

視聴▶ 当院 YouTube チャンネルより

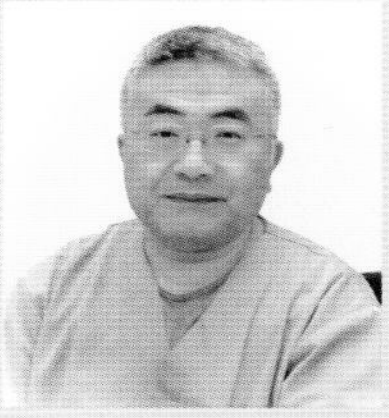

河内谷 敏 医師

- ■名称…………体外受精説明会（動画）
- ■日程…………随時
- ■開催場所……当院 YouTubeチャンネルより
- ■予約…………不要
- ■参加費用……無料
- ■参加…………他院の患者様OK
- ■個別相談……動画閲覧の場合はなし

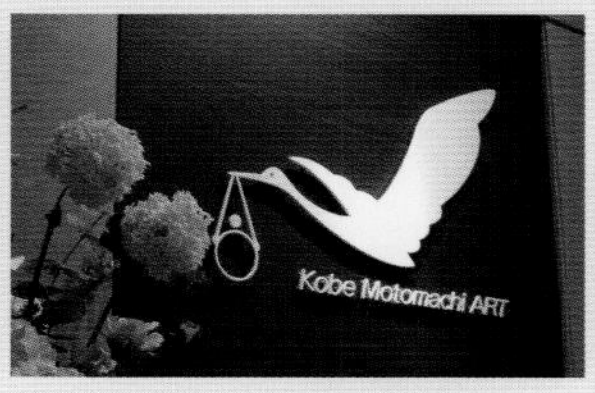

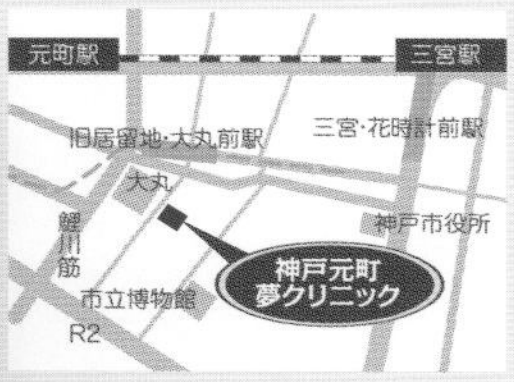

● 新型コロナウイルス感染症（COVID-19）の影響を考慮し、当面の間説明会は中止しております。代わりに、当院の説明会でお話しする内容を動画形式にし、当院 YouTube チャンネルでご覧いただけます。当院ホームページ説明会のページにリンクがございますので、そちらからご覧ください。（右上の QR コードからもご覧いただけます）

Hyogo　Access　JR・山陽電車 姫路駅 徒歩6分

Koba レディースクリニック

兵庫県姫路市北条口2-18 宮本ビル1F
TEL: 079-223-4924

https://www.koba-ladies.jp

参加予約▶ TEL : 079-223-4924

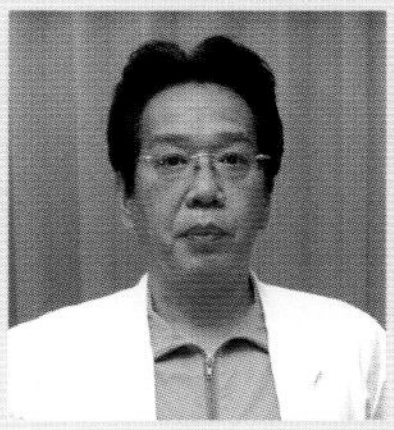

小林 眞一郎 医師

- ■名称…………体外受精セミナー
- ■日程…………原則第３土曜 14:00～16:00
- ■開催場所……宮本ビル８F
- ■予約…………必要
- ■参加費用……無料
- ■参加…………他院の患者様OK
- ■個別相談……有り

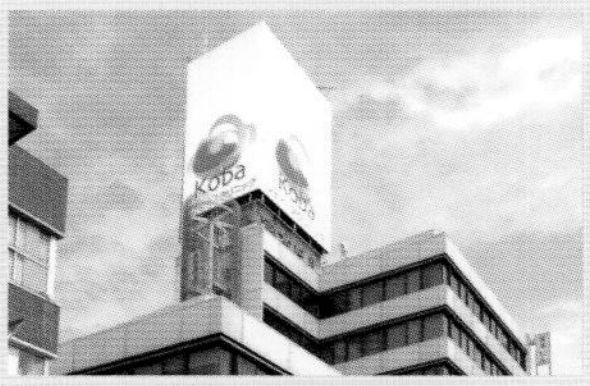

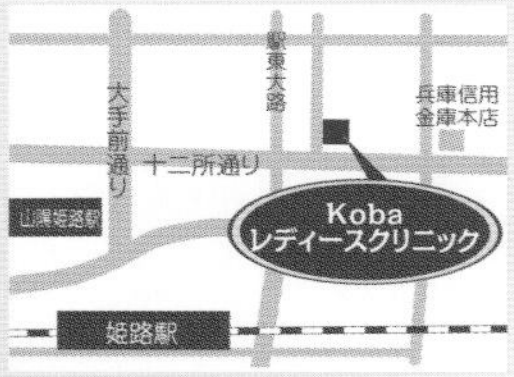

● 体外受精（顕微授精）の認識度を UP すること。そして正しい情報を伝えること。一般の患者さんへ　ご主人は、はっきり言って体外受精というものを正しく把握されていませんので、歴史的な流れ、システム、料金、自治体のサポート、合併症などすべてお話しています。

赤ちゃんがほしい！ ママ&パパになりたい！

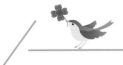

見つけよう！
私たちにあった クリニック

なかなか妊娠しないなぁ。どうしてだろう？

心配になってクリニックへ相談へ行こうと思っても、「たくさんあるクリニックから、どう選べばいいの?」と悩むこともあるかもしれませんね。

ここでは、クリニックからのメッセージと合わせて基本的な情報を紹介しています。

お住いの近く、職場の近く、ちょっと遠いけど気になるクリニックが見つかったら、ぜひ、問い合わせてみてください。 (P.95 の全国の不妊治療病院&クリニックも、ぜひご活用ください)

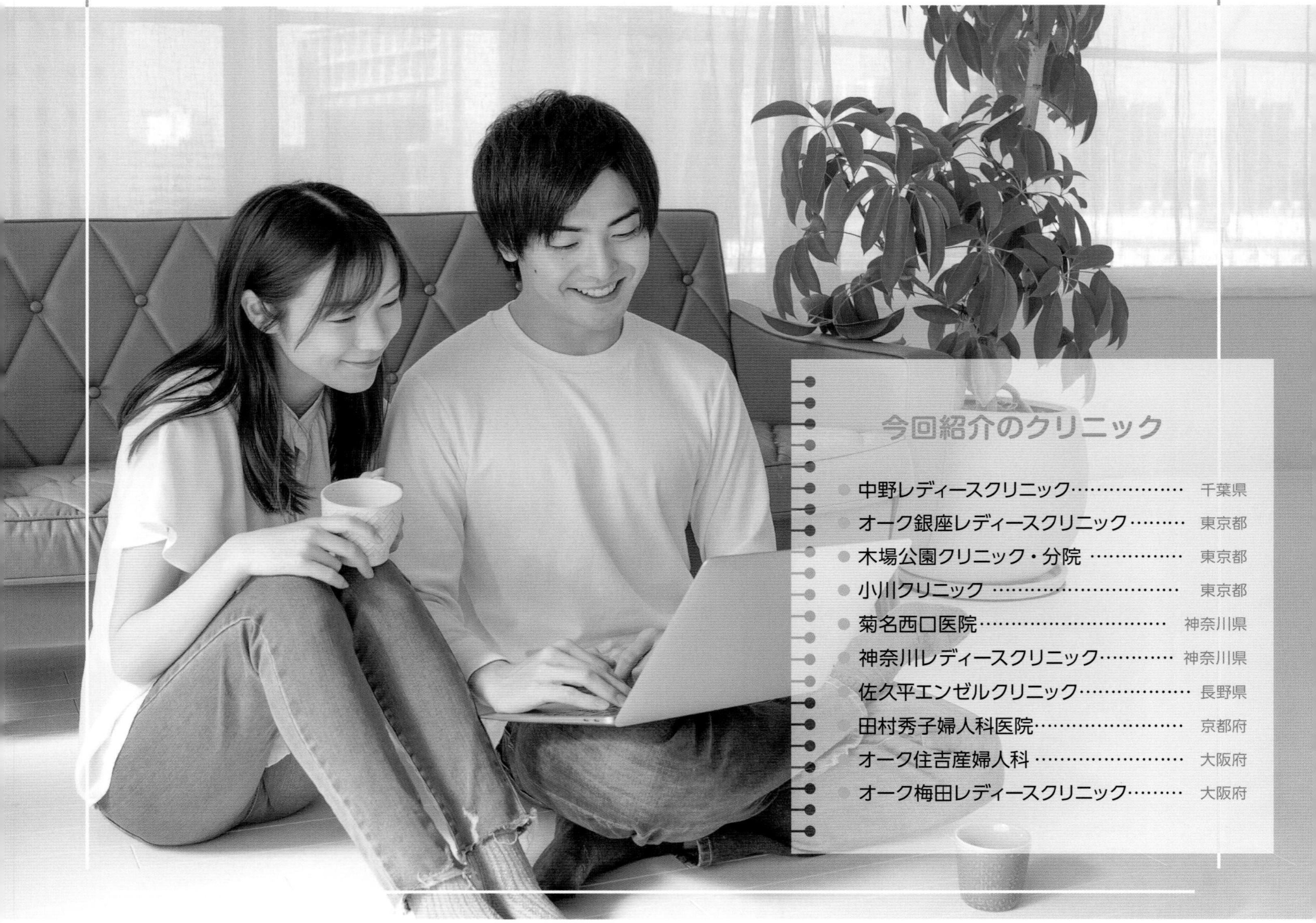

今回紹介のクリニック

- 中野レディースクリニック……………… 千葉県
- オーク銀座レディースクリニック……… 東京都
- 木場公園クリニック・分院 …………… 東京都
- 小川クリニック ………………………… 東京都
- 菊名西口医院………………………… 神奈川県
- 神奈川レディースクリニック………… 神奈川県
- 佐久平エンゼルクリニック…………… 長野県
- 田村秀子婦人科医院…………………… 京都府
- オーク住吉産婦人科 …………………… 大阪府
- オーク梅田レディースクリニック……… 大阪府

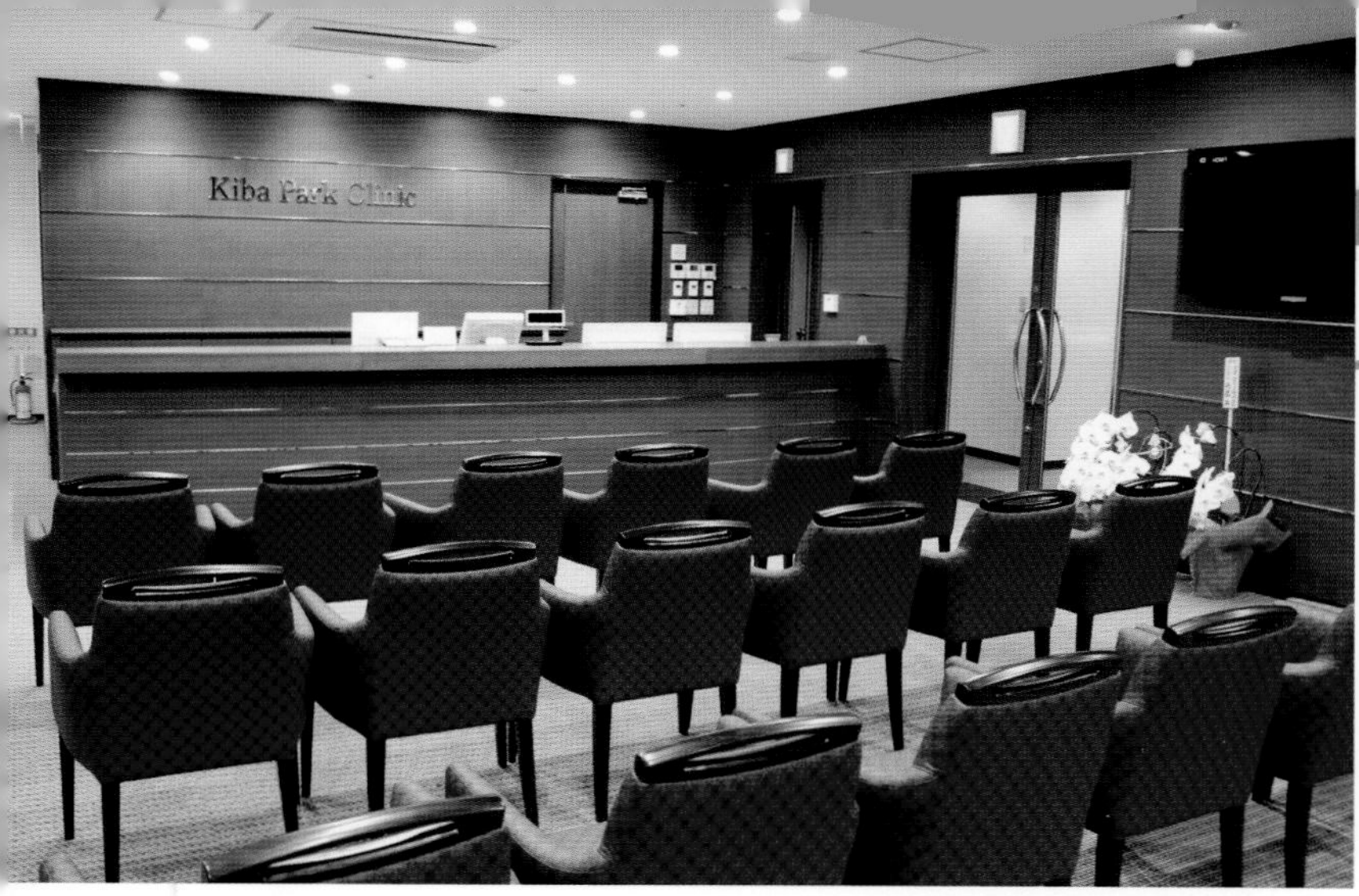

一般不妊症・体外受精・顕微授精・不育症　　東京都・江東区

木場公園クリニック・分院

TEL. 03-5245-4122　URL. https://www.kiba-park.jp

世界トップレベルの医療を提供しています。

不妊症の治療は時間を要することもあり、治療方針や将来に不安を抱く方も少なくありません。

そこで私たちクリニックでは、心のケアを大事に考え、心理カウンセラーや臨床遺伝専門医が患者さまの心の悩みをバックアップしています。

医療面では、一般不妊治療から生殖補助医療（体外受精、顕微授精）まで、生殖医療専門医による大学レベルの高品位な技術を提供し、世界トップレベルの医療と欧米スタイルでご夫婦の立場に立った、心の通った女性・男性不妊症の診察・検査・治療を行っておりますので、どうぞご夫婦でご相談にいらしてください。

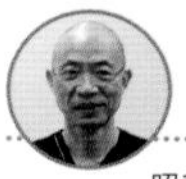

Profile.　吉田 淳 理事長

ISO 9001 Registered　UKAS　JISART Japanese Institution for Standardizing Assisted Reproductive Technology

昭和61年愛媛大学医学部卒業。同年5月より東京警察病院産婦人科に勤務。平成3年より池下チャイルドレディースクリニックに勤務。平成4年日本産科婦人科学会産婦人科専門医を取得。その後、女性不妊症・男性不妊症の診療・治療・研究を行う。平成9年日本不妊学会賞受賞。平成11年1月木場公園クリニックを開業。「不妊症はカップルの問題」と提唱し、日本で数少ない女性不妊症・男性不妊症の両方を診察・治療できるリプロダクション専門医である。

○ 診療時間 (8:30〜12:00、13:30〜16:30)

	月	火	水	木	金	土	日
午前	○	○	○	○	○	○※	ー
午後	○	●	○	●	○	○※	ー

● 6Fのみ火曜日と木曜日の午後13:30〜18:30
※土曜日 午前9:00〜14:00、午後14:30〜16:00
祝日の午前は8:30〜13:00

東京都江東区木場 2-17-13 亀井ビル

○東京メトロ東西線木場駅 3番出口より徒歩2分

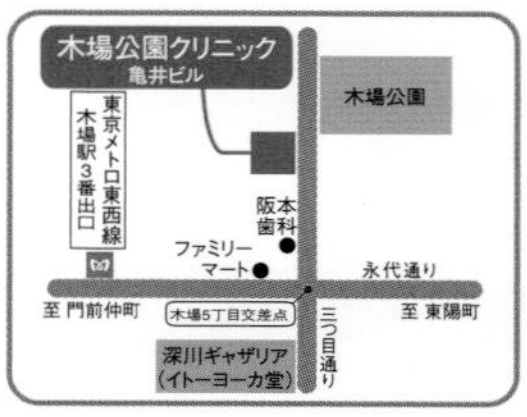

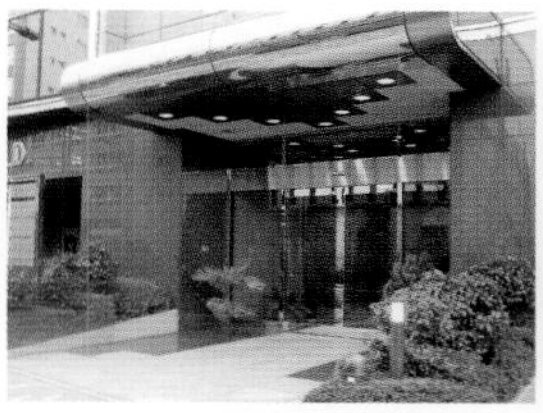

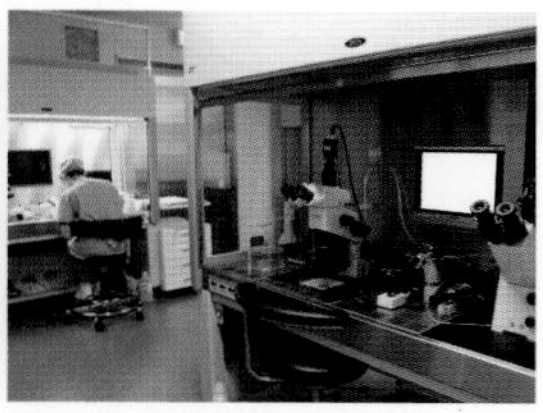

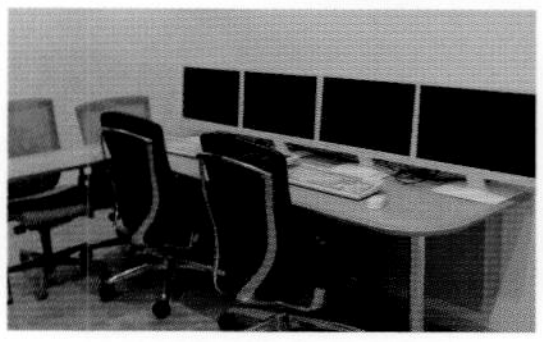

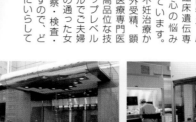

「不妊症はカップルの病気」

木場公園クリニック・分院は、カップルで受診しやすいクリニックを目指して、設計・運営しています。カップルで診察を待つ人が多いので、待合室に男性がいてもなんの違和感もありません。7階には子連れ専用フロアを開設させていただきました。月に2回 Web セミナーを行っています。

●人工授精 ●体外受精 ●顕微授精 ●凍結保存 ●男性不妊 ●カウンセリング ●女性医師 ●レーザー

体外受精・顕微授精・不妊症　　東京都・中央区

オーク銀座レディースクリニック

TEL. 0120-009-345　URL. https://www.oakclinic-group.com/

お子様を迎えるという目標に向かって、高度生殖補助医療による治療を提供しています。

患者様のお話をうかがい、お一人おひとりに合わせた治療プランをご提案します。男性不妊にも対応しており、ご夫婦で受診していただくことも可能です。また、週に3日は大阪の本院（オーク住吉産婦人科）から経験豊富な専門医が来院し、診療にあたっています。

体外受精周期の注射には365日対応しており、病院ではなく、患者様本位のスケジュールで治療を進めていただけます。

学会認定の胚培養士が在籍する国際水準の培養ラボラトリーを備え、院内の基準をクリアした胚培養士が、患者様に採卵した卵子や受精後の胚の状態をご説明しています。

患者様が一日も早く赤ちゃんを迎えられるよう、経験と技術に裏打ちされた治療でサポートして参ります。

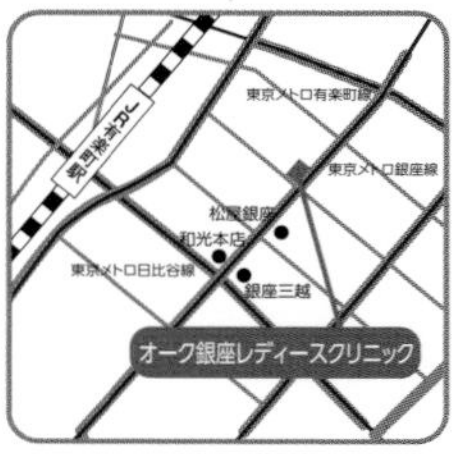

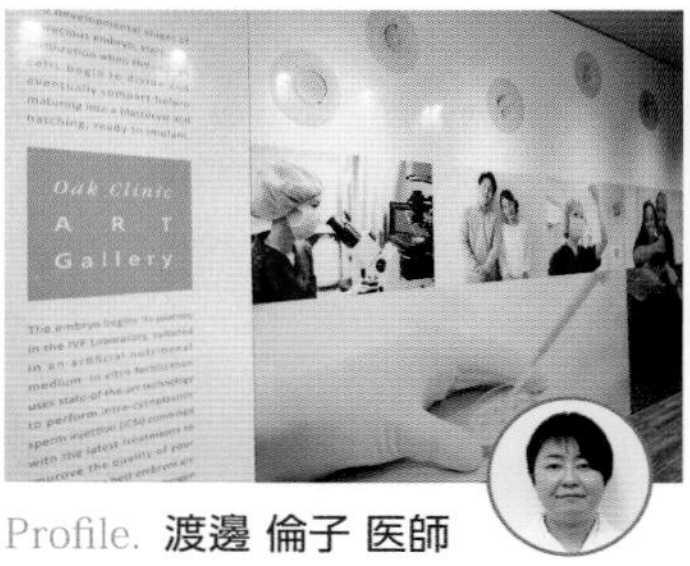

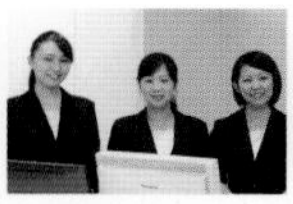

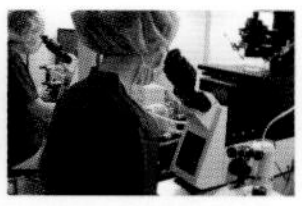

Profile.　渡邊 倫子 医師

筑波大学卒業。筑波大学附属病院、木場公園クリニック、山王病院等を経てオーク銀座レディースクリニック院長。得意分野は、男性不妊と内視鏡検査。もちろん女性不妊も専門です。男性、女性を診療できる数少ない生殖医療専門医です。

○ 診療時間

	月	火	水	木	金	土	日
午前	○	○	○	○	○	○	△
午後	○	○	○	○	○	○※	△
夜間	○	○	○	○	○	ー	ー

午前 9:00〜13:00、午後 14:00〜16:30
※土曜午後14:00〜16:00、夜間 17:00〜19:00
△日・祝日は 9:00〜15:00

東京都中央区銀座 2-6-12　Okura House 7F

○ JR 山手線・京浜東北線有楽町駅 徒歩5分、東京メトロ銀座駅 徒歩3分、東京メトロ有楽町線 銀座1丁目駅 徒歩2分

●人工授精 ●体外受精 ●顕微授精 ●凍結保存 ●男性不妊
●漢方 ●カウンセリング ●女性医師

不妊症・婦人科一般・更年期障害・その他　　千葉県・柏市

中野レディースクリニック

TEL. 04-7162-0345　URL. http://www.nakano-lc.com

エビデンスに基づいた、イージーオーダーの不妊治療。

患者様お一人おひとりに治療効果が高いレベルで実現できるよう、エビデンス（症状に対して効果があることがわかっている治療法）に基づいた治療を行っています。そして、最終的に一人でも多くの方が妊娠できるよう、それぞれの方に合った細やかな対応ができるようイージーオーダーの不妊治療をご提供しております。

不妊治療は、加齢とともに条件が悪くなりますから、みなさま、早めに私たちクリニックをお訪ねください。

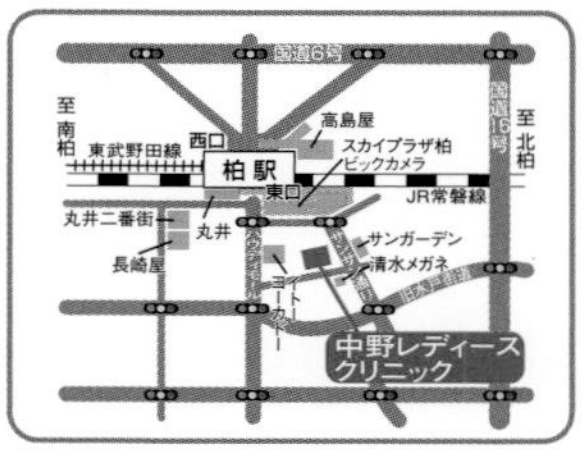

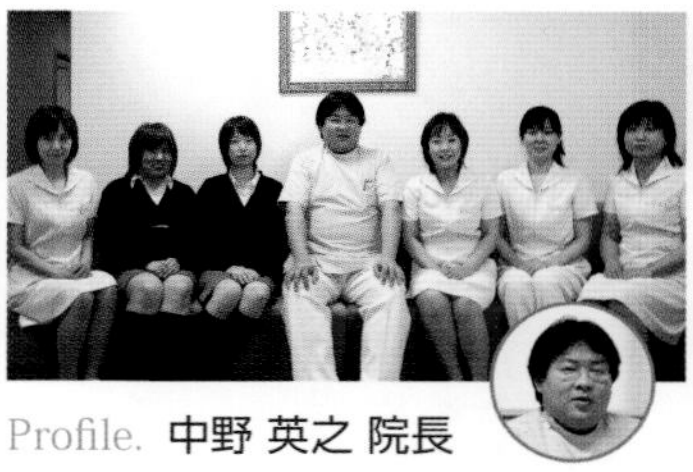

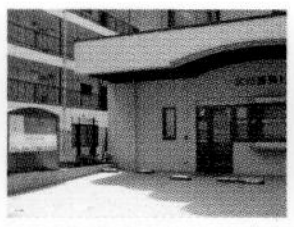

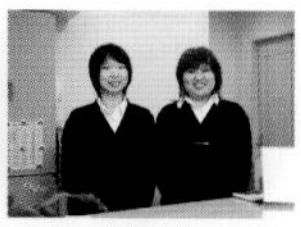

Profile.　中野 英之 院長

平成4年 東邦大学医学部卒業、平成8年 東邦大学大学院修了。この間、東邦大学での初めての顕微授精に成功。平成9年 東京警察病院産婦人科に出向。吊り上げ式腹腔鏡の手技を習得、実践する。
平成13年 宗産婦人科病院副院長。平成17年 中野レディースクリニックを開設。医学博士。
日本生殖医学会認定生殖医療専門医。

○ 診療時間 (9:00〜12:30、15:00〜19:00)

	月	火	水	木	金	土	日
午前	○	○	○	○	○	○	ー
午後	○	○	○	○	○	ー	ー
夜間	○	ー	○	ー	○	ー	ー

午後 15:00〜17:00、夜間 17:00〜19:00
※土曜午後、日・祝日は休診。
※初診の方は、診療終了1時間前までにご来院下さい。

千葉県柏市柏 2-10-11-1F

○ JR 常磐線柏駅東口より徒歩3分

●人工授精 ●体外受精 ●顕微授精 ●凍結保存
●男性不妊 ●カウンセリング

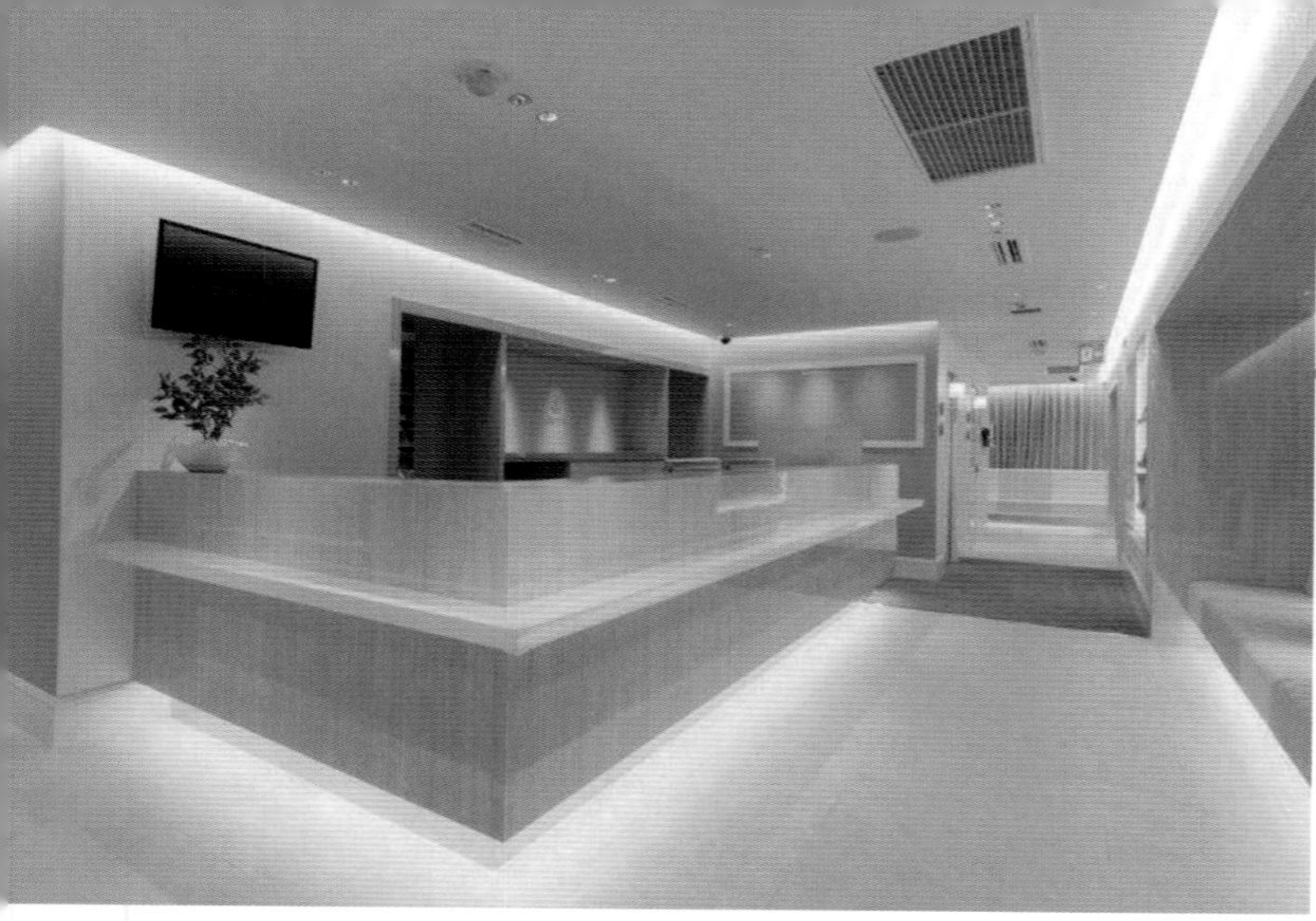

神奈川レディースクリニック

TEL. 045-290-8666 URL. http://www.klc.jp

患者様お一人おひとりのお気持ちを大切に納得のいく治療を進めていきます。

不妊・不育の治療をされている患者様の身近な存在として、気軽に活用できるクリニックでありたいというのが、私たちクリニックのモットーです。

不妊治療は、患者様の体調や気持ちにいかに寄り添うかが大切です。治療へのストレスや不安を少しでもとり除いて治療に臨んでいただくため、多くの相談窓口を設けておりますので、どうぞお気軽にご相談下さい。

不妊・不育症の原因は様々あり、複雑です。

患者様のお気持ちを大切に医師・培養士・看護師がチームとなって治療を進めてまいります。

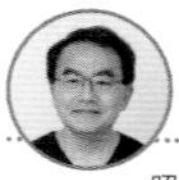

Profile. 小林 淳一 院長

昭和 56 年慶應義塾大学医学部卒業。慶應義塾大学病院にて習慣流産で学位取得。昭和 62 年済生会神奈川県病院にて、IVF・不育症を専門に外来を行う。平成 9 年新横浜母と子の病院にて、不妊不育 IVF センターを設立。平成 15 年 6 月神奈川レディースクリニックを設立し、同センターを移動する。医学博士。日本産科婦人科学会認定産婦人科専門医。母体保護法指定医。

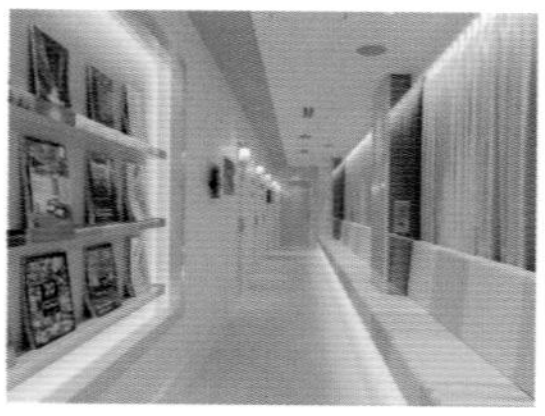

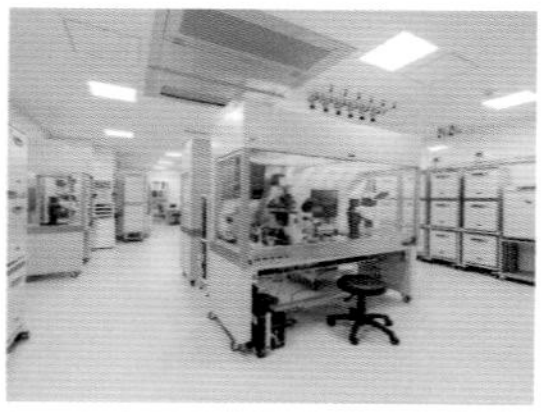

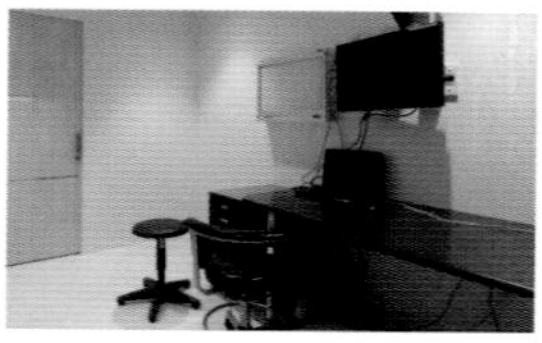

緊急時や入院の必要な方は、近隣の医療機関と提携し、24 時間対応にて診療を行っております。また、携帯電話から診察の順番がわかる、受付順番表示システムを導入しております。

○ 診療時間 (8:30〜12:30、14:00〜19:00)

	月	火	水	木	金	土	日
午前	○	○	○	●	○	△	△
午後	○	○	○※	●	○	―	―

△土・日(第2・第4)・祝日の午前は8:30〜12:00、午後休診
※水曜午後は14:00〜19:30
●木曜、第1・第3・第5日曜の午前は予約制

神奈川県横浜市神奈川区西神奈川1-11-5 ARTVISTA 横浜ビル

○ JR 東神奈川駅より徒歩5分、京急東神奈川駅より徒歩8分、東急東白楽駅より徒歩7分

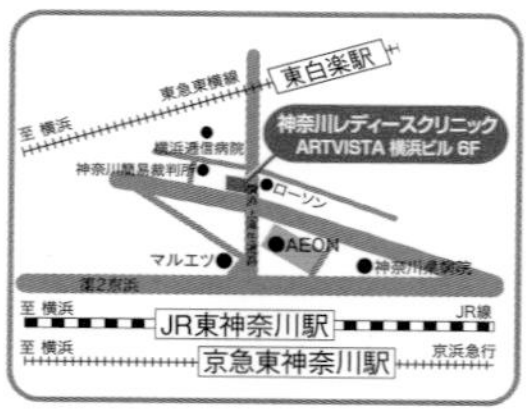

●人工授精 ●体外受精 ●顕微授精 ●凍結保存 ●男性不妊 ●漢方 ●カウンセリング ●食事指導

不妊症・産科・婦人科・小児科・内科　神奈川県・横浜市

菊名西口医院

TEL. 045-401-6444 URL. https://www.kikuna-nishiguchi-iin.jp

約6割の方が自然妊娠！プラス思考で妊娠に向けてがんばってみませんか？

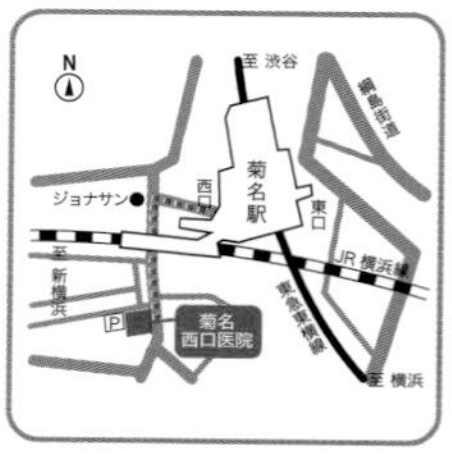

できる限り、自然に近い妊娠につながる不妊治療を心がけ、妊娠後のアフターフォローまで責任を持って診ることが、私たち菊名西口医院のモットーです。

そのため、外来の妊婦さんも約半数は不妊治療を経た妊娠成功者で、小児科の約3割はそのご夫婦のお子さんです。

「妊婦がいる外来は通院したくない」、「子どもがいる外来は通院したくない」というお気持ちは十分に受け止めています。だからこそ、そのご夫婦のように「妊娠できるんだ!」と、妊娠に向けてプラス思考へ切り替えてみませんか。

無理のない範囲で、根気強く。

基礎体温をつける気持ちになれないほど落ち込んだら、何カ月でも待ちます。通院をしばらく休んでも良いのですよ。

…「待つことも治療」ですから。

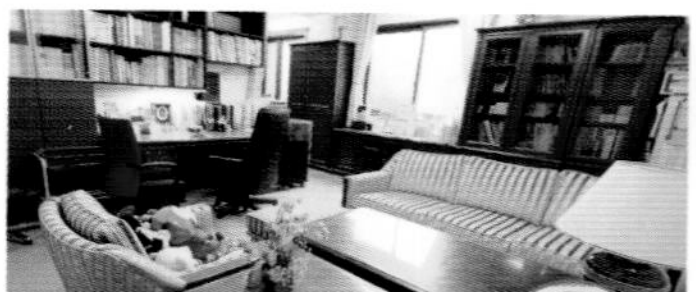

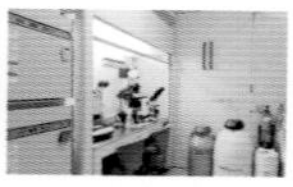

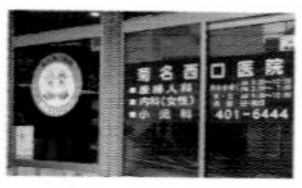

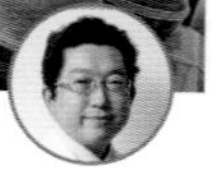

Profile. 石田 徳人 院長

平成2年 金沢医科大学卒業。同年聖マリアンナ医科大学産婦人科入局。平成8年 聖マリアンナ医科大学大学院修了。平成8年 カナダ McGill 大学生殖医学研究室客員講師。平成9年 聖マリアンナ医科大学産婦人科医長。平成13年 菊名西口医院開設。
日本産科婦人科学会認定産婦人科専門医。母体保護法指定医。医学博士。

○ 診療時間 (9:30〜12:30、15:30〜19:00)

	月	火	水	木	金	土	日
午前	○	○	○	○	○	○	―
午後	○	○	○	―	○	―	―

※木・土曜午後、日曜・祝日は休診。
※土曜午後、日曜・祝日は体外受精や顕微授精な　どの特殊治療を行う患者さんのみを完全予約制　にて行っています。
※乳房外来、小児予防接種は予約制。

神奈川県横浜市港北区篠原北 1-3-33

○ JR横浜線・東急東横線 菊名駅西口より徒歩1分
医院下に駐車場4台有り。(車でお越しの方は、そ　の旨お伝え下さい。)

●人工授精 ●体外受精 ●顕微授精 ●凍結保存 ●男性不妊
●漢方 ●カウンセリング ●食事指導 ●運動指導

不妊症・妊婦健診・婦人科一般・更年期障害・その他　東京都・豊島区

小川クリニック

TEL. 03-3951-0356 URL. https://www.ogawaclinic.or.jp

希望に沿った治療の提案で、無理のない妊娠計画を実現。

不妊治療の基本は、なるべく自然に近い形で妊娠を叶えることです。やみくもに最新治療の力を借りることは、避けなければなりません。

私たちクリニックでは、まずタイミング法より始め、漢方療法、排卵誘発剤、人工授精など、その人の状態により徐々にステップアップしていきます。

開院以来、高度生殖医療（体外受精、顕微授精など）の治療に到達する前に多くの方々が妊娠されています。

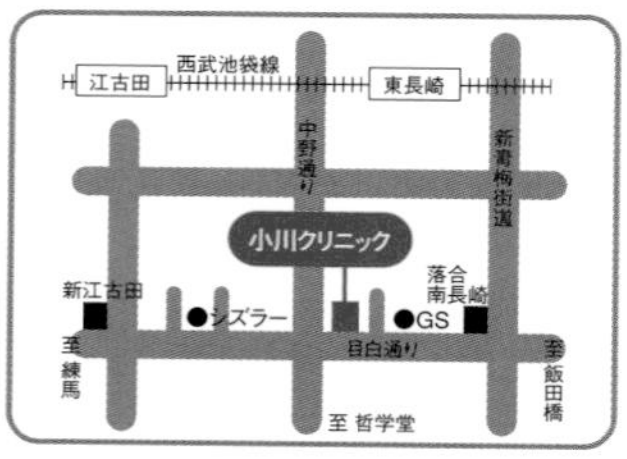

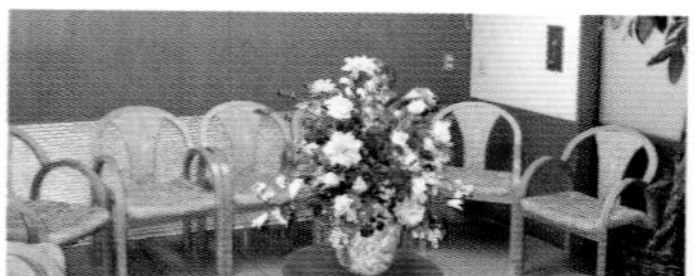

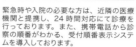

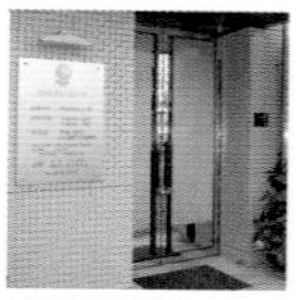

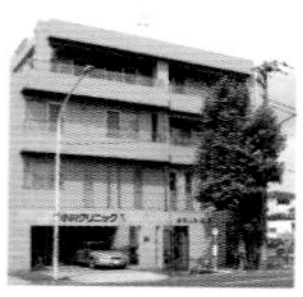

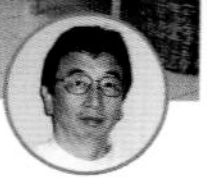

Profile. 小川 隆吉 院長

医学博士。元日本医科大学産婦人科講師。1975年 日本医科大学卒業後、医局を経て1995年4月まで都立築地産院産婦人科医長として勤務。1995年6月不妊症を中心とした女性のための総合クリニック、小川クリニックを開院。著書に「不妊の最新治療」「ここが知りたい不妊治療」「更年期を上手に乗り切る本」「30才からの安産」などがある。

○ 診療時間 (9:00〜12:00、15:00〜18:00)

	月	火	水	木	金	土	日
午前	○	○	○	○	○	○	―
午後	○	○	―	○	○	―	―

※水・土曜の午後、日・祝日は休診。緊急の際は、上記に限らず電話連絡の上対応いたします。

東京都豊島区南長崎 6-7-11

○ 西武池袋線東長崎駅、地下鉄大江戸線落合南長崎駅より徒歩8分

●人工授精 ●男性不妊 ●漢方 ●カウンセリング

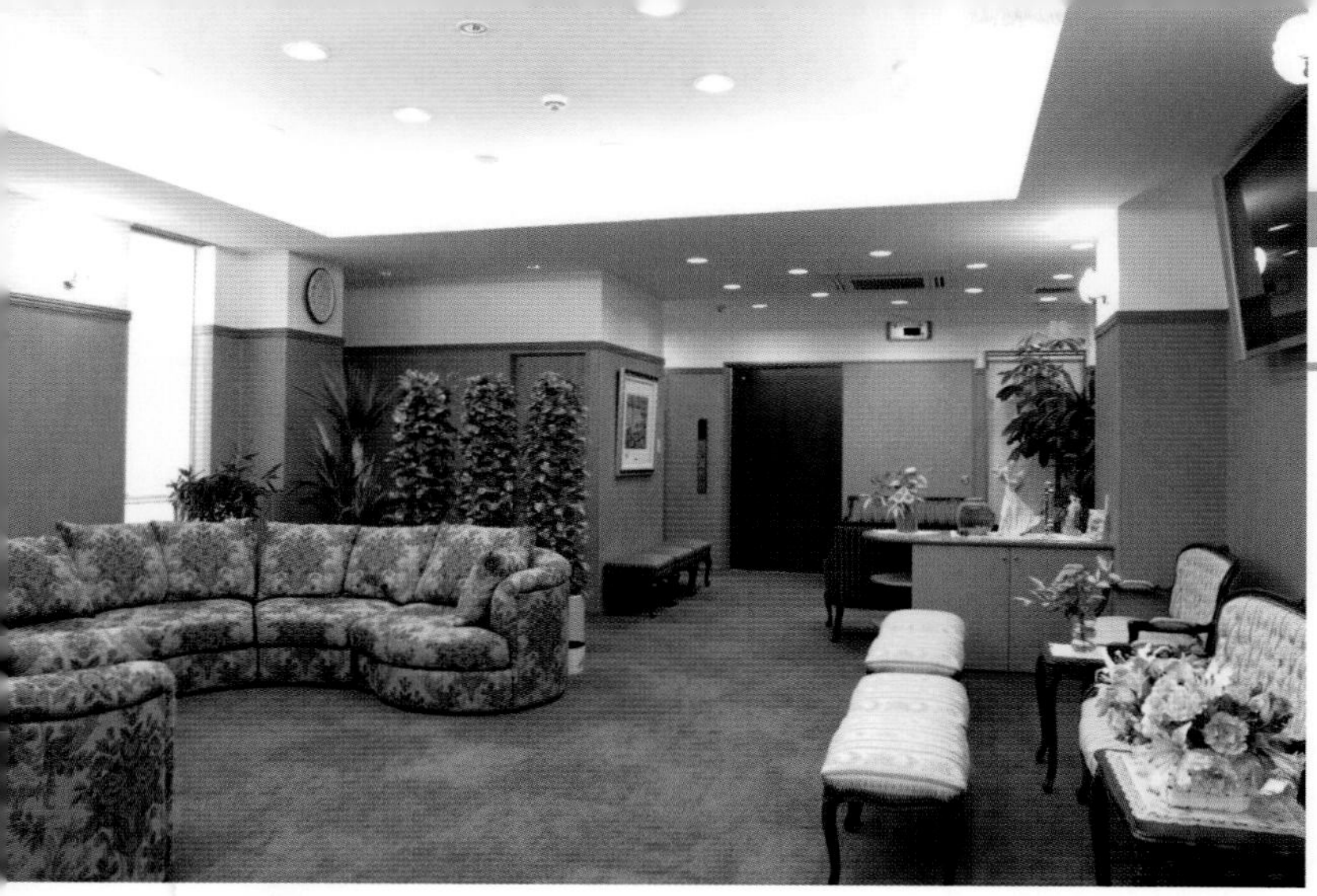

不妊症専門　京都府・京都市

田村秀子婦人科医院

TEL. 075-213-0523 URL. https://www.tamura-hideko.com/

心の持ち方や考え方、生活習慣などを聞き、その人だけのオーダーメイドな治療の提案。

『これから病院に行くんだ』という気持ちでなく、もっとリラックスした気持ちで、たとえばレストランに食事に行く時やウィンドウショッピングの楽しさ、ホテルでお茶をする時の心地良さで来ていただけるような病院を目指しています。

また、不妊症は子どもが欲しくても自分ではどうしようもなく、かつ未体験のストレスとの戦いでもありますから、できればここに来たら、お姫さまのように自分主体でゆとりや自信を持てる雰囲気を作るよう心がけています。

我々は皆様が肩の力を抜いて通院して下さってこそ、治療の最大の効果を発揮できるものと思っております。ですから、そんな雰囲気作りに、これからも力を注いでいきたいと思っています。

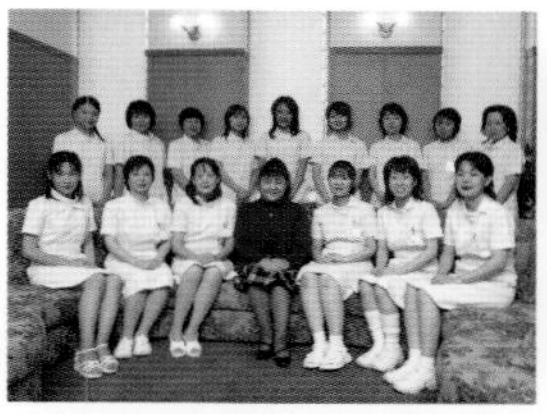

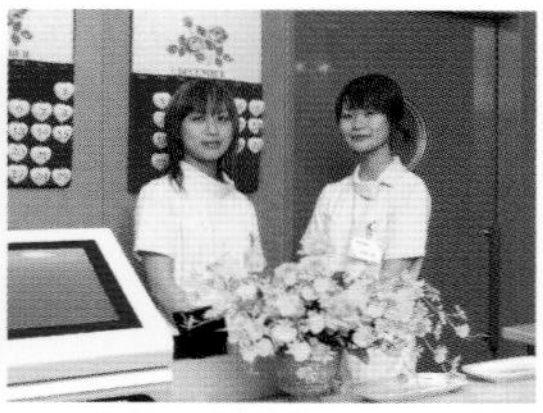

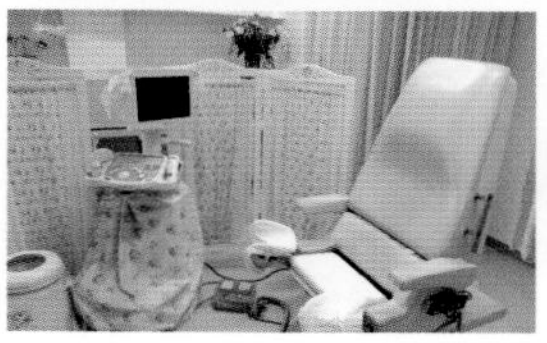

やわらかくあたたかいカラーリング。アロマテラピーによる心地よい香り。さらに、冷たさを感じないようにと医療機器に覆いかけられたクロスなど、院内には細かな配慮がなされている。体外受精のあとに安静室（個室）でもてなされる軽食も好評。

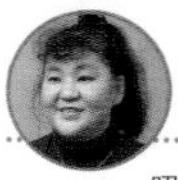

Profile. 田村 秀子 院長

昭和 58 年、京都府立医科大学卒業。平成元年同大学院修了。同年京都第一赤十字病院勤務。平成 3 年、自ら治療し、妊娠 13 週での破水を乗り越えてできた双子の出産を機に義父の経営する田村産婦人科医院に勤務して不妊部門を開設。平成 7 年より京都分院として田村秀子婦人科医院を開設。平成 15 年 8 月、現地に発展移転。現在、自院、田村産婦人科医院、京都第二赤十字病院の 3 施設で不妊外来を担当。専門は生殖内分泌学。医学博士。

○ 診療時間 (9:30〜12:00、13:00〜19:00)

	月	火	水	木	金	土	日
午前	○	○	○	○	○	○	ー
午後	○	○	○	○	○	ー	ー
夜間	○	○	○	○	○	ー	ー

午後 13:00〜15:00、夜間 17:00〜19:00
※日・祝祭日休診

京都府京都市中京区御池高倉東入ル御所八幡町 229

○市営地下鉄烏丸線 御池駅 1 番出口 徒歩 3 分

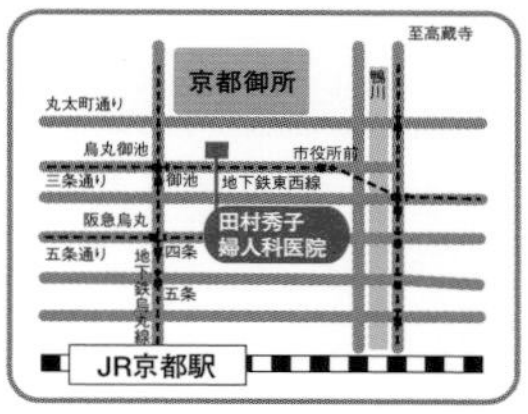

●人工授精 ●体外受精 ●顕微授精 ●凍結保存 ●男性不妊 ●漢方 ●カウンセリング ●女性医師

不妊症・リプロダクションセンター・体外受精ラボラトリー・サージセンター　大阪府・大阪市

オーク住吉産婦人科

TEL. 0120-009-345 URL. https://www.oakclinic-group.com/

高度生殖補助医療の専門クリニック。年中無休の体制で最先端の治療を提供します。

バックアップ体制の整った高度生殖補助医療実施施設です。働きながら不妊治療を受けていただきやすい体制を整えています。

生殖医療に長年携わっている専門医が、患者様お一人おひとりのお話をうかがった上で治療プランをご提案いたします。男性不妊にも対応し、ご夫婦での受診も可能です。

国際水準の培養ラボラトリーには、学会認定の胚培養士が多数在籍し、日々技術の習得や研究にあたっています。

患者様が納得して治療を受けて頂けるようドクター、スタッフが一丸となって治療に取り組んでいます。

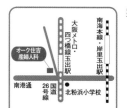

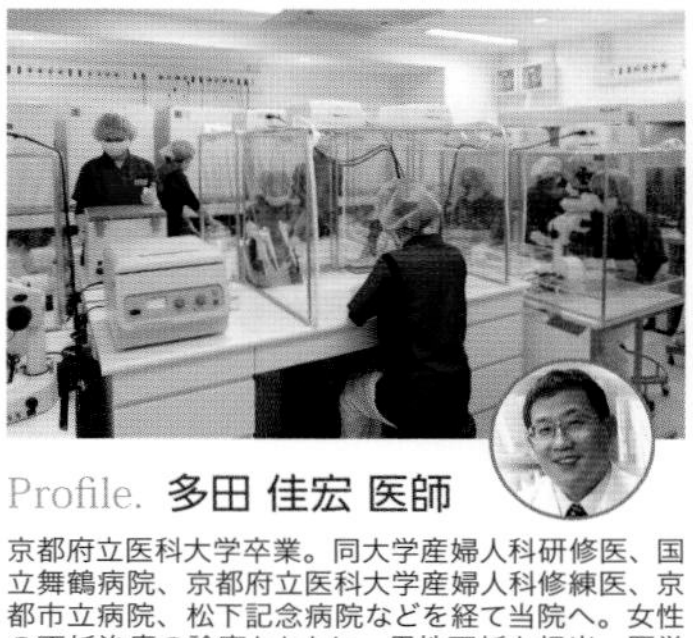

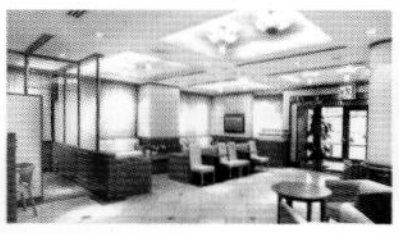

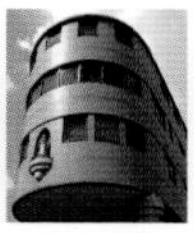

○ 診療時間

	月	火	水	木	金	土	日
午前・午後	○	○	○	○	○	●	ー
夜間	○	○	○	○	○	ー	ー

午前・午後 9:00〜16:30、夜間 17:00〜19:00
● 土は9:00〜16:00

Profile. 多田 佳宏 医師

京都府立医科大学卒業。同大学産婦人科研修医、国立舞鶴病院、京都府立医科大学産婦人科修練医、京都市立病院、松下記念病院などを経て当院へ。女性の不妊治療の診察とともに、男性不妊も担当。医学博士。日本産科婦人科学会認定産婦人科専門医、日本生殖医学会認定生殖医療専門医。

大阪府大阪市西成区玉出西 2-7-9

○ 大阪メトロ四つ橋線玉出駅 5 番出口徒歩 0 分
南海本線岸里玉出駅徒歩 10 分

●人工授精 ●体外受精 ●顕微授精 ●凍結保存 ●男性不妊
●漢方 ●カウンセリング ●女性医師

不妊症・産婦人科　長野県・佐久市

佐久平エンゼルクリニック

TEL. 0267-67-5816 URL. https://www.sakudaira-angel-clinic.jp/

患者様との対話を重視し、患者様の希望や思いに寄り添った生殖医療を提供いたします。

2022年4月以降の生殖医療保険診療化に伴い、当院では従来通り、自由診療による個々の患者様に合わせた最適な治療を提案するオーダーメイド治療と、保険診療の範囲内で治療完結を目指す保険診療の2本立てメニューで治療を提供いたします。

オーダーメイド治療では、個々の患者様の不妊原因や体の状態、仕事と治療の両立を最大限に考慮し、最適な治療を提案いたします。そして最短の治療期間で結果を出して、生まれてくるお子様と過ごす時間を長く有意義にしていただくことを目標とします。

一方、低コストでの治療を希望される方には、保険診療を選択いただけます。どちらもご希望の治療が提案できますよう努めて参ります。

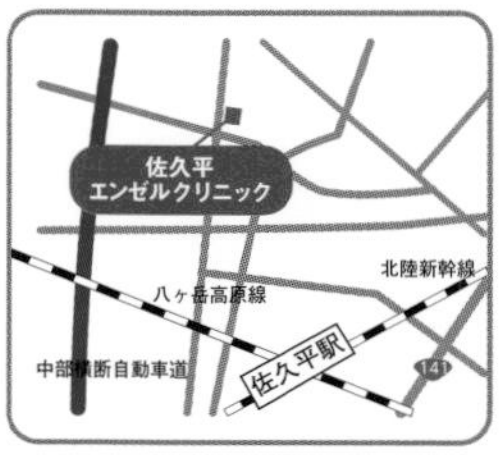

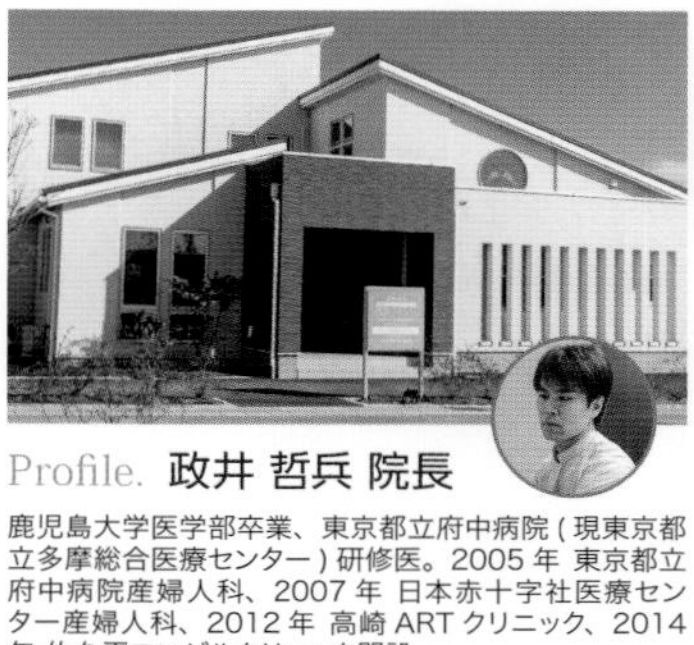

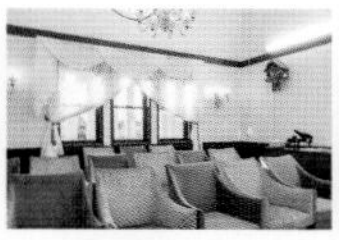

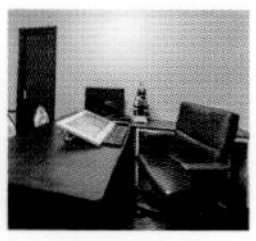

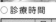

○ 診療時間 (8:30〜12:00、14:00〜18:00)

	月	火	水	木	金	土	日
午前	○	○	○	○	○	○	△
午後	○	○	ー	○	○	ー	ー

※最終受付は17:30。※水曜、土曜の午後、日曜は休診。△医師が必要と判断した場合は診察、採卵等の処置を行います。※体外受精説明会は、WEB配信方式としております。

Profile. 政井 哲兵 院長

鹿児島大学医学部卒業、東京都立府中病院 (現東京都立多摩総合医療センター) 研修医。2005 年 東京都立府中病院産婦人科、2007 年 日本赤十字社医療センター産婦人科、2012 年 高崎 ART クリニック、2014 年 佐久平エンゼルクリニック開設。
日本産科婦人科学会認定産婦人科専門医、日本生殖医学会認定生殖医療専門医。

長野県佐久市長土呂1210-1

○ 佐久北IC・佐久ICより車で約5分
JR佐久平駅より徒歩約10分

●人工授精 ●体外受精 ●顕微授精 ●凍結保存
●男性不妊 ●漢方 ●カウンセリング

インターネットでも、不妊治療の
幅広い情報を提供しています。

不妊治療情報センター・FUNIN.INFO

https://www.funin.info

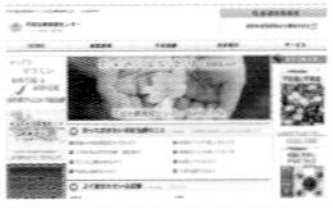

全国の不妊治療施設を紹介する不妊治療情報センター・funin.info です。コンテンツは、不妊治療に絡んだ病院情報がメインです。

全国体外受精実施施設完全ガイド

https://www.quality-art.jp

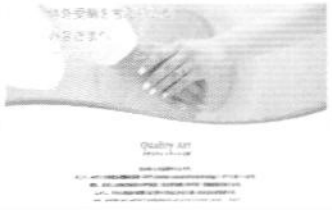

体外受精の質を追求するクリニックの情報を多項目から公開するとともに、全国の体外受精実施施設を紹介しています。

不妊治療の先生に聞いてみた!

https://funin.clinic/

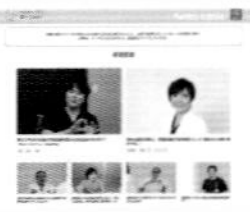

治療に臨むカップルが赤ちゃんを授かるために聞きたいこと、心配や疑問に思っていることを医師に取材！
記事は、テーマごとに分けられ、定期的にアップしています。

不妊症・体外受精・顕微授精　　大阪府・大阪市

オーク梅田レディースクリニック

TEL. 0120-009-345　URL. https://www.oakclinic-group.com/

患者様の妊娠に向けた診療に、不妊治療の専門院として全力で取り組んでいます。

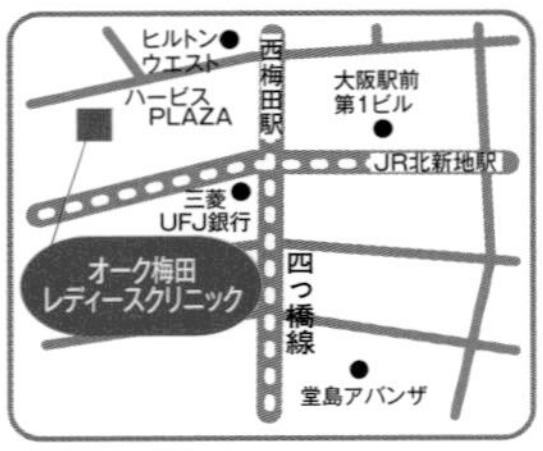

多数のオリジナル・メソッドを含む検査と治療をメニューに用意しています。

国際水準の培養ラボラトリーを備えた高度生殖補助医療実施施設です。体外受精は患者様のお話をうかがい、お一人おひとりに合わせたプランをご提案しています。移転に伴いオペ室、培養室を完備しました。これまで本院で実施していた採卵や移植等も、本院と同様に梅田院でも実施可能になりました。

患者様とともに、妊娠という目標に向かって治療を進めて参ります。

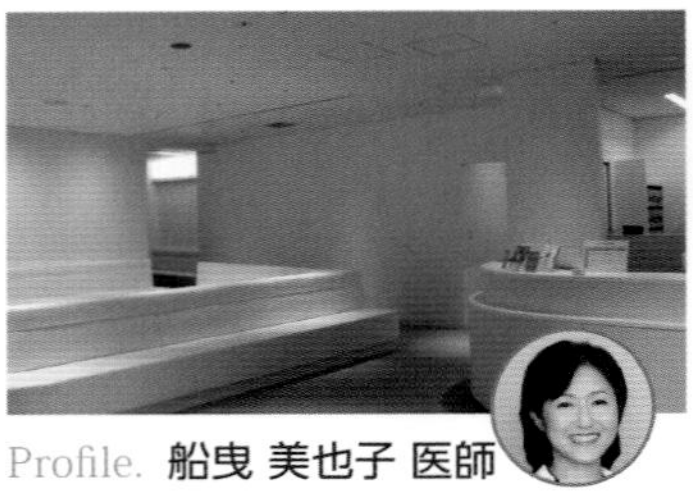

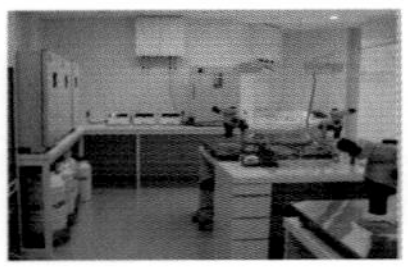

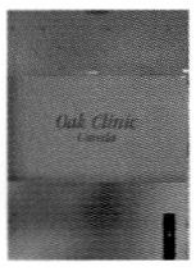

Profile.　船曳 美也子 医師

神戸大学文学部心理学科、兵庫医科大学卒業
兵庫医科大学、西宮中央市民病院、パルモア病院を経て当院へ。エジンバラ大学で未熟卵の培養法などを学んだ技術と自らの不妊体験を生かし、当院・オーク住吉産婦人科で活躍する医師。日本産科婦人科学会認定産婦人科専門医、日本生殖医学会認定生殖医療専門医。

○ 診療時間

	月	火	水	木	金	土	日
午前	○	○	○	○	○	○	○
午後	○	○	○	○	○	●	△
夜間	○	○	○	○	○	―	―

午前 09:00 ～ 13:00、午後 14:00 ～ 16:30
夜間 17:00 ～ 19:00
● 土は 14:00 ～ 16:00、△ 日・祝日は 14:00 ～ 15:00
大阪府大阪市北区梅田 2-5-25 ハービス PLAZA 3F
○大阪メトロ四つ橋線西梅田駅、JR 東西線北新地駅　C60 出口すぐ。JR 大阪駅より徒歩 7 分

●人工授精 ●体外受精 ●顕微授精 ●凍結保存 ●男性不妊
●漢方 ●カウンセリング ●女性医師

体外受精を考えているみなさまへ

Quality Art

www.quality-art.jp

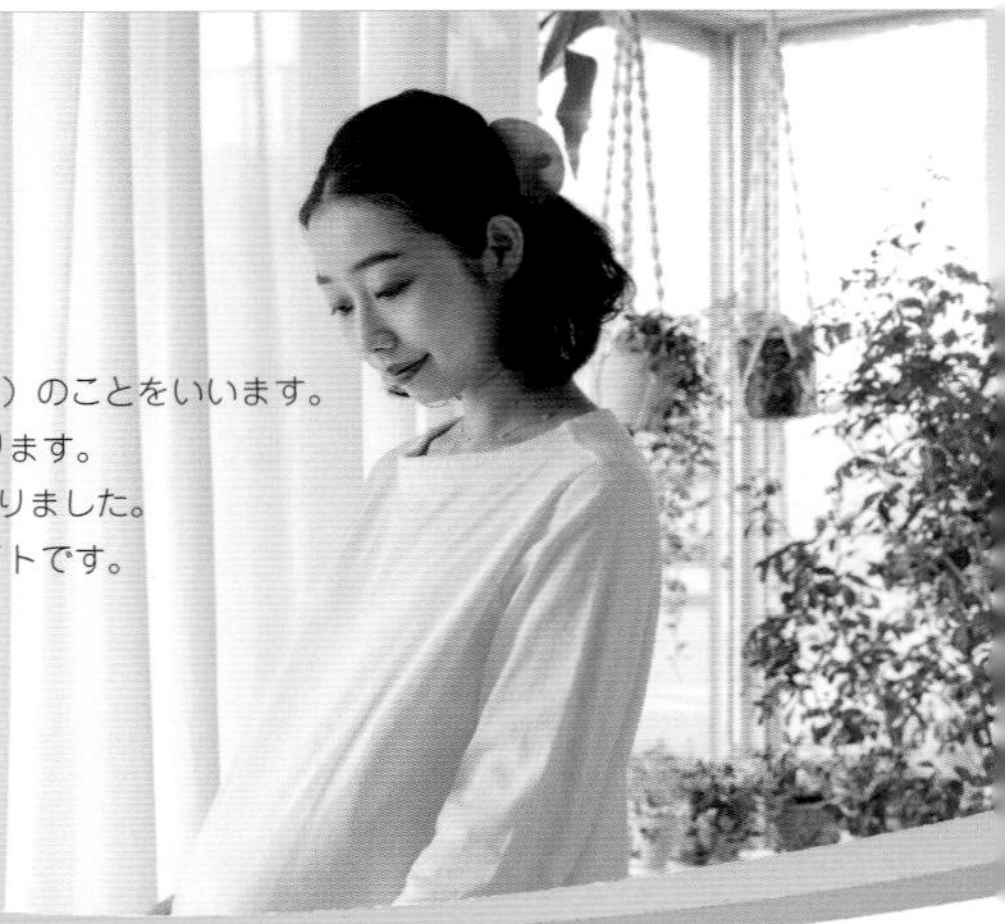

Quality とは品質のことです。

そして、ART とは高度生殖補助医療（ART: assisted reproductive technology ）のことをいいます。

現在、日本には約 600 件ほどの ART 施設（日本産科婦人科学会登録施設）があります。

保険診療が始まって、どの ART 施設でも同じ治療を受けることができるようになりました。

自由診療との違いはあるのでしょうか？ 自由診療の頃の ART の流れがわかるサイトです。

あなたの受けようとしている治療が満足なものでありますように

contents

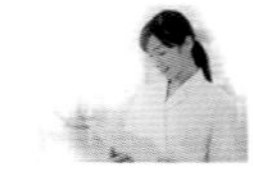
治療をはじめるとき

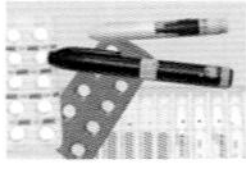
誘発方法と使用薬剤

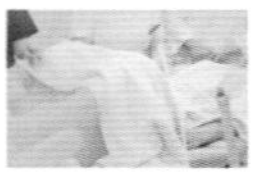
採卵について

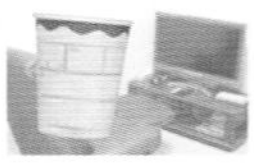
採精について

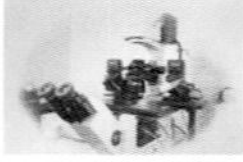
培養と培養室

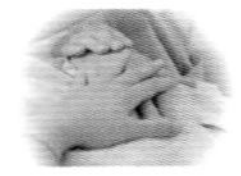
胚移植について

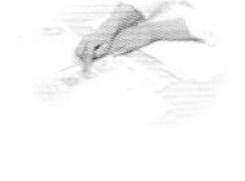
胚移植後の管理

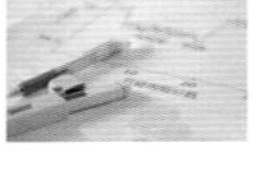
妊娠判定について

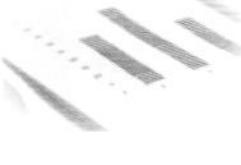
実施数について

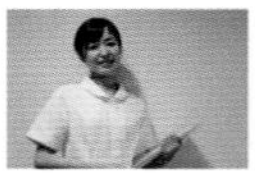
スタッフについて

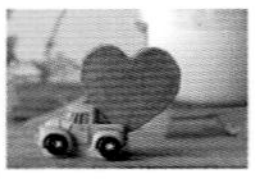
治療施設の思い

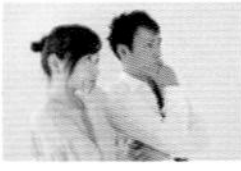
体外受精の未来

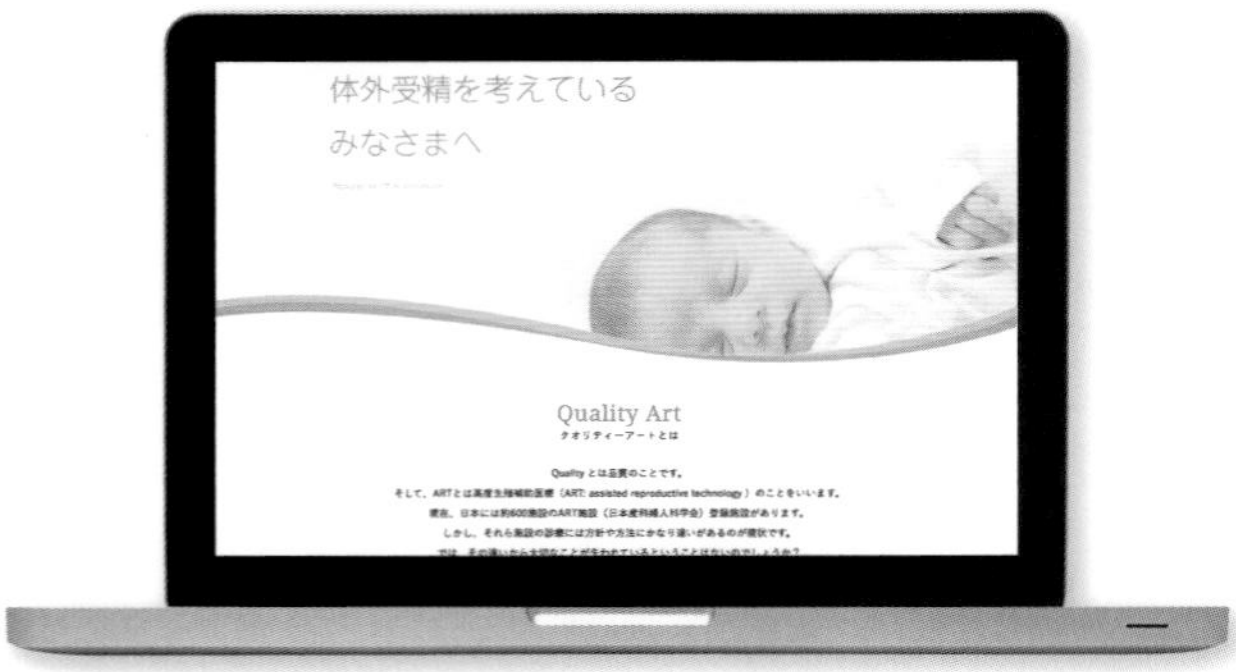

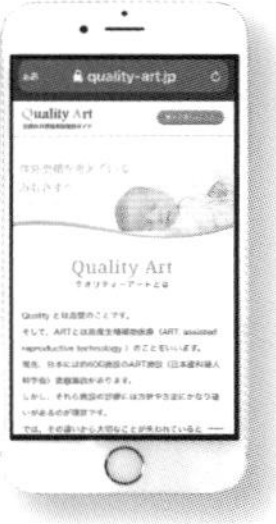

保険診療にお任せの不妊治療でなく、
体外受精のこともよく知って治療に臨むことをオススメします！
きっと、納得の診療を受けることができるでしょう。

治療前にぜひ知っておきたい！

高額療養費制度 と 医療費控除

治療内容によっては自己負担額が大きくなることも考えられる不妊治療。
そこでぜひ覚えておきたいのが高額な医療費の負担を軽減するために設けられた「高額療養費制度」と「医療費控除」という２つの制度。今回はそれぞれの概要と利用方法について解説します。

高額療養費制度とは？

医療機関や薬局の窓口で支払う医療費が１か月（同一月の１日から末日まで）で上限額を超えた場合にその超えた額が支給される制度。上限額は医療費の家計負担が重くならないよう、年齢や所得に応じて定められています。

■ 収入に応じて以下のア～オの区分があります。

ア	252,600 （842,000円の3割）＋ （医療費－842,000）× 1%	標準報酬月額83万以上 （年収　約1,160万超）	年収 901 万以上
イ	167,400 （558,000円の3割）＋ （医療費－558,000）× 1%	標準報酬月額53万～79万 （年収　約770万～1,160万）	年収 600 万～ 901 万
ウ	80,100 （267,000円の3割）＋ （医療費－267,000）× 1%	標準報酬月額28万～50万 （年収　約370万～770万）	年収 210 万～ 600 万
エ	57,600 （192,000円の3割）	標準報酬月額26万未満 （年収　約370万未満）	年収 210 万以下
オ	35,400 （118,00 円の 3 割）	住民税非課税の方	

※保険証が「本人」の場合はご本人の収入、ご主人の扶養の場合はご主人の収入となります。

高額療養費制度の対象は？

高額療養費制度の対象となるのは、「保険適用」の高額な医療を受け、支払った自己負担額の「上限額を超えた分」になります。そのため、先進医療費や自由診療費、入院した際の差額ベッド代や食事代などは対象外となります。

申請方法は？

加入している健康保険・医療保険の提出窓口に申請書を提出もしくは郵送するのが一般的。支給はだいたい病院などの窓口で治療費を支払ってから３～４カ月後になります。加入している保険によって申請方法が異なる場合がありますので、詳しくはお持ちの保険証に記載の電話番号にお問い合わせを。

医療費控除とは？

その年の１月１日から 12 月 31 日までの間に医療機関や薬局で支払った医療費が一定額（一般的には 10 万円超、総所得 200 万未満は総所得金額の 5%）を超えた場合に、その金額に応じて所得に課せられる所得税や住民税の負担が控除される制度です。病院での診察費や治療費、薬代はもちろん、通院のためにかかった交通費なども対象となります。

申請方法は？

医療費控除に関する事項など、必要事項を記載した確定申告書を提出して所轄の税務署に申請します。その際は医療費の領収書から「医療費控除の明細書」を作成し、確定申告書に添付します。治療や通院に関わる支払いをした時には、レシートや領収書をしっかりと取っておくようにしましょう。

「マイナ保険証」利用なら手続きが自動に！

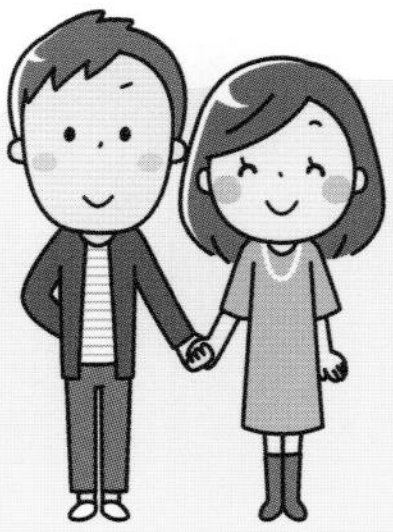

マイナンバーカードを健康保険証として利用する「マイナ保険証」を利用すると、2023 年４月から従来の保険証を利用するよりも窓口での自己負担額が軽減されます（オンライン請求・資格確認システムを導入している医療機関の場合。2023 年 12 月までの期間限定措置）。

また、治療受付時に窓口に設置されている専用の機器にマイナ保険証を挿入し、自身の情報を医療機関に提供することに同意すれば、自動的に高額療養費制度が適用されるように！「限度額適用認定証」を申請・提示しなくても自己負担限度額のみの負担で済みます。

ママなり

応援レシピ

recipe

Summer 2023

― スプラウトで効率的に栄養素を摂ろう！―

スプラウトとは、発芽野菜、または新芽野菜とも言われ、主に穀類、豆類、野菜の種子を人為的に発芽させた新芽です。かいわれやもやし、ブロッコリーなどはよく見かけますね。今回は生食できるスプラウトを使ったレシピです。

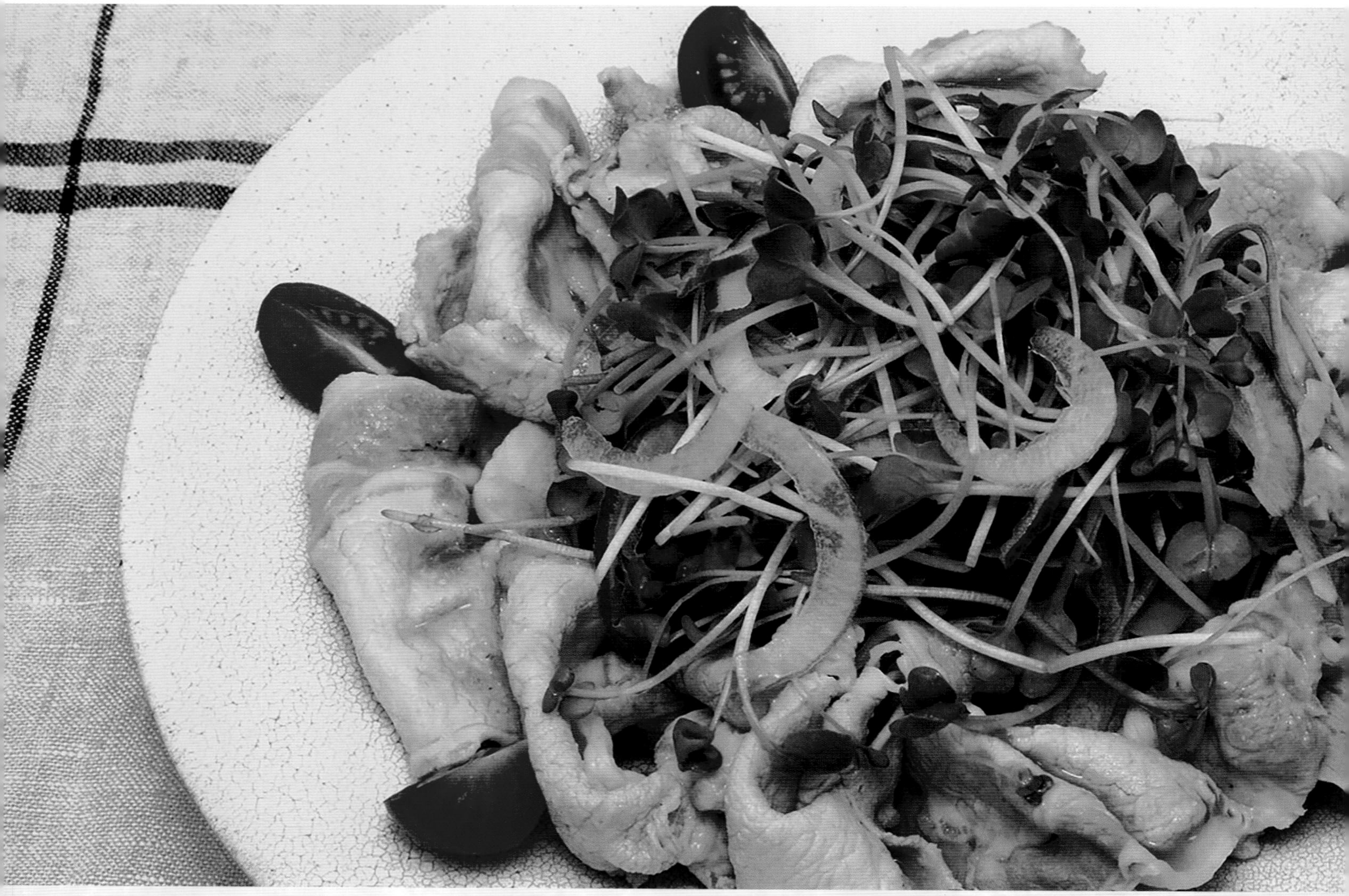

recipe 01：冷しゃぶとスプラウトのサラダ

材料［2人分］

しゃぶしゃぶ用肉	200ｇ
かいわれ大根	1/2パック
ブロッコリースプラウト	1/2パック
紫玉ねぎ	1/4個
サラダ油	小さじ2
ポン酢	適量

作り方

1. かいわれ大根、ブロッコリースプラウトは根元を切り落とす。紫玉ねぎは薄切りにし、全てを混ぜ合わせ水にさらしたあと、水けをしっかりきる。
2. 肉は食べやすい大きさに切る。鍋にたっぷりの湯を沸かし、酒（分量外）を加え、ゆらゆらする程度の火加減で、サッとゆでて自然に冷ます。
3. 2の粗熱が取れたら器に盛り、1を山盛りにしてぽん酢をかけ完成。

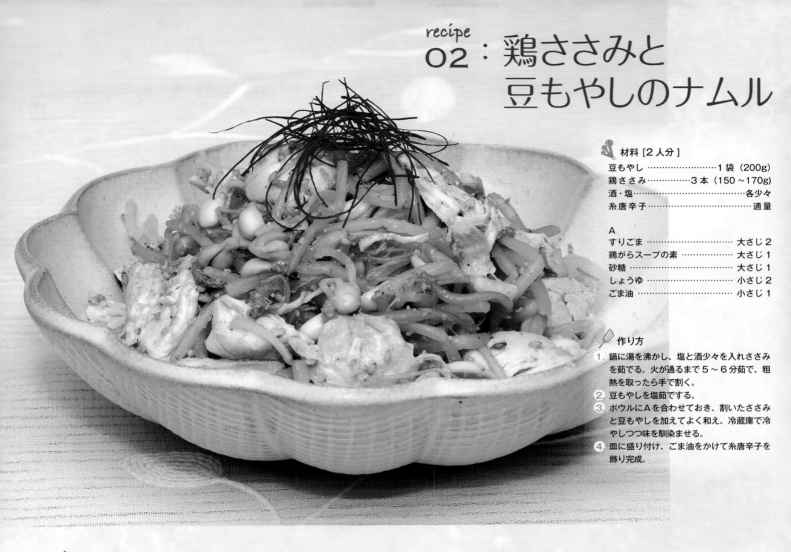

recipe 02：鶏ささみと豆もやしのナムル

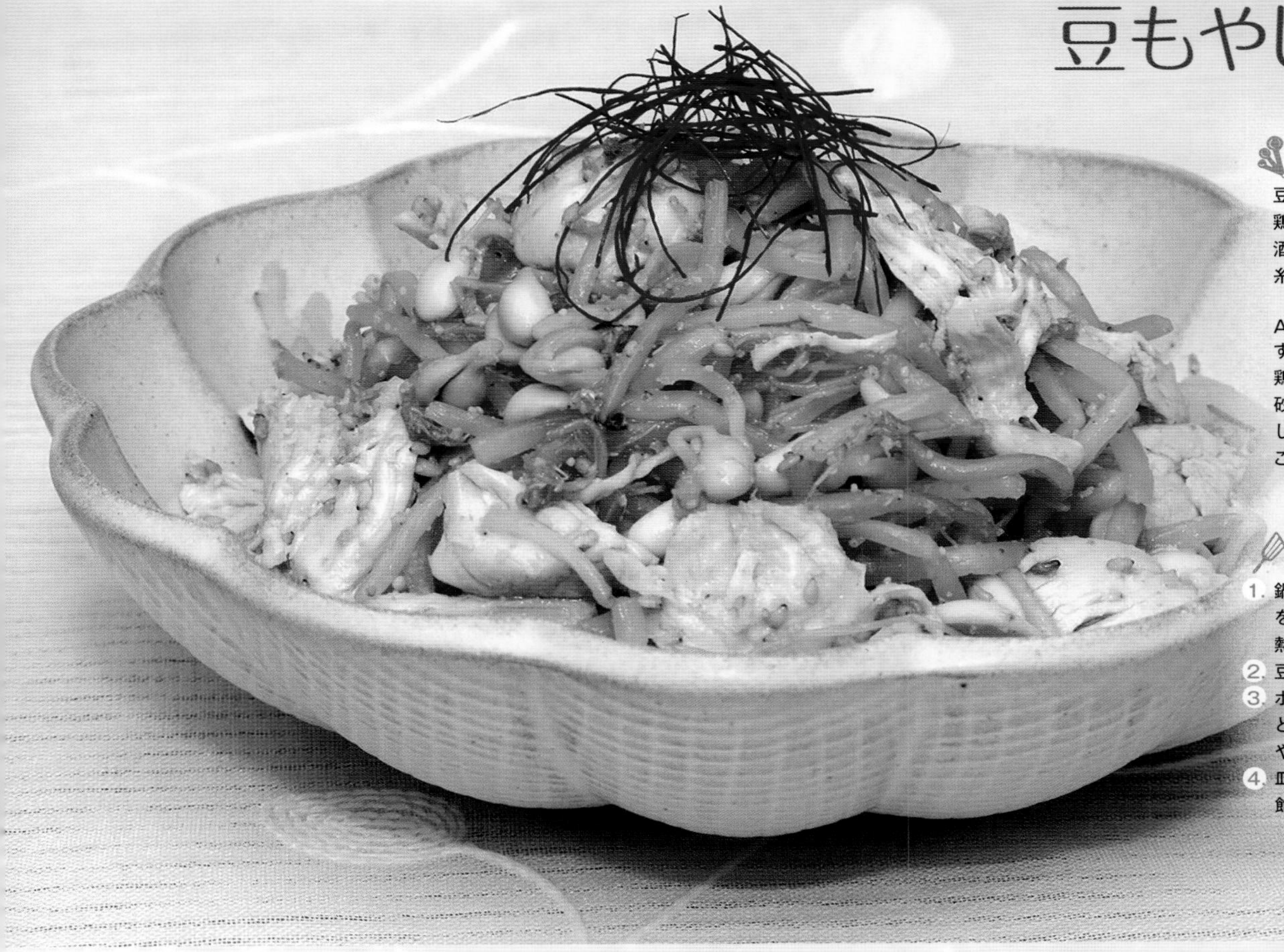

材料 [2人分]

豆もやし……………………1袋（200g）
鶏ささみ…………3本（150～170g）
酒・塩……………………………各少々
糸唐辛子……………………………適量

A
すりごま …………………… 大さじ2
鶏がらスープの素 ……………… 大さじ1
砂糖 ………………………… 大さじ1
しょうゆ ……………………… 小さじ2
ごま油 ………………………… 小さじ1

作り方

1. 鍋に湯を沸かし、塩と酒少々を入れささみを茹でる。火が通るまで5～6分茹で、粗熱を取ったら手で割く。
2. 豆もやしを塩茹でする。
3. ボウルにAを合わせておき、割いたささみと豆もやしを加えてよく和え、冷蔵庫で冷やしつつ味を馴染ませる。
4. 皿に盛り付け、ごま油をかけて糸唐辛子を飾り完成。

recipe 03：もやしとアルファルファの胡麻和え

材料 [2人分]

アルファルファ………………… 1パック
もやし ……………………………100g

A
すりごま…………………………… 10g
砂糖……………………………… 10g
しょうゆ…………………………… 10g

作り方

1. もやしを茹で、ざるにあけ粗熱をとる。
2. すりごまと砂糖としょうゆを混ぜておく。
3. アルファルファは水洗いして、水気を切って、盛り付けの飾り用は少しよけておく。
4. もやしの粗熱が取れたら、Aにもやしとアルファルファを入れてよく混ぜ合わせる。
5. 器に盛り付け、飾り用アルファルファを乗せて完成。

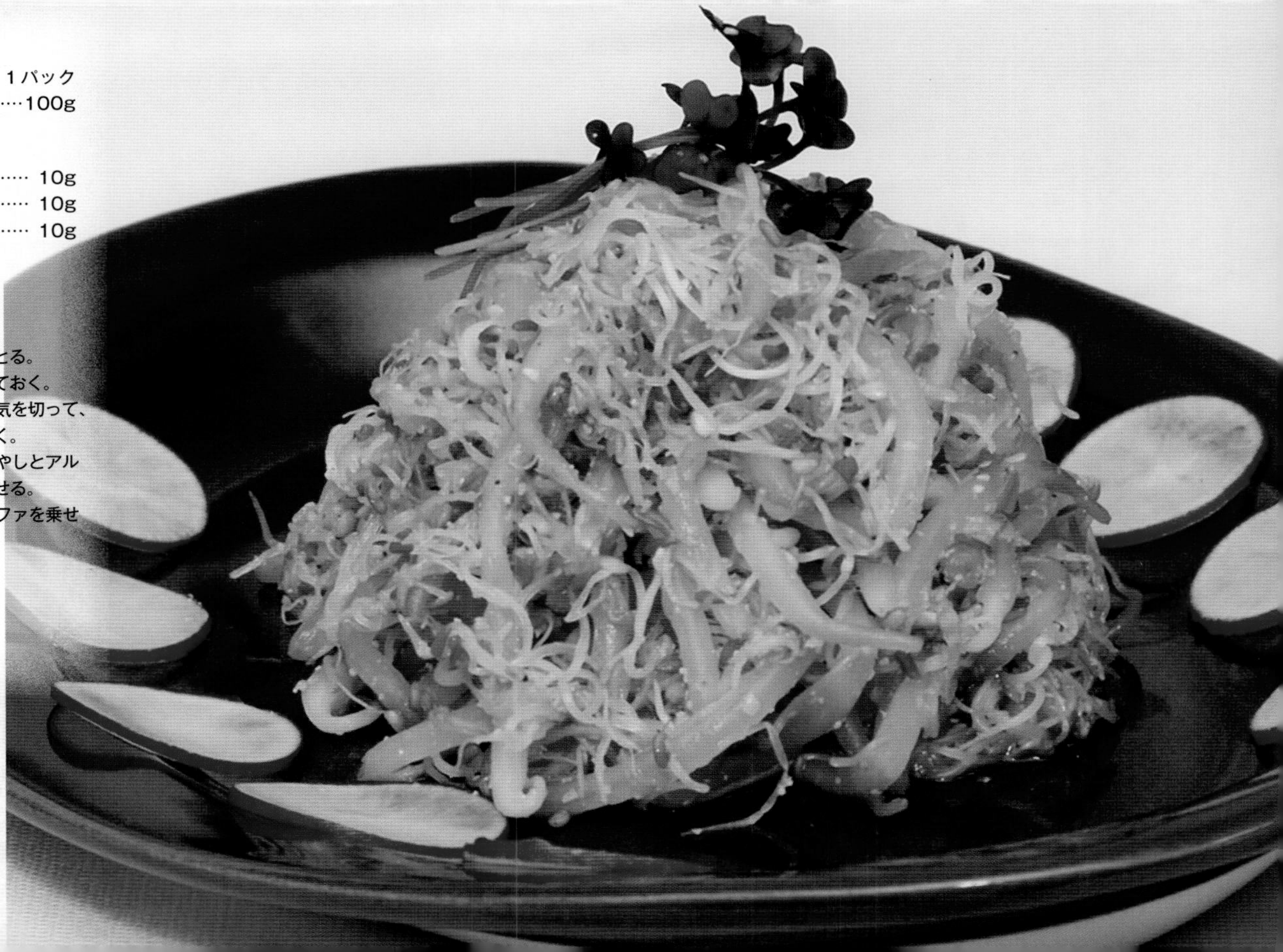

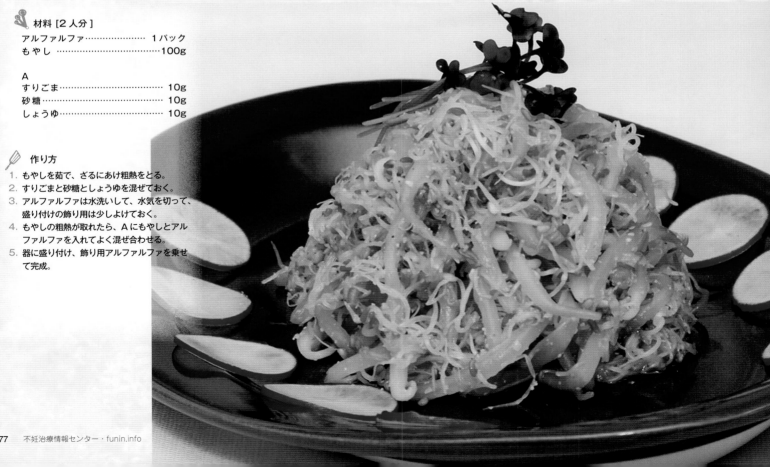

recipe 04 カルパッチョ

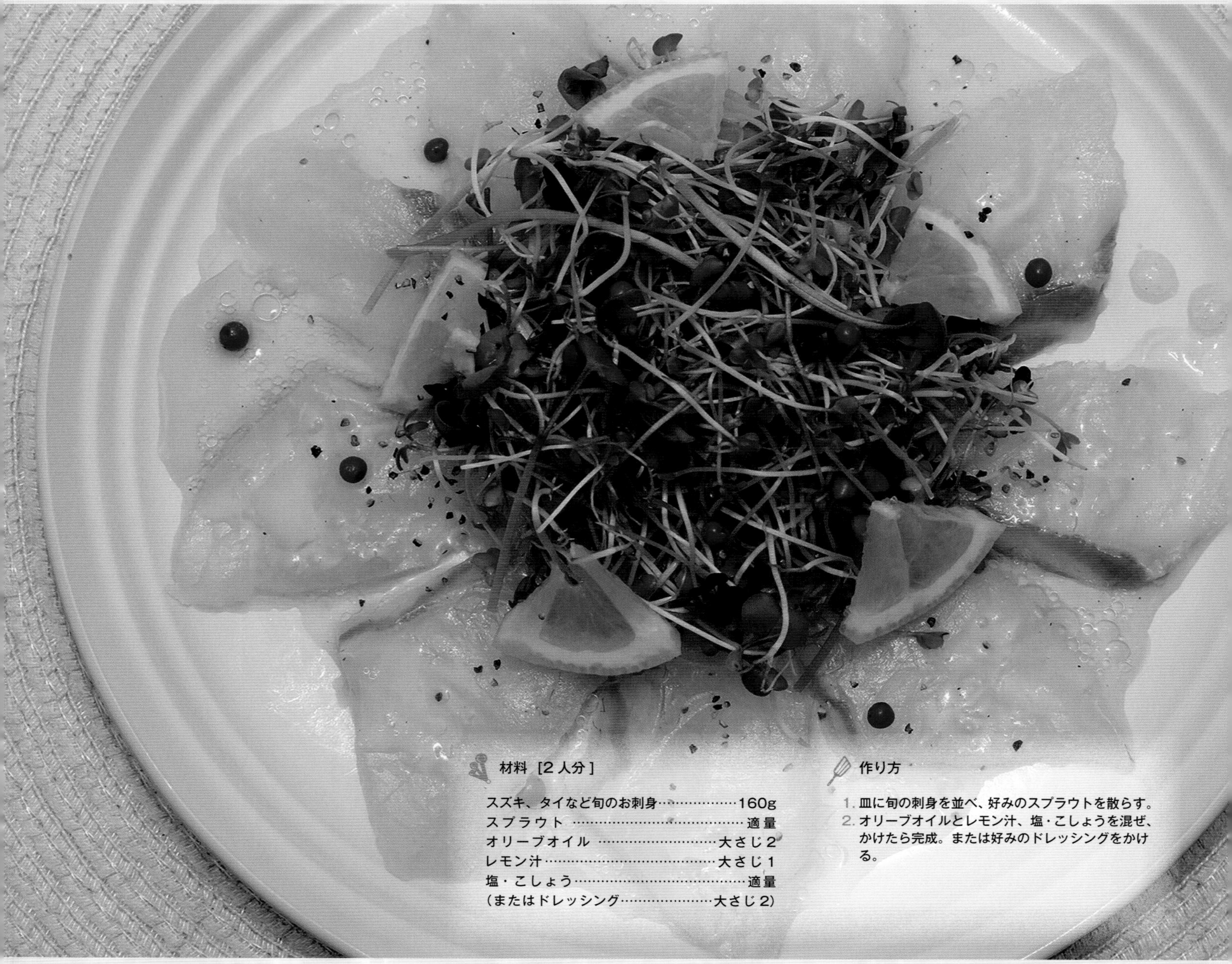

材料［2人分］

スズキ、タイなど旬のお刺身……………160g
スプラウト ……………………………適量
オリーブオイル ……………………大さじ2
レモン汁……………………………大さじ1
塩・こしょう…………………………適量
（またはドレッシング………………大さじ2）

作り方

1. 皿に旬の刺身を並べ、好みのスプラウトを散らす。
2. オリーブオイルとレモン汁、塩・こしょうを混ぜ、かけたら完成。または好みのドレッシングをかける。

スプラウトを育ててみよう

おウチで簡単！

スプラウト栽培は、自宅のキッチンやリビングでできます。タネまきから収穫まで1週間程度とスピーディーに栽培でき、成長の様子を間近で楽しめるので、近年は「育てる」「食べる」「楽しむ」グリーンとして注目が集まっています。

用意するもの
・プラスチック製のコップ
・キッチンタオル
・水
・スプラウト用の種

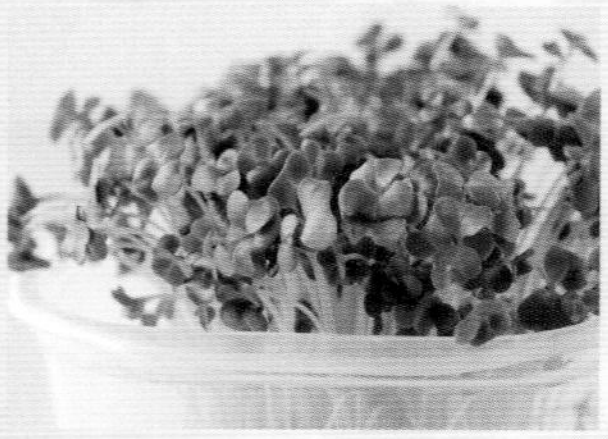

育て方
1・4つ折りにしたキッチンタオルをコップの底にあわせて切る。

2・1をコップの底に敷き、水を入れてひたひたの状態にする。

3・コップの底にまんべんなく種をまく。

4・3のコップを暗い場所に置き、根が張るまでは霧吹きで、根が張ったら直接コップに水を入れる。水は毎日取り替える。

5・5～6cm伸びたら窓際などに移し、日光に当て、緑化させる。

6・1週間から10日ほどで収穫できます。

注意点
・栽培始めの頃は暗所で育てます。
・水は雑菌繁殖防止のためにミネラルウォーターではなく、水道水を使いましょう。
・種は無消毒のスプラウト専用の物を購入するようにしましょう。園芸店などで販売しているスプラウト栽培キットを使ってみるのもいいですね。

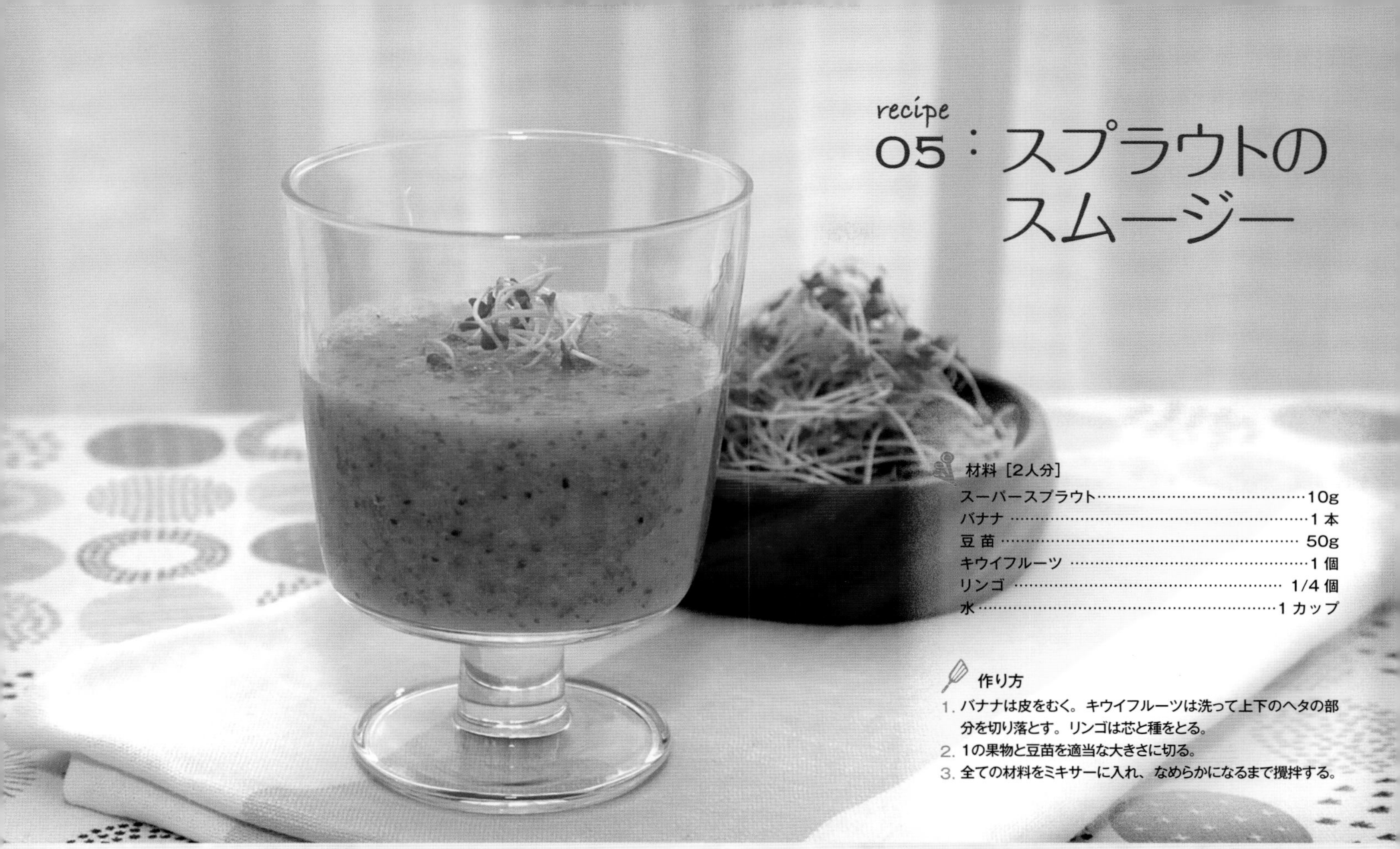

recipe

05：スプラウトのスムージー

材料［2人分］

スーパースプラウト……………………………10g
バナナ……………………………………………1本
豆苗………………………………………………50g
キウイフルーツ…………………………………1個
リンゴ……………………………………………1/4個
水…………………………………………………1カップ

作り方

1. バナナは皮をむく。キウイフルーツは洗って上下のヘタの部分を切り落とす。リンゴは芯と種をとる。
2. 1の果物と豆苗を適当な大きさに切る。
3. 全ての材料をミキサーに入れ、なめらかになるまで攪拌する。

スプラウトについて

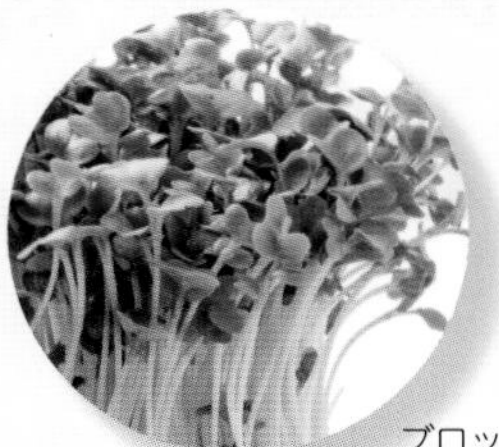

ブロッコリー

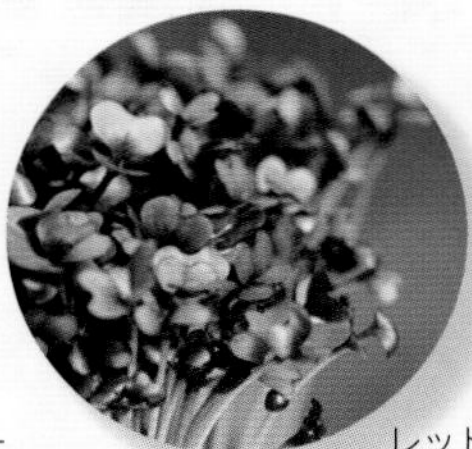

レッドキャベツ

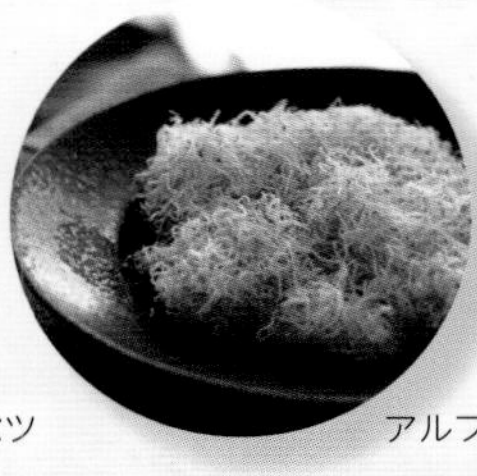

アルファルファ

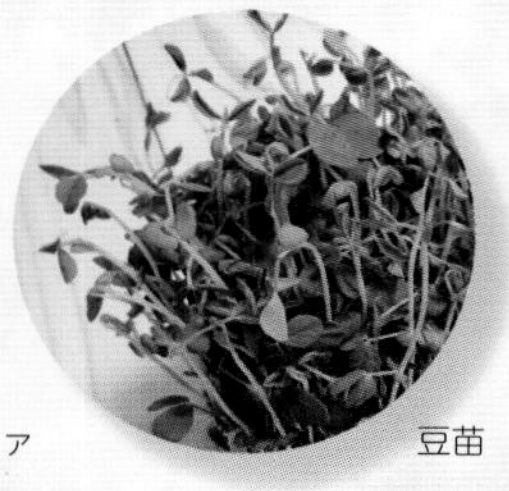

豆苗

スプラウトって？

スプラウトとは、冒頭でも紹介した通り、発芽直後の新芽のことです。かいわれやブロッコリー、アルファルファなどのほか、最近ではマスタードやクレス、そばなどの変わり種も登場してきました。

栄養が豊富に含まれていて、いつもの料理にトッピングするだけで手軽に食べられます。発芽食協会によると、スプラウトは栽培方法によって「もやしタイプ」、「かいわれタイプ」、「もやしとかいわれの中間タイプ」があり、この中間タイプが今話題のスーパースプラウトです。

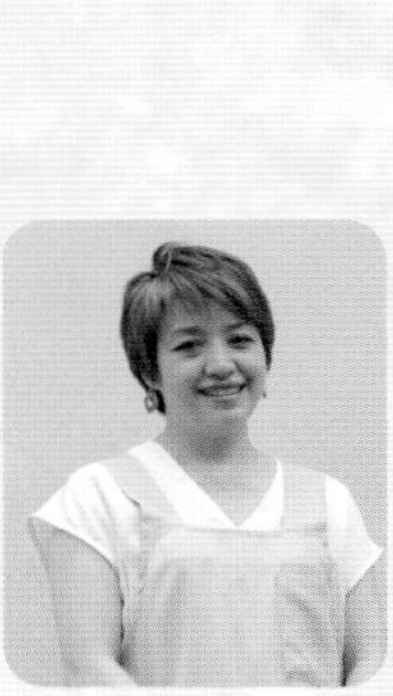

Profile

栄養士＆食育インストラクター

眞部やよいさん

栄養士として高齢者施設や大学病院などで勤務。

不妊治療に専念するために退職してからは、家族の健康と妊娠しやすいからだづくり＆妊娠に不足しがちな栄養素（私は、特にビタミンＤでした！）を考えながら、日々レシピを考案しました。

栄養はできるだけ食品から摂取すること、１日１万歩目標に歩き始めてからは卵子の質も良くなったように思ってます。

不妊治療４年目にして、待望の妊娠！

栄養士として、また赤ちゃんを願う未来のママたちを想って、妊活応援レシピをお届けします。

「スルフォラファン」の効能

ブロッコリースプラウトには「スルフォラファングルコシノレート」という酵素の生成を助ける働きがあり、体の解毒力や抗酸化力の向上に役立つと考えられている成分が含まれています。なかでも発芽後３日目のブロッコリースプラウトにはより多くのスルフォラファンが含まれているため、これを「スーパースプラウト」と呼びます。

家庭でも比較的簡単に栽培ができますので、スーパースプラウトを自家栽培してみましょう。

スプラウトの保存方法

スプラウトは乾燥に弱く、また新鮮なものでも３日ほど経つと傷んでくるため、できるだけ早めに使いきりましょう。使う分だけスポンジから取り外し、残りを保存する場合はそのままパックに戻して冷蔵庫の野菜室へ。３日ほどで使いきらない場合は、根元まで水を注いでスポンジを湿らせ、ラップをして立てた状態で、冷蔵庫の野菜室で保存します。１週間程度は日持ちします。冷凍保存には向きません。

連載第1回

私の疑問と心配

妊活と不妊治療のアレとコレ

私の食生活はだいじょうぶ？

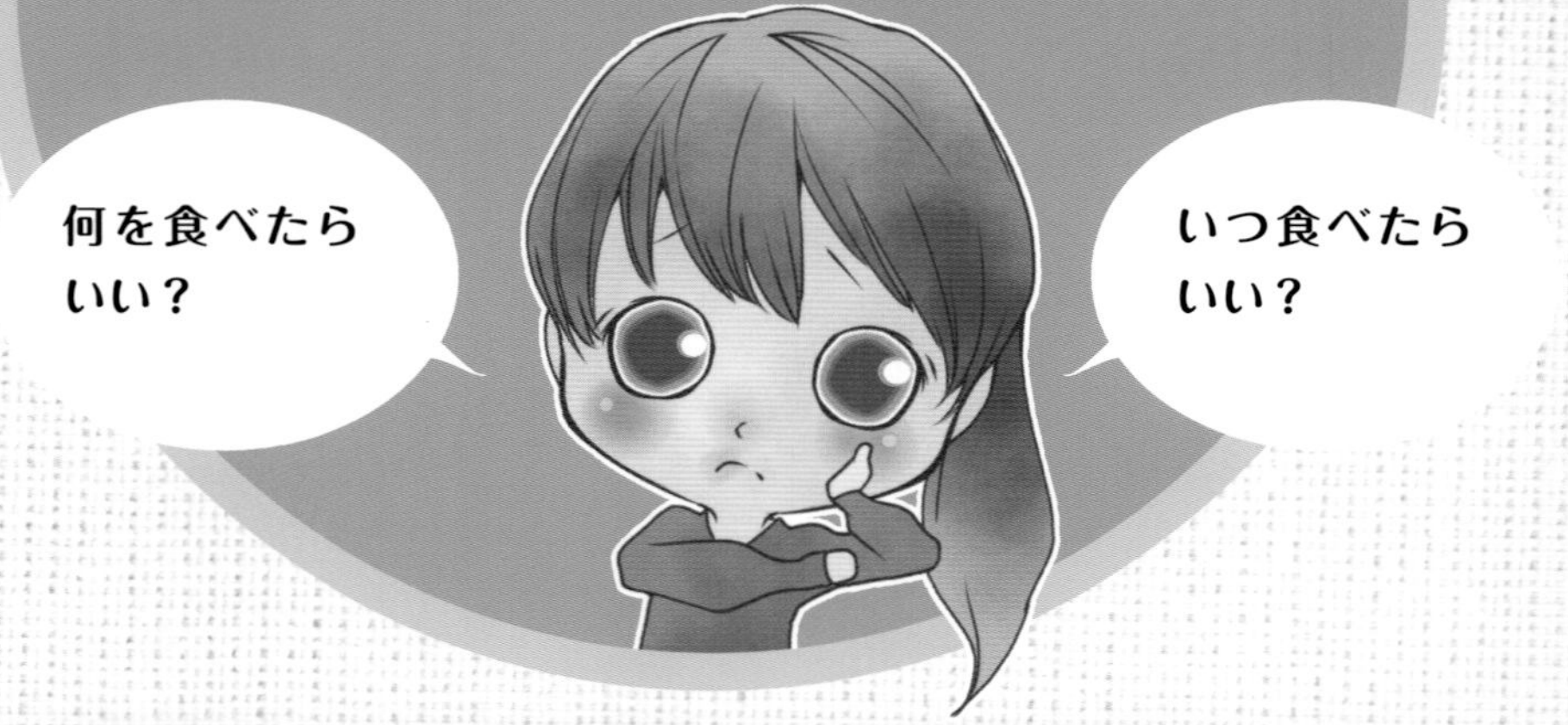

食事や栄養は、妊活や不妊治療中でも大事なこと？

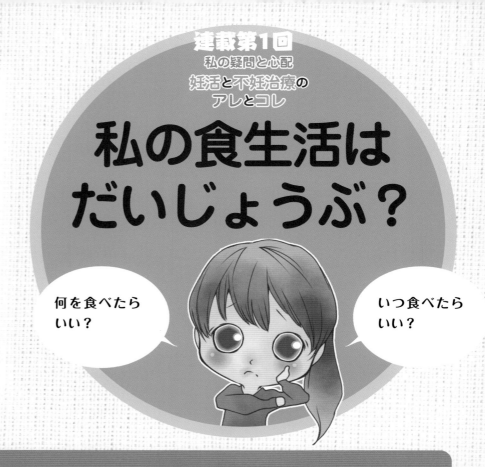

卵子や精子の質が、食事や栄養で変わることは基本的にはありません。とくに卵子の質は年齢に関係するため、加齢による質的低下がみられるようになります。けれど、卵胞に栄養を送り卵子を育てるのも、精祖細胞から精子へと育てるのも、私たちの体です。十分な栄養を届けて、卵子や精子を成熟させるためには栄養に偏りのない、バランスの良い食生活を送るのは大切なことです。

でも実際、栄養に偏りがないか、バランスが取れているのかはよくわからないという声も多く聞かれます。そこで、連載第1回目は、食生活についてお届けします。

Q　私の食生活には、何が必要？ 何が足りない？

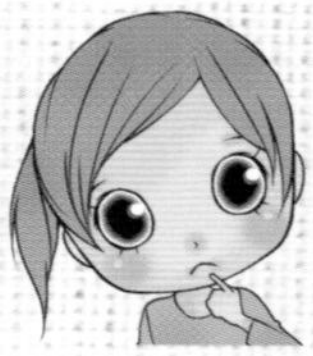

毎日の食生活を気をつけることは、妊娠しやすいからだづくりにつながるかな？ と考えているのですが、自分に必要な栄養や足りない栄養が何か、偏りがあるのかなど、よくわからないです。また、食べ方とかあるのでしょうか？

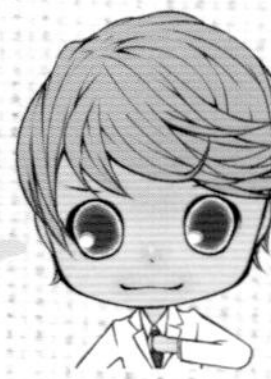

私たちのからだは、食べたものでできています。ですから、食生活を気をつけることは、健康な体をつくるために大切です。

質問にあるように、食生活をどのように気をつけたらいいのか。また、栄養に偏り、過不足はないのかを知るのは、簡単なようで意外と大変です。そのため、どの栄養素？ どれくらい足りない？ について、こと細かく調べるより、1日で何を食べたかを記録することからはじめてみましょう。食事記録は、1週間ごとで見直し、メニューから食材を思い出しながら、野菜が足りないな、野菜の中でも緑黄色野菜をあまり食べてないな。根野菜が少ないな。脂の摂り過ぎかな？ 肉や野菜は毎食摂っているかな？ 甘いものを食べたり、飲んだりしてるな。など、気がついたことを書き出したり、気になった箇所にアンダーラインを引いたりすることで、自分の食事の偏りや過不足、そして食習慣や嗜好などもわかってくると思います。次の週は、それらを少しずつ気をつけていくようにしましょう。

無理なく、楽しく、習慣化するようにすることが大切です。がんばり過ぎないようにしましょう。

また、食事は、お腹がグーっと鳴ってから食べるといいようです。空腹時に分泌されるグレリンというホルモンは、脳の視床下部を刺激して食欲を出させ、下垂体に働きかけ成長ホルモンの分泌を促します。成長ホルモンは、体のあらゆる臓器や細胞に必要です。もちろん卵子や精子、子宮内膜にも。時間になったら食事をするのではなく、お腹が空いてグレリンが分泌されてからご飯を食べることが大切です。その合図が、お腹が空いたときに鳴るグーという音なのです。でも、好き勝手に食事することは難しいのが現状です。そのため、1回の食事量を考え、次の食事の時間になったらお腹が空く、自分の適量を知ることも大切です。基本的には、腹八分目を目安にしましょう。

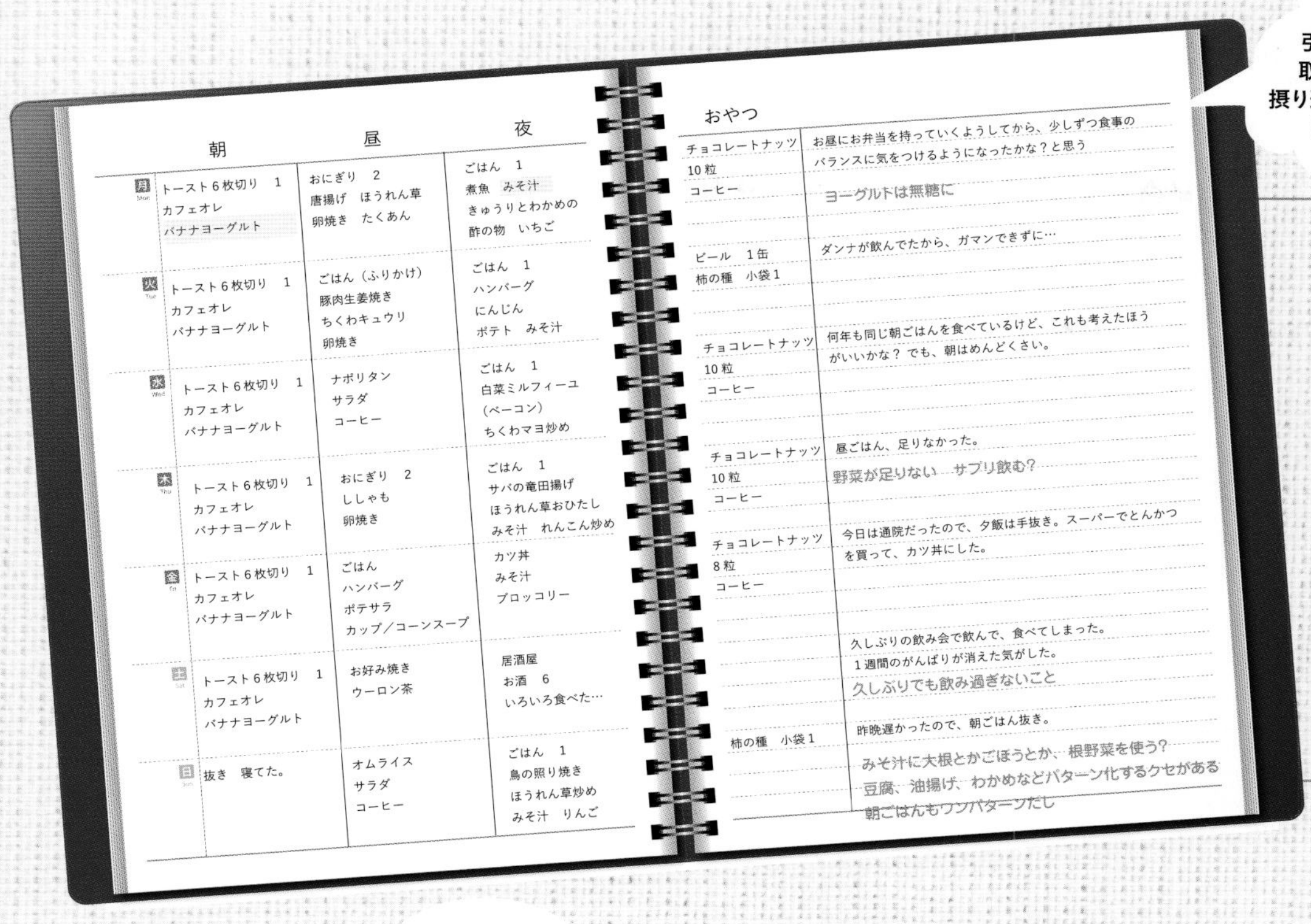
朝
昼
夜
おやつ
月 Mon
トースト6枚切り　1
カフェオレ
バナナヨーグルト
おにぎり　2
唐揚げ　ほうれん草
卵焼き　たくあん
ごはん　1
煮魚　みそ汁
きゅうりとわかめの
酢の物　いちご
チョコレートナッツ
10粒
コーヒー
お昼にお弁当を持っていくようしてから、少しずつ食事の
バランスに気をつけるようになったかな？と思う
ヨーグルトは無糖に
火 Tue
トースト6枚切り　1
カフェオレ
バナナヨーグルト
ごはん（ふりかけ）
豚肉生姜焼き
ちくわキュウリ
卵焼き
ごはん　1
ハンバーグ
にんじん
ポテト　みそ汁
ビール　1缶
柿の種　小袋1
ダンナが飲んでたから、ガマンできずに…
水 Wed
トースト6枚切り　1
カフェオレ
バナナヨーグルト
ナポリタン
サラダ
コーヒー
ごはん　1
白菜ミルフィーユ
（ベーコン）
ちくわマヨ炒め
チョコレートナッツ
10粒
コーヒー
何年も同じ朝ごはんを食べているけど、これも考えたほう
がいいかな？ でも、朝はめんどくさい。
木 Thu
トースト6枚切り　1
カフェオレ
バナナヨーグルト
おにぎり　2
ししゃも
卵焼き
ごはん　1
サバの竜田揚げ
ほうれん草おひたし
みそ汁　れんこん炒め
チョコレートナッツ
10粒
コーヒー
昼ごはん、足りなかった。
野菜が足りない　サプリ飲む？
金 Fri
トースト6枚切り　1
カフェオレ
バナナヨーグルト
ごはん
ハンバーグ
ポテサラ
カップ／コーンスープ
カツ丼
みそ汁
ブロッコリー
チョコレートナッツ
8粒
コーヒー
今日は通院だったので、夕飯は手抜き。スーパーでとんかつ
を買って、カツ丼にした。
土 Sat
トースト6枚切り　1
カフェオレ
バナナヨーグルト
お好み焼き
ウーロン茶
居酒屋
お酒　6
いろいろ食べた…
久しぶりの飲み会で飲んで、食べてしまった。
1週間のがんばりが消えた気がした。
久しぶりでも飲み過ぎないこと
日 Sun
抜き　寝てた。
オムライス
サラダ
コーヒー
ごはん　1
鳥の照り焼き
ほうれん草炒め
みそ汁　りんご
柿の種　小袋1
昨晩遅かったので、朝ごはん抜き。
みそ汁に大根とかごぼうとか、根野菜を使う？
豆腐、油揚げ、わかめなどパターン化するクセがある
朝ごはんもワンパターンだし

足し算ばかりでなく、
引き算も大事！
取り入れるばかりでなく、
摂り過ぎているものは減らしましょう。

STEP 01

スケジュール帳などを利用しながら書いてみましょう。最近はアプリなどで食事の管理もできますが、一見して1週間分を見比べたり、見直したりできるほうがわかりやすいでしょう。

また特別なアプリを使わなくても、1回ごとの食事の写真をスマホで保存し、見比べてみると食材も思い出しやすいでしょう。

STEP 02

バランスよく
食べて適度な運動をすると、コマは回り続けることができます。水は、欠かせないので、きちんと水分を摂ることが大切！お菓子も、コマを回し続けるための大事なエッセンス！

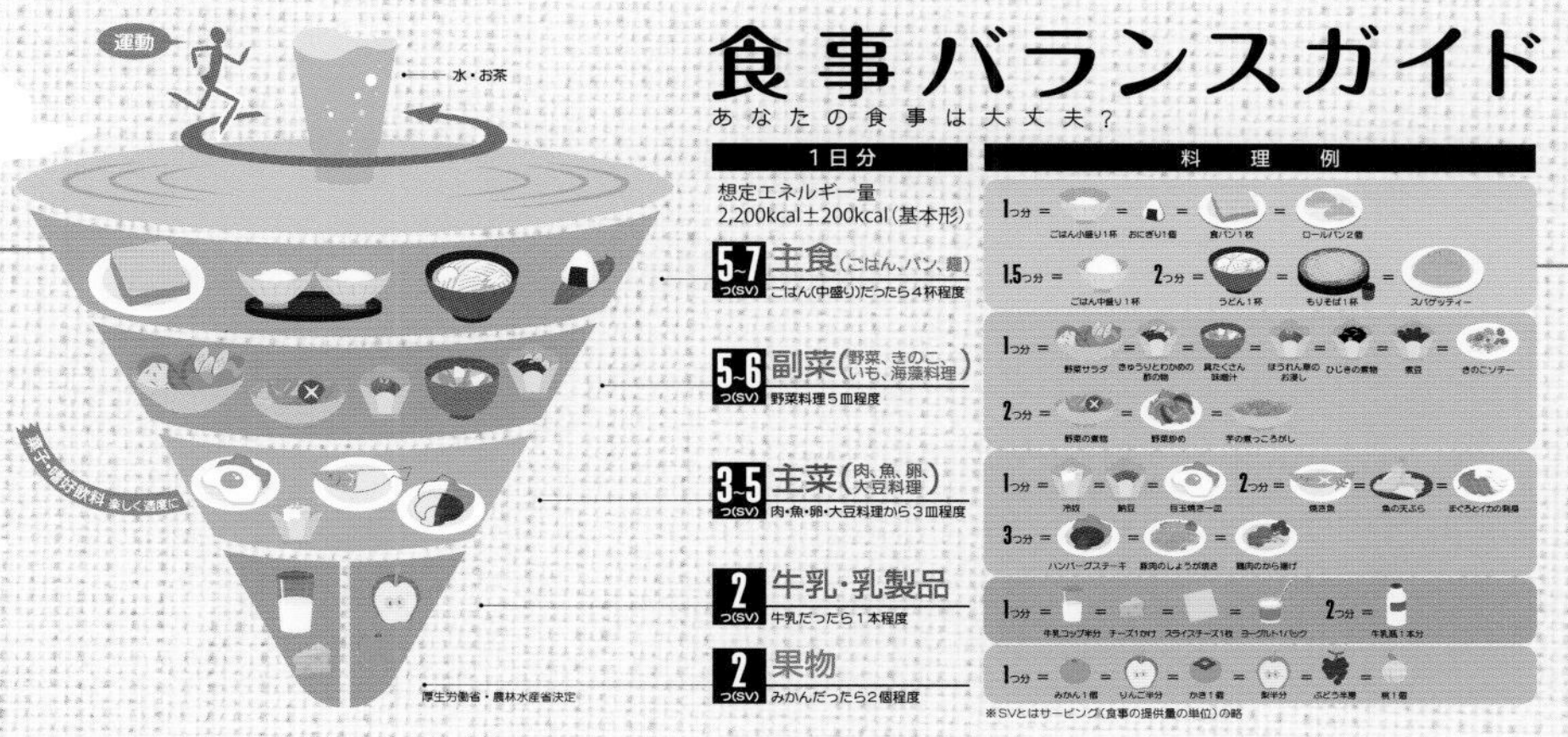

農林水産省から出されている食事バランスガイドを活用して、どれくらい食べているのかをチェックしてみましょう。1日の中で、主食、副菜、主菜、牛乳類、果物をいくつ食べたかを数えます。上記のスケジュール帳の月曜日なら、主食は、パン1、おにぎり2、ごはん1なので、4つになります。5〜7つが目安なので足りていません。この食事バランスガイドを目安にすることで、過不足や量を確認することができるようになるでしょう。さらに詳しい数え方は、農林水産省のサイトで確認してみましょう。

成人の基本は、1日2,200Kcalですが、男性の場合はふつうよりも低い活動量の人が対象で、ふつう以上の場合は1日2,400Kcalが目安になります。女性は、活動量がふつうの人は2,200Kcalで、活動量の低い人は1日2,000Kcalが目安になります。1日中座っていることが多い人は、活動量が低いに分類されます。

STEP 03

不足しがちな栄養素は、サプリメントを活用しましょう。とくに葉酸は妊娠前から、生まれてくる赤ちゃんの二分脊椎などの神経管閉鎖障害を予防するためにサプリメントから摂ることが推奨されています。また、葉酸は細胞分裂に欠かせない栄養素で、卵子や精子、子宮内膜にも大切です。

葉酸は食事（240 μg）以外で1日に400 μgをサプリメントで摂取することが推奨されています。また陽に当たることでつくられやすいビタミンDは食事から摂取することが難しい人も多いため、サプリメントを活用しましょう。そのほかビタミンE、鉄分、ラクトバチルスなども大切です。

妊活中の女性に必要な栄養素が入ったオールインワンのサプリメントがおススメです。

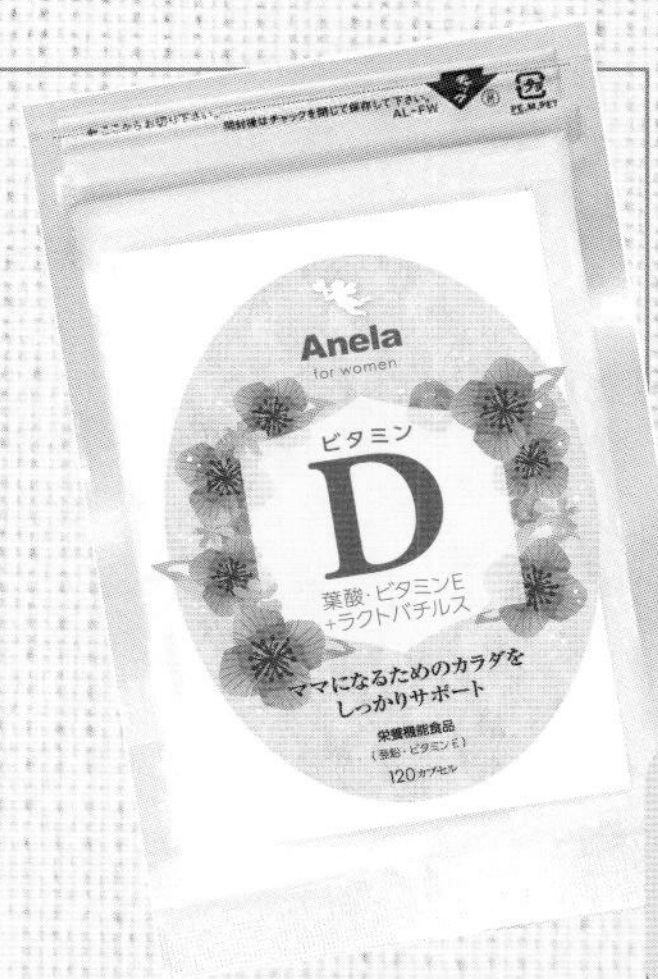

Anela for women
ビタミンD、葉酸、ラクトバチルスなどが入ったオールインワンタイプ
楽天市場i-wishショップで販売中！

https://www.quality-art.jp

全国体外受精実施施設 特別アンケートで

調べたことを抜粋紹介。

保険診療が始まった2022年4月からを含む同年1月〜12月までの期間で集計。

保険診療、自由診療別、体外受精の臨床妊娠率 *Question* 1-5

保険診療と自由診療による体外受精の臨床妊娠率をお聞きしたところ、その比較では保険診療が平均値で10%程高いことがわかりました。

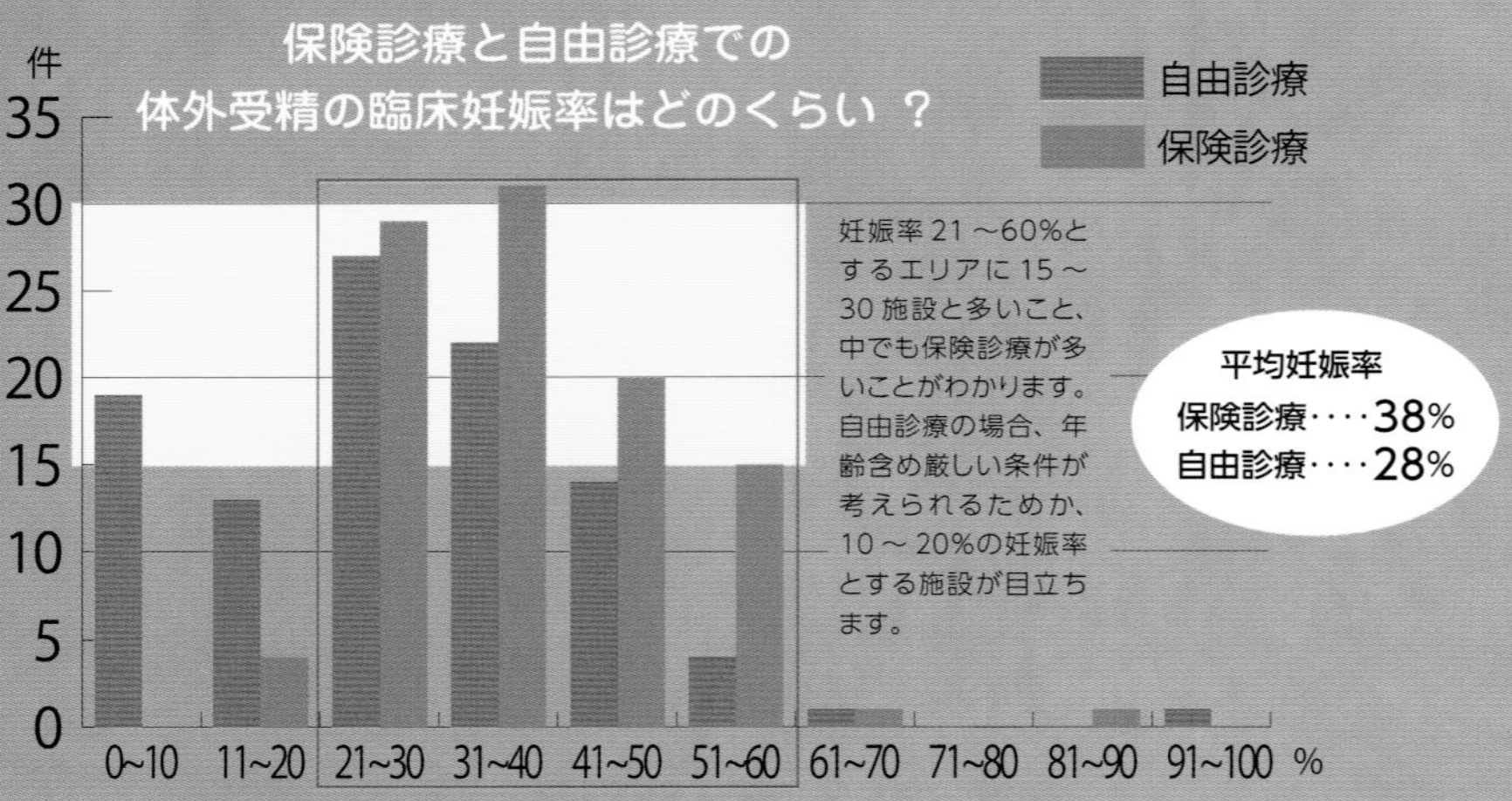

保険診療と自由診療での
体外受精の臨床妊娠率はどのくらい ？
件
35
30
25
20
15
10
5
0
0~10
11~20
21~30
31~40
41~50
51~60
61~70
71~80
81~90
91~100
%
自由診療
保険診療
妊娠率21〜60%とするエリアに15〜30施設と多いこと、中でも保険診療が多いことがわかります。自由診療の場合、年齢含め厳しい条件が考えられるためか、10〜20%の妊娠率とする施設が目立ちます。
平均妊娠率
保険診療‥‥38%
自由診療‥‥28%

アンケートの内容

❶治療の状況 ‥‥‥‥‥‥‥‥‥‥‥‥‥‥‥‥‥‥‥‥‥‥‥‥‥‥8項目
❷治療を始める前に ‥‥‥‥‥‥‥‥‥‥‥‥‥‥‥‥‥‥‥‥‥‥2項目
❸採卵当日の採精について ‥‥‥‥‥‥‥‥‥‥‥‥‥‥‥‥‥‥3項目
❹採卵について‥‥‥‥‥‥‥‥‥‥‥‥‥‥‥‥‥‥‥‥‥‥‥3項目
❺培養室について‥‥‥‥‥‥‥‥‥‥‥‥‥‥‥‥‥‥‥‥‥4項目
❻胚移植について ‥‥‥‥‥‥‥‥‥‥‥‥‥‥‥‥‥‥‥‥‥4項目
❼妊娠について ‥‥‥‥‥‥‥‥‥‥‥‥‥‥‥‥‥‥‥‥‥‥2項目
❽転院時の移送について ‥‥‥‥‥‥‥‥‥‥‥‥‥‥‥‥‥‥2項目
❾保険診療の対象から外れる患者さんについて ‥‥3項目
❿取り扱いのある診療について‥‥‥‥‥‥‥‥‥‥‥‥15 項目

保険診療がはじまった
全国体外受精実施施設
ガイドブック 2022
978-4-903598-86-4
C5077 ¥1500E
定価 1,650 円
（本体 1,500 円＋税 10%）
CION　不妊治療情報センター
発売所：丸善出版

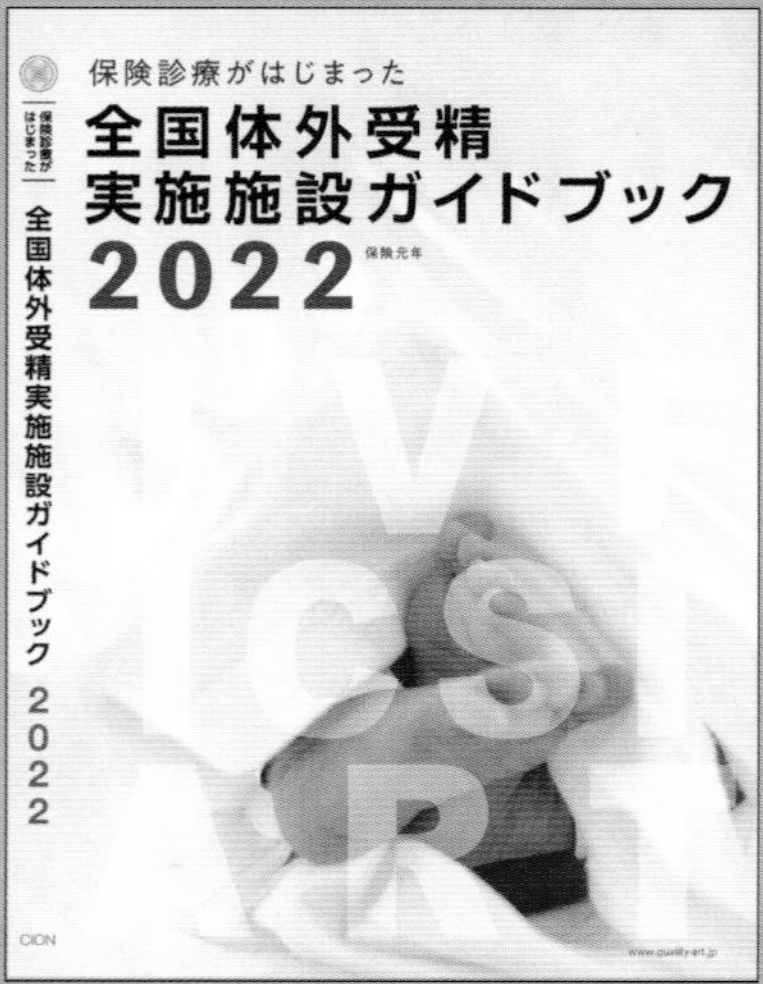

保険診療がはじまった
全国体外受精
実施施設ガイドブック
2022
保険元年
全国体外受精実施施設ガイドブック 2022
CION

このガイドは今年の 2023 年版で、12 回目となり、今までに、その年々の情報を調査・編集し、関連施設等に配布しています。昨年、不妊治療の保険診療が始まったこともあり、とても興味深い情報を掲載することができました。これから体外受精を考えている人にオススメです。

採精する場所は自宅、それとも病院 ？

Question 3-1

(有効回答 120 件)

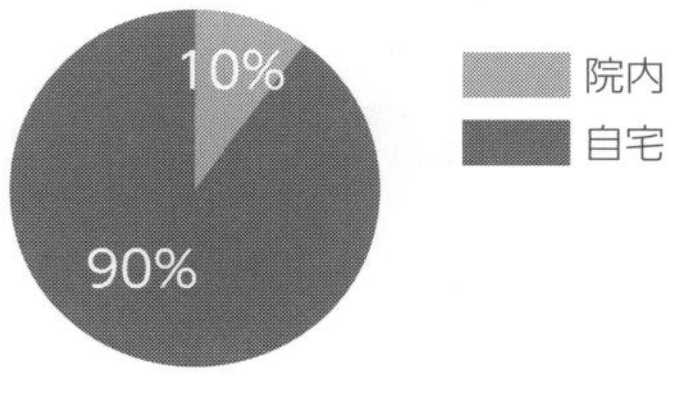

半数以上の ART 施設が9割以上の割合で自宅採精をしていることがわかります。夫婦の都合を考えても自宅での採精メリットが大きいことがわかります。ただ、自宅採精が多ければ、通院先までの運搬時の注意も気になります。一般的には病院で渡される容器に採精してタオルなどの布で包んで運んでいるようです。オリジナル容器も望まれるところでしょう。

精子は卵子と比べ生存時間が長く、自宅で採取して妻が通院先に持って行くことで十分なようです。

体外受精の治療になるときの原因で多いものは ？

Question 1-6

(有効回答 106 件)

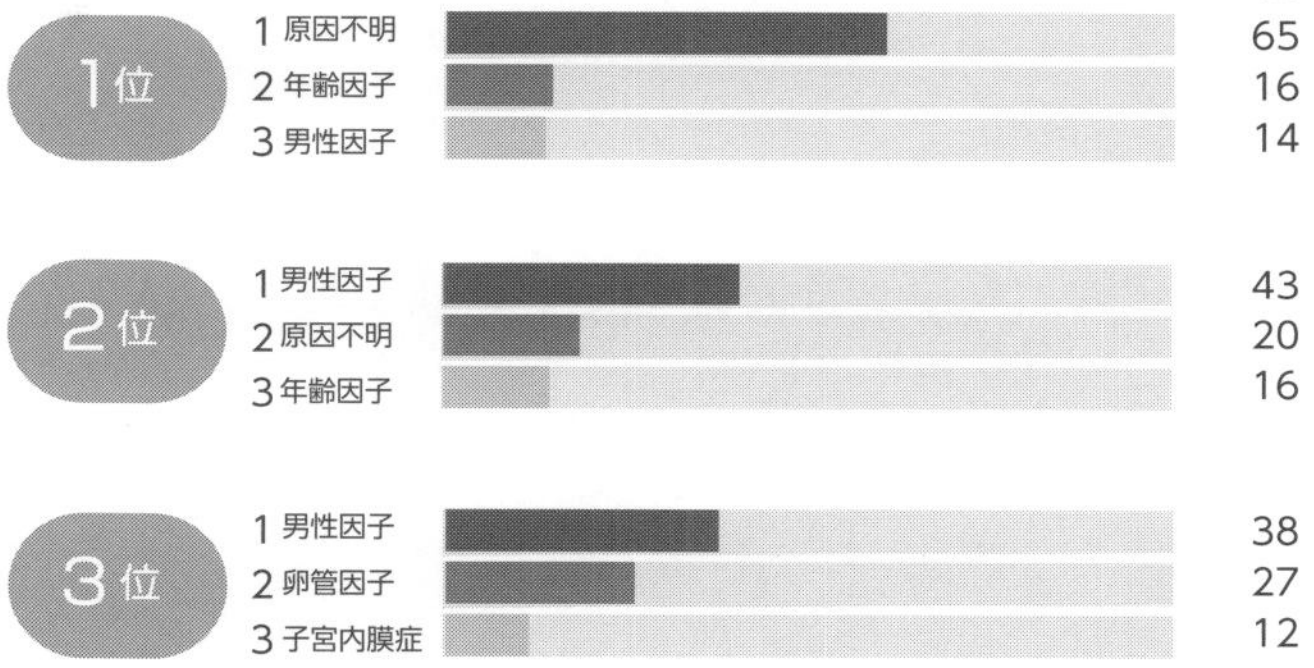

機能性不妊（原因不明不妊症）が原因のトップであることがわかります。2位とする原因のトップは男性因子で、3位のトップも男性因子という結果でした。つまり1位に見る順位で体外受精の治療となる大きな原因があるのだろうと考えられます。

移植胚（新鮮胚、凍結胚、初期胚、胚盤胞）の割合

Question 6-1

(有効回答 118 件)

移植胚の割合は ？
新鮮胚、凍結胚、初期胚、胚盤胞、多いのは ？

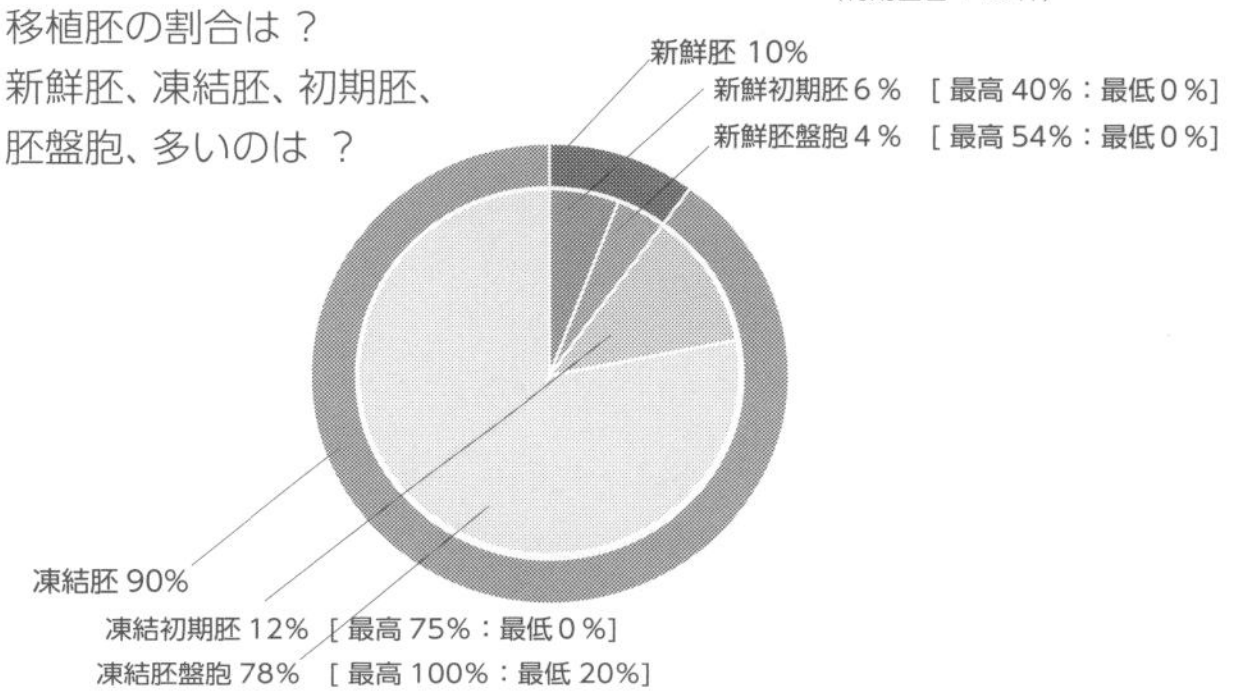

移植胚には、新鮮胚と凍結胚があり、それぞれ分割胚と胚盤胞があります。118 回答中、その割合は、新鮮胚と凍結胚が 10%と 90%で、新鮮胚の 10%の中で分割胚と胚盤胞が 6%と 4%、凍結胚の 90%の中で分割胚と胚盤胞が 12%と 78%でした。

培養室で卵子と精子を受精するのに実施している方法は ？

Question 1-7

(有効回答 121 件)

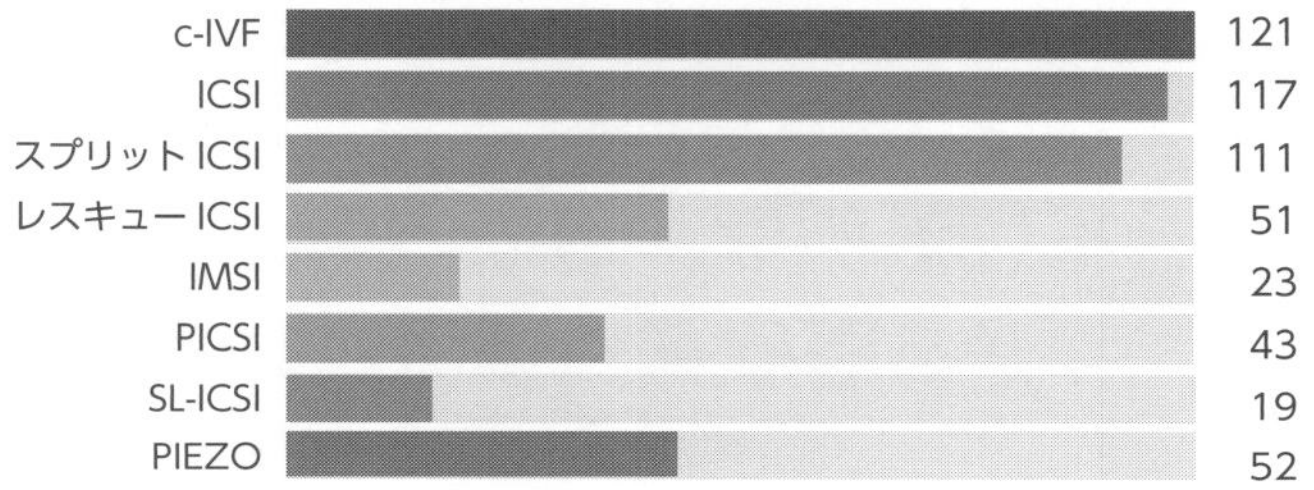

体外受精ではディッシュ上で卵子に精子を振りかける媒精方法の c-IVF が 100%の施設で行われ、顕微授精の ICSI、両方に分けて行うスプリット ICSI が9割以上の施設で行われていることがわかります。

c-IVF（通常媒精）、ICSI（顕微授精）、スプリット ICSI（複数個採卵出来た際、c-IVF と ICSI のどちらの媒精も行う方法）、レスキュー ICSI（c-IVF 後に未受精と判断した卵子に対する顕微授精）、IMSI（高倍率で精子を観察し、精子選別を行う ICSI）、PICSI（ヒアルロン酸を用いて精子選別を行う ICSI）、SL-ICSI（紡錘体を可視化し行う ICSI）、PIEZO-ICSI（微細な振動により細胞破膜を行う ICSI）。

保有している培養器・インキュベーターの種類は？

Question 5-2

集合型、個別型、タイムラプス型のインキュベーターでは集合型が多いことがわかります。では、実際に胚培養に用いているインキュベーターはというと、個別型やタイムラプス型を主に用いている治療施設が多くなってきました。集合型で胚培養をしている治療施設もありますが、集合型は培養液の作成、平衡や精子調整（マイクロ流体技術を用いた精子選別：ZyMōt / 先進医療）などで用いることもあります。

(有効回答 121 件)

集合型 104 (件)
個別型 76
タイムラプス型 65

一番稼働している培養器・インキュベーターは ？

タイムラプス型インキュベーターの稼働率が一番高いことが確認できました。タイムラプス型インキュベーターの保有率は上のグラフでもわかるように、全体の半数ほどで、3タイプの中では一番少数です。この結果からは、今後さらにタイムラプス型が増えていくのではないかと考えられます。

開院から今までの実績はどのくらい ？

Question 1-8

① 治療周期数 (有効回答 90 件)

② 治療による出産数 (有効回答 84 件)

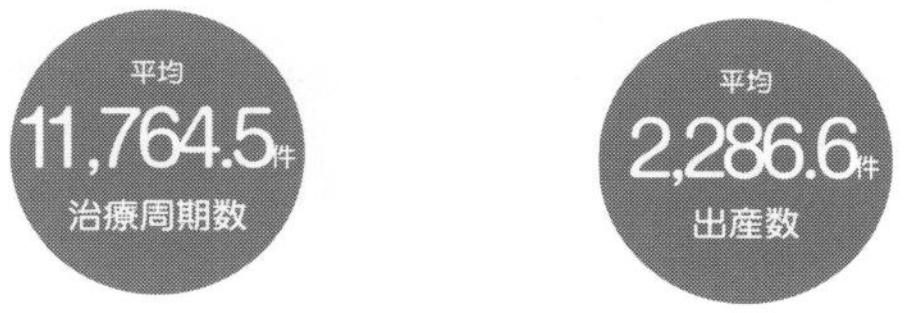
平均
11,764.5件
治療周期数
平均
2,286.6件
出産数

開院してからの平均年数は、14 年ほど。治療周期数の平均は約 11,765 件にのぼります。治療周期数には、採卵周期だけでなく凍結融解胚移植周期なども含まれ、年間治療周期では 860 実施計算になります。

開院してからの平均年数 13.2 年。出産数の平均は 2,286.6 件となります。開院してからの年数は治療施設ごとに違いがありますが、年間で 173 件の出産があり、施設合計は、14532 人です。

日本産科婦人科学会の ART データ 2020 では、生産数（生きた赤ちゃんが生まれた数）を 58,800 人としていますので、一概には比べられませんが、ここではその約 4 分の1のデータということになります。

民間医療保険

不妊治療を受けた場合、給付金は支払われるの？

2022 年 4 月から、不妊治療に保険が適用されるようになり、
医療費ががぐっと抑えられました。
いくらかかるかは、治療の内容によって違いますが、
民間の医療保険の給付対象になる治療や医療技術もありますので、
自分の入っている医療保険をよく確認してみましょう。
また、詳しくは加入する生命保険会社へお尋ねください。

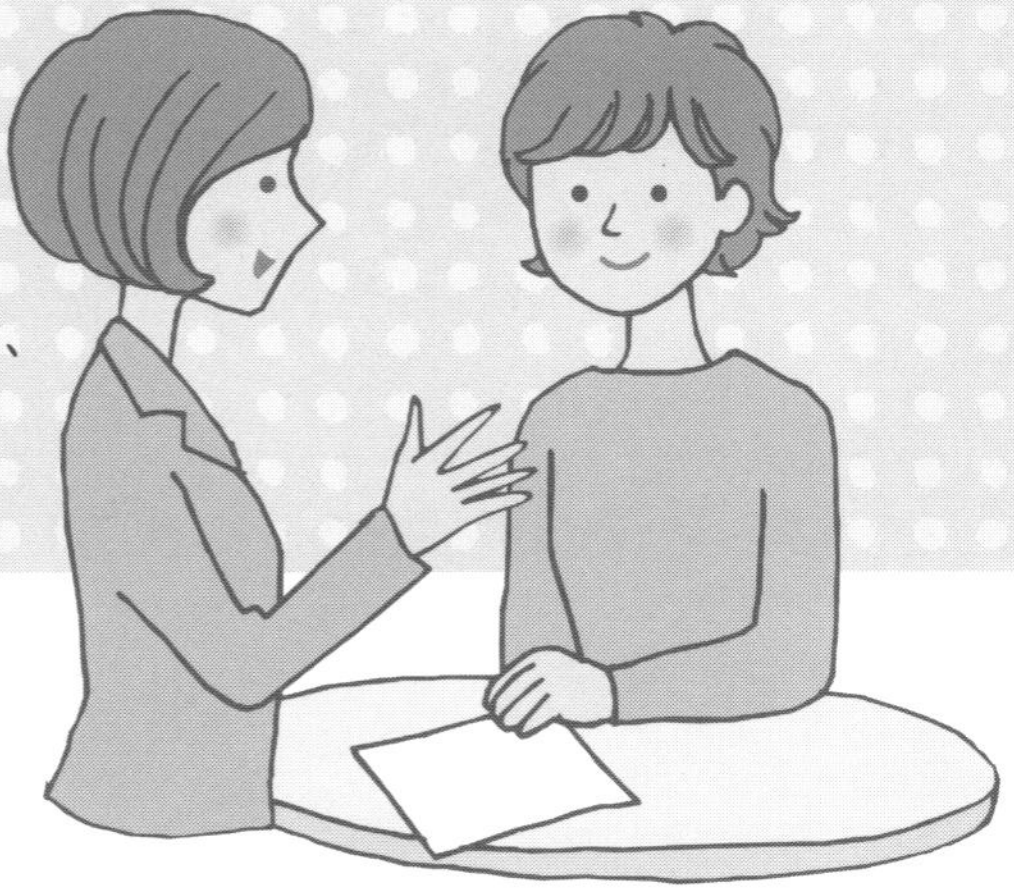

不妊治療は、治療内容によって かかる医療費に違いがあります。

不妊治療は、検査から始まります。その検査結果によって、カップルごと治療法が決まり、治療計画が立てられます。

治療の内容は、タイミング療法や人工授精などの一般不妊治療と、体外受精や顕微授精などの生殖補助医療の大きく２通りがあります。2022 年３月まではタイミング療法には保険が適用されていましたが、人工授精以上の治療には保険が適用されず、自由診療となり、医療費の全額が自己負担となっていました。

2022 年４月以降は、人工授精、生殖補助医療の標準治療に保険が適用されるようになりました。

下の表は、治療法とその内容、医療費の目安になりますが、実際には管理料や用いる薬剤の種類や用量によって違いがあります。

特に、体外受精では採卵した卵子の数、受精方法、移植方法、凍結胚の数によって違いがあり、また先進医療を用いた場合には、受けた医療技術には保険が適用されないため、カップルごとの治療の内容や状況によってかかる医療費が違います。

治療法	治療内容	医療費の目安
検査	初診では感染症の検査を行う（保険適用外）。 血液検査やエコー検査、精液検査などの不妊症に関わる検査（保険適用）。	保険適用外検査：１～３万円 保険適用内検査：数千円程度
タイミング療法	排卵日に合わせて性交渉を持ち、妊娠を目指す	約 3,000 円～
人工授精	排卵日に合わせて、調整した精子を子宮内に注入する	約 5,000 円～
体外受精	排卵誘発剤を用いて卵胞を育て、成熟した卵胞から卵子を採取する。採取した卵子は調整した精子と出会わせて（通常媒精か顕微授精）、受精した胚を培養して子宮へ移植する	約 10,000 円～

民間医療保険で給付の対象となるのは？

2022 年 4 月から不妊治療の保険適用範囲が広がり、民間医療保険から手術給付金などが受け取れるケースが増えているようです。これまで不妊治療に備えて加入する民間医療保険もありましたが、そうした医療保険だけでなく、現在加入している医療保険にも給付対象になる場合もありますので確認してみましょう。

とくに体外受精での採卵手術や胚移植などが給付対象になるケースが多いようです。加入する保険証券とその内容を確認し、よくわからない場合には保険会社に問い合わせてみましょう。

check!

加入する生命保険が、「公的医療保険制度の対象となる手術」などの記載がある場合には、人工授精、採卵手術や胚移植が給付対象になる可能性が高い！

check!

男性が不妊治療に関わる手術（e.g. 精巣内精子採取術 etc...）を受けたときには、その男性の医療保険から手術給付金を受け取れることもある！

check!

生命保険会社によっては、体外受精・顕微授精管理料、胚凍結保存管理料などが給付対象になることも！

先進医療を受けたときは？

保険契約の際に「先進医療特約」を付帯した場合は、受けた先進医療についても給付の対象となることがあります。

治療施設によって実施できる先進医療技術には違いがありますので、いずれの医療技術が先進医療として認可されているのか確認して、先進医療の給付を受けましょう。

check!

先進医療特約を付帯して契約した場合は、受けた先進医療も給付対象になる可能性が！

先進医療技術名一覧

PICSI ヒアルロン酸を用いた生理学的精子選択術	**ERA** 子宮内膜受容能検査 1	**ZyMōt** マイクロ流体技術を用いた精子選別
IMSI 強拡大顕微鏡による形態良好精子の選別法	**ERPeak** 子宮内膜受容能検査 2	**タクロリムス投与療法** 不妊症患者に対するタクロリムス投与療法
タイムラプス タイムラプス撮像法による受精卵・胚培養	**SEET 法** 子宮内膜刺激法	**PGT-A** 着床前胚異数性検査
EMMA/ALICE 子宮内細菌叢検査 1	**二段階胚移植法** 二段階胚移植術	
子宮内フローラ検査 子宮内細菌叢検査 2	**子宮内膜スクラッチ法** 子宮内膜擦過術	

※ 実際に実施している先進医療は、通院する治療施設でご確認ください。
※ 表記の上部は一般名で、下部は先進医療技術名です。

from 2003

ママなり談話室

本コーナーは、サイト（ホームページ／ www.funin.info）に日々寄せられる相談とそれに対するお返事を抜粋したものです。
不妊治療で悩まれる方は全国に多くいらっしゃいます。私たちは、みなさまが少しでも不安や心配なく妊活や治療に臨めるよう願っています。

www.funin.info

相談の内容

1

5回目の体外受精も陰性。凍結胚が一つ残っているけれど、保険適用回数や色々なことを考え、転院すべきか悩んでいます。

2

何の検査も受けたことがないのに、いきなり体外受精専門のクリニックに行くべきか、それともまずは検査を目的に、一般的な不妊治療クリニックに行くべきか迷っています。

3

不妊治療の病院の選び方を教えて欲しいです。

4

結婚してはじめて性行為を試みましたが、挿入時の痛みで入らない状態です。子どもが欲しくて不妊クリニックにかかったところ、痛みで経腟超音波もできず、スペースがないので不妊治療ができないとのこと。どうすれば良いのか?

5

主人が脊髄係留症候群という病気で10年前に脂肪腫解除術という手術を受けてから、徐々に勃起不全になり、セックスレスになりました。

6

腹痛のあと、歩いたり安静に過ごさなかったことが原因で、出血が始まったのではと言われ、このまま大きくなるか流産してしまうかは、五分五分の状態と告げられました。

7

卵胞がなかなか育たず、皮下注ペンを打っています。チョコレート嚢腫があることもわかっています。

8

多嚢胞性卵巣症候群との診断、現在、タイミング法ですが、2年経っても同じ状況で不安です。

9

日本での卵子ドナー提供はかなりの高額になり、対応しているところも少ないと知り、今はもう、どうしたら良いか分からないです。

10

治療が体外受精にステップアップしたら、ＰＣＲ検査の義務があるのでしょうか?

11

学生時代から月経不順があり、現在はピルを服用し、来年あたりから妊活を考えています。

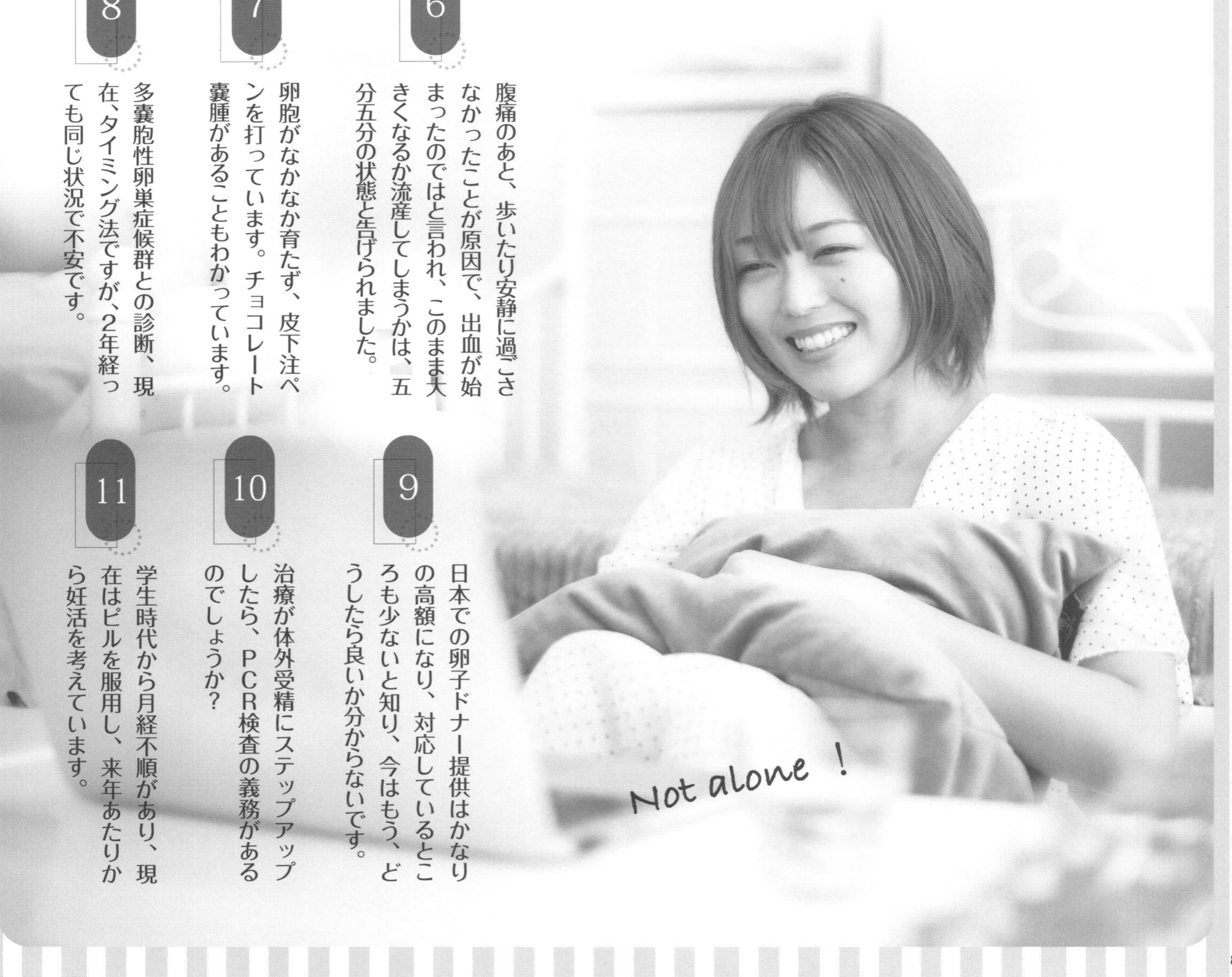

1

5回目の体外受精も陰性。凍結胚が一つ残っているけれど、保険適用回数や色々なことを考え、転院すべきか悩んでいます。

46歳以上・奈良県

不妊治療を始めて5回目の体外受精(顕微授精)でしたが今回も陰性でした。

夫は年上で、私自身の卵子の状況からも猶予があまり無く、通院しはじめて体外受精からの治療スタートでしたが、不妊の原因は結局分からないままです。凍結胚が一つ残っていますが、保険適用回数や色々なことを考え転院すべきか悩んでいます。

今の病院では採卵→移植の繰り返しでやってみないと分からないというスタンスで、具体的に次に向けて自分が出来ることは何かないのか模索しながら、日が経っているだけの様に感じています。

正直これ以上は難しいのではないかとの雰囲気が先生自身にもあります。また薬で体調が悪い日も回数を重ねるごとに増えてきました。治療をしていれば普通のことなのかもしれませんが、色々相談できるところがなく、どうすべきか行き詰まってしまいました。

県下では今の病院以外治療方法が広がる病院がないため、転院となると県外へ行くことになると思います。今以上に仕事なども時間が取られることになり、そうまでして転院したものの、そこが合わなければどうしようと考えると決断に勇気がいります。

転院を決める際、タイミングや何を重要視するのが良いのか、ご意見を頂ければと思いご相談させていただきました。

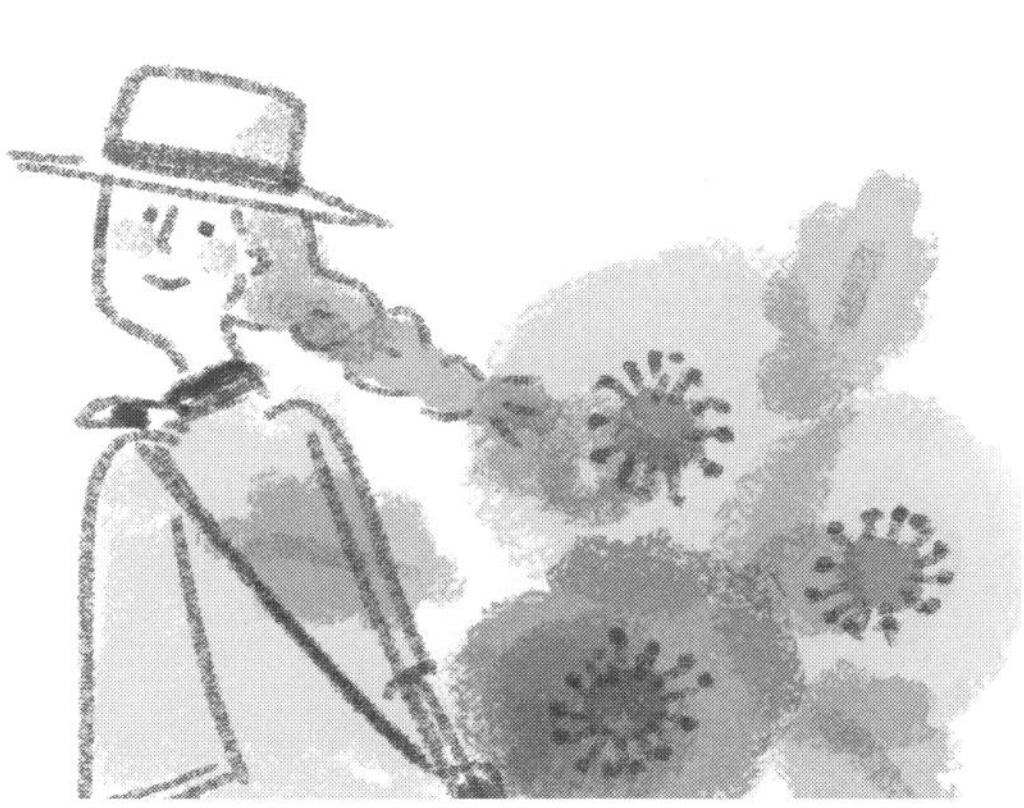

お返事

今後の治療を含め、転院をどうしようか悩んでいるのですね。

5回の体外受精(顕微授精)で胚移植の回数は何回されたのでしょうか?

保険適用になってから、年齢的な回数制限があり、40歳未満は6回の保険適用となりますが、これは受精卵を子宮に戻した回数が対象となります。

今までの治療方法を継続していくのか、あるいは別の方法(排卵誘発)を試みるのか、排卵誘発方法を変えることによって、いままでとは違う結果が得られる可能性がでてきます。

今の施設では行っていない方法を他院で選択してみるのもよいかもしれませんね。

お住まいの地域で不妊治療を行っているのは、当不妊治療情報センターリストにもあるように、奈良県立医科大学病院、ミズクリニックメイワン、高山クリニック、ASKAレディースクリニック、すぎはら婦人科、富雄産婦人科、久永婦人科クリニックなど(12件)があります。

体外受精などの実施状況もわかるので、サイト(https://www.funin.info)をご覧ください。あなたに合ったクリニックがどの施設かはこちらでは分りかねますが、ホームページなどを参考にしながら候補をあげて、それぞれ直接的に医師から話を聞いてから、治療を開始する方法も良いかもしれません。相談という形で受診されてはいかがでしょう。

また、不妊治療施設には、相談に対応するスタッフが配置されていると思いますので、そちらも確認されるとよいでしょう。確認が取れ、医師やスタッフと相談しながら治療をすすめることができれば、より納得した治療が受けられることと思います。

転院する際には、紹介状が必要になりますので、持参してください。

受診する時期はいつでも大丈夫です。

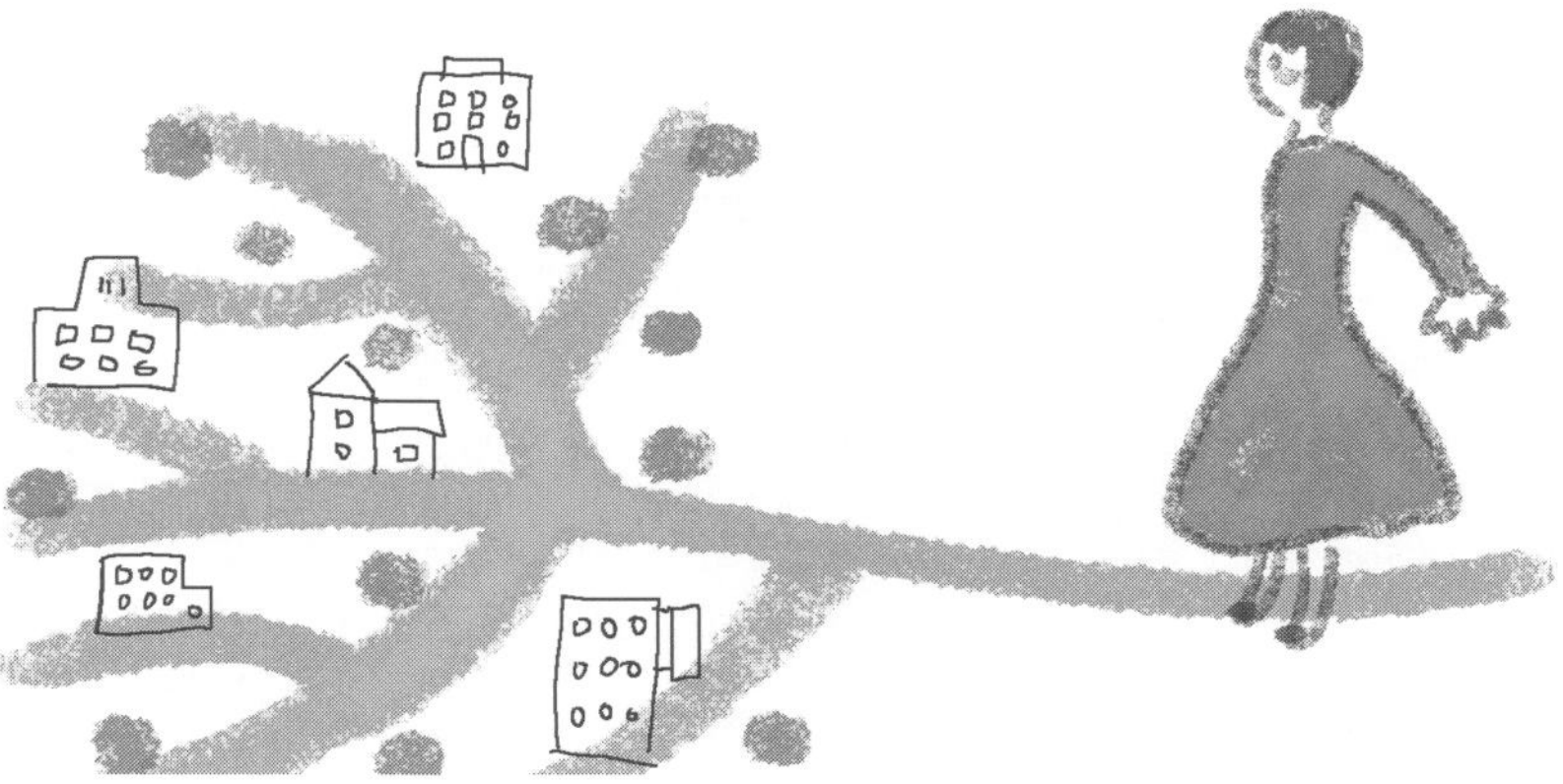

2

何の検査も受けたことがないのに、いきなり体外受精専門のクリニックに行くべきか、それともまずは検査を目的に、一般的な不妊治療クリニックに行くべきか迷っています。

36〜40歳／東京都

私39歳、夫42才、2022年12月に結婚したばかりで、お互いすぐに子供を持ちたいと話しています。

私は東京在住、夫は宮城在住で、子供を持ちたいですがタイミングを合わせることはなかなか難しく、夫は射精障害があるため自然妊娠は望めません。

私も子宮筋腫の経過観察中で、特に何か治療をしているわけではありません。昨年の秋ごろに、通っている婦人科の先生に上記のことを相談したところ、年齢のこともあるしすぐにでも体外受精をした方がいいと言われました。なので結婚前から不妊治療のクリニックに通おうと2人で話し合い、今年中に私は夫のいる宮城に引っ越す予定です。

婦人科の先生からは女性の負担が大きいから、まずは東京にいるうちは東京のクリニックを探すべきと言われました。

クリニック探しで困っていることとして、体外受精を目的にしてはいるけど、まだ何の検査も受けたことがないのに、いきなり体外受精専門のクリニックに行くべきか、それともまずは検査を目的に一般的な不妊治療クリニックに行くべきか迷っていることです。

結局、体外受精になるなら最初から専門クリニックに行きたいので、転院するならその時間がもったいないと思ってます。こういう場合はどのようなクリニックを選ぶべきでしょうか。

また、不妊治療が保険適用になりましたが、現在39才で今年の10月には40才になります。

39才と40才では保険適用の回数が変わってしまうので早急に治療を始めたいです。

今東京で治療して、途中で宮城に引っ越ししても保険適用の回数などに問題はないでしょうか。

手続きがまだよく分かっていないので、引っ越し時期も決まっていないけど最初から宮城のクリニックを探すべきなのか非常に迷っています。

東京か宮城か、どういうクリニックを探すべきかアドバイスを頂きたいです。

お返事

現在、ご夫婦は別に暮らしていて、今年中には、同居ができそうなのですね。

年齢的な要因があり、医師からは体外受精を検討するようにとのことですが、引っ越しをされるまでの間に、できる検査はしておいたほうが良いかもしれませんね。検査の結果で今後の方針が決まってくるかと思います。

体外受精を行う場合には、適応年齢に対しての、保険適用回数に制限があります。体外受精の施設でも、検査から始めることはできますから、お近くの不妊クリニック、体外受精を実施している施設で相談されるのが良いと思います。

検査の結果が出て、早めに体外受精をということであればスタートできますが、ご主人の同伴が必用な日が出てきます。

体外受精の場合には、治療周期の月経が開始し3日目前後の受診になりますが、ここは同伴でということになります。

ご主人が体外受精をすることに同意しているという確認が必要になります。（テレビ電話が可能な場合もあります）

また、ご主人が遠方におられるので、体外受精で採卵するときに必要な精子は、あらかじめ凍結保存することも可能ですから、そちらも合わせて医師に相談されるとよいでしょう。

受診する施設については、自宅から近い距離にある施設か、職場から行きやすい場所にある施設がよいのではないでしょうか。仮に東京で体外受精を行い、その後転居され、治療を再開したときに、過去に何回治療をしているのかは必要な情報ですから、紹介状を書いてもらうのがよいですね。紹介状の中に、回数なども記載してもらうとよいでしょう。

検査だけでも2〜3カ月はかかりますので、なるべく早くご相談されるとよいと思います。

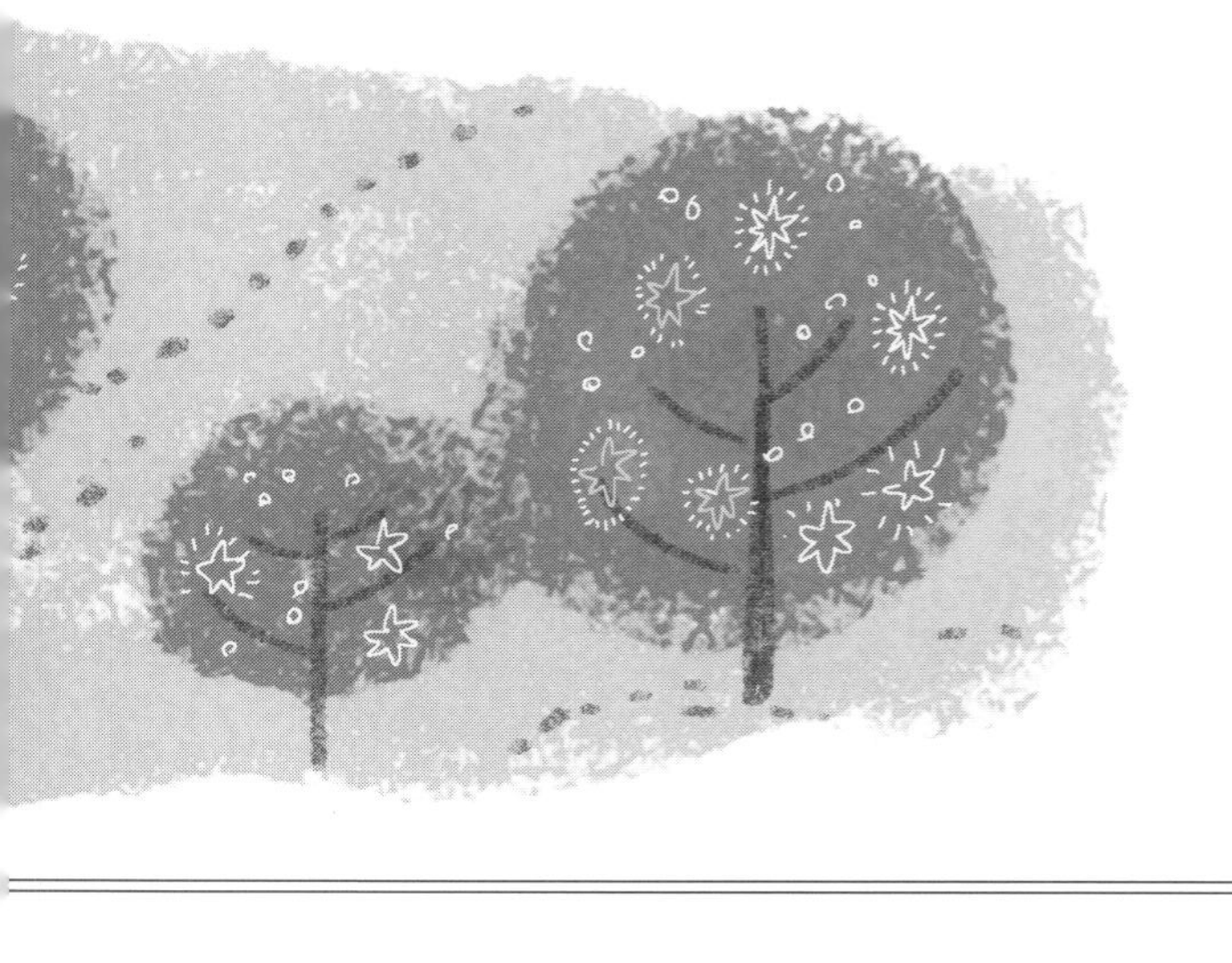

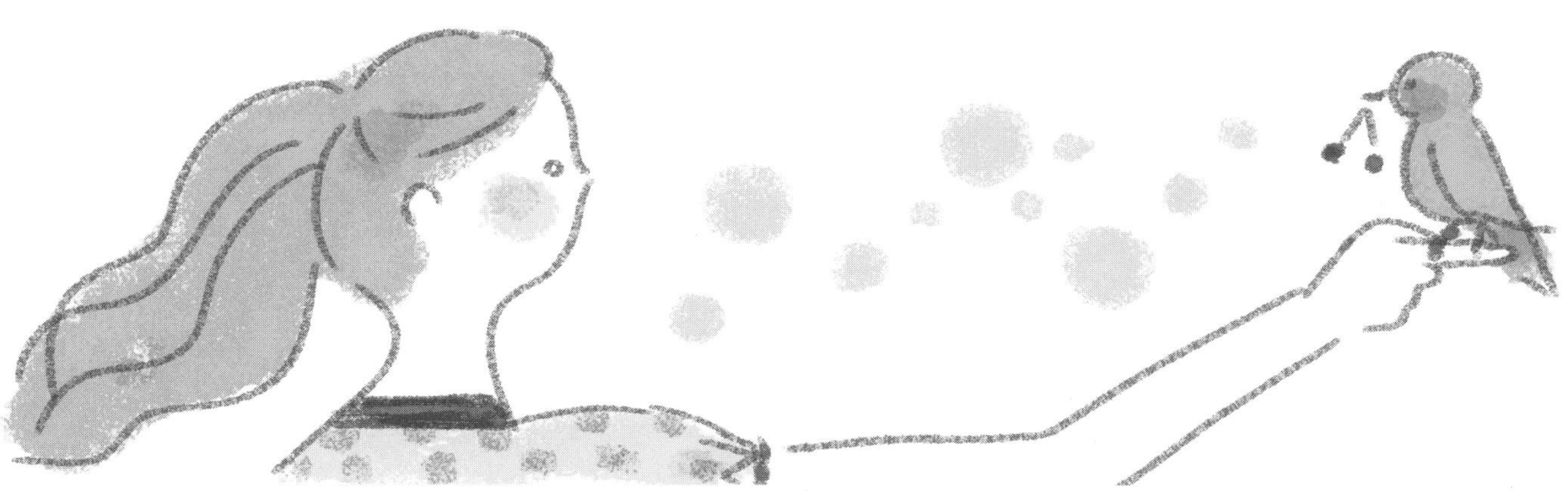

3

不妊治療の病院の選び方を教えて欲しいです。

26〜30歳・神奈川県

不妊治療の病院の選び方を教えて欲しいです。
遠くてもよいのか、近い方がよいのかなど、はじめに知っておくべきことをお願いします。

お返事

不妊治療の病院選びについての相談ですね。

不妊治療には、タイミング法、人工授精、体外受精があります。どこまでの治療を希望するかによって、施設なども変わってきます。検査やタイミング、人工授精であれば婦人科でも可能ですし、体外受精となると体外受精を行っている施設となります。

いずれの治療にしても、通院回数が多くなってしまうため、自宅から近くにある施設か、職場から行きやすい環境にある施設などいくつか候補を出し、その中から決めるのがよいと思います。

治療には、ご主人も同伴が必要になることもありますので、ご夫婦で相談し決めることも大事ですね。

相談しやすい医師や、看護師、専門スタッフがいる施設もよいですね。

病院の種類

病院と医院（クリニック）の違い

医療法の定義では、患者さんを入院させる病床数が 20 床以上を病院と称し、病床数が 19 床以下の医療機関を医院・クリニック・診療所としています。不妊治療では、入院設備が無くても診療できるため、クリニック名称が多いですね。

不妊治療の施設でも
不妊科という科は無く婦人科（生殖医療）

不妊治療という言葉が世間一般化され、社会での周知も高まっていますが、実は不妊科も不妊治療も正式な診療科目にはないため、医療機関では、婦人科（生殖医療）もしくは婦人科として公に紹介しています。

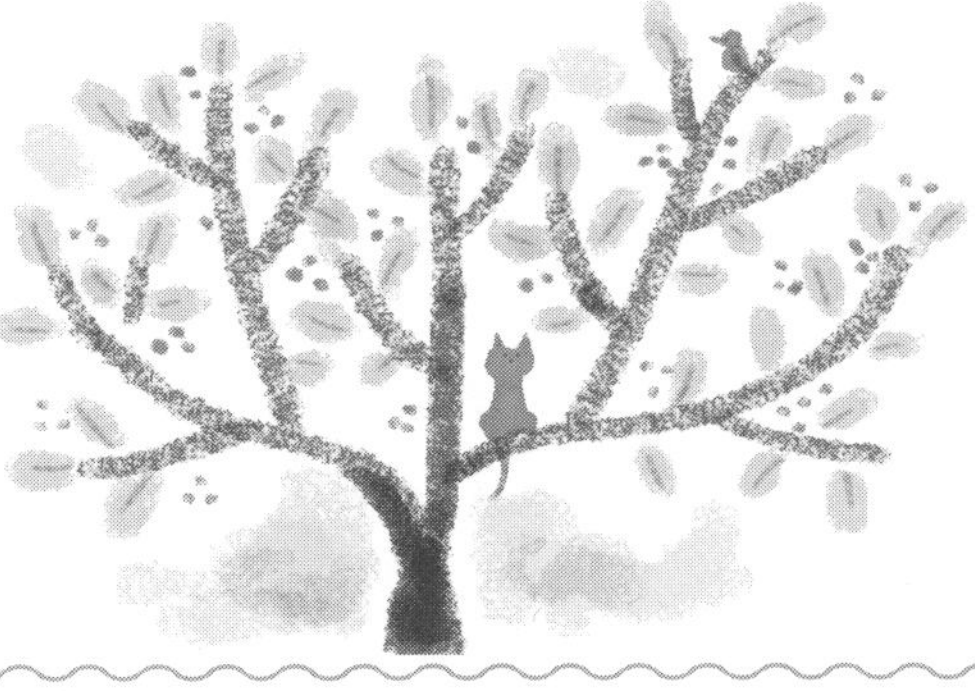

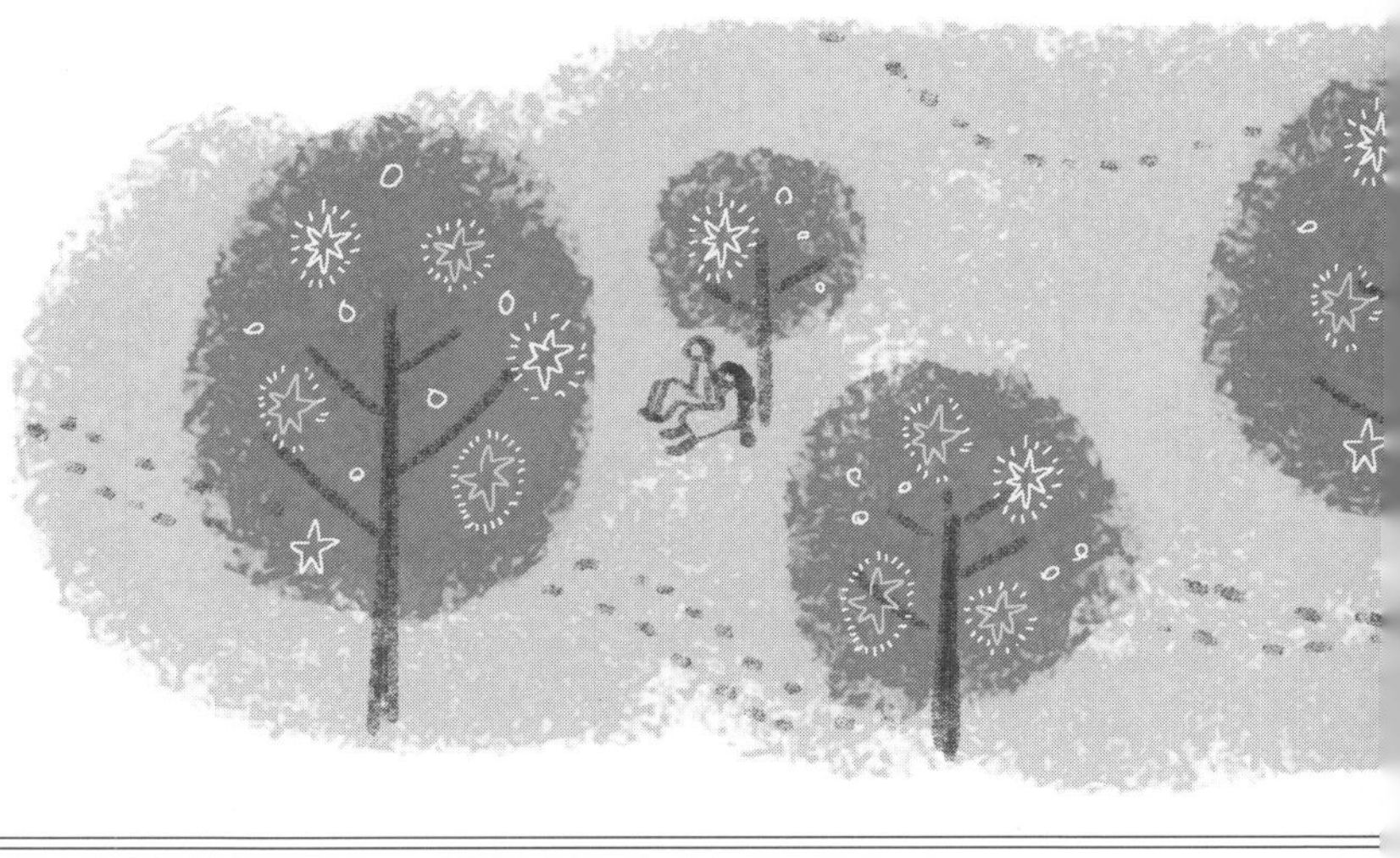

4

結婚してはじめて性行為を試みましたが、挿入時の痛みで入らない状態です。子どもが欲しくて不妊クリニックにかかったところ、痛みで経膣超音波もできず、スペースがないので不妊治療ができないとのこと。どうすれば良いのか？

41～45歳・神奈川県

44歳です。数カ月前に結婚しました。今まで性経験がありません。

結婚してはじめて性行為を試みましたが挿入時の痛みで入らない状態です。ゼリーを使用してみましたが、痛みは変わらずできませんでした。

子供が欲しくて不妊クリニックにかかったところ、痛みで経膣超音波もできず、スペースがないので不妊治療ができないとのことでした。

体外受精をしても妊娠できる確率は低い現実を聞き、そこまでしてとも思いましたが諦められません。

どうすれば良いのか自分でもわからず、ご助言頂けたら幸いです。

お返事

不妊治療を行う場合には、経腟の超音波で卵巣や子宮の状態を確認しますので、超音波が入らないとなると、体外受精で卵子を回収することが難しくなります。腹部エコーで見ることもできますが、より鮮明に見ることができないかもしれませんね。

腟内に指を挿入することは可能でしょうか。

指1本分くらいのスペースがあれば、排卵日に合わせ、採取したご主人の精液を専用スポイトを使い、腟内に注入することは可能かもしれません。

排卵日を予測するには、本来であれば卵巣の状態を確認する必要がありますが難しいようですので、尿で排卵日を予測し、精液を注入することはできると思います。

スポイトを用いてタイミングをとる場合には、病院で滅菌してあるスポイトや精液を採取する容器などが必要になりますので、医師に相談されてはいかがでしょう。

今は悪い方に考えずに、生命力を信じて経過をみましょう。その後のことは、医師と相談しながら心配なことを払拭できるようにしていきましょう。

5

主人が脊髄係留症候群という病気で10年前に脂肪腫解除術という手術を受けてから、徐々に勃起不全になり、セックスレスになりました。

41～45歳・沖縄県

41歳の主婦です。主人が脊髄係留症候群という病気で10年前に脂肪腫解除術という手術を受けてから、徐々に勃起不全になり排尿障害もひどくなり、ここ4年程セックスレスになりました。

定期的にマスターベーションを行ってるようですが、その際に精液が尿と一緒に出るようで、気持ち良くもないとのことで、性欲も起こらなくなったとも言っていました。そんな主人の状況を考えると子作りをしたいとも言えず、ただ時間だけが過ぎていきます。

主人は地元の泌尿器科へ通院中で、頻尿を緩和させるための薬を処方してもらっています。

尿と一緒に精液が出ても精子の採取は可能なんでしょうか？

もし可能であれば人工授精を検討したいと思っております。

お返事

ご主人が10年前に手術をされ、その後、性生活がうまくいかなくなったのですね。

マスターベーションで射出はできるが、尿が混ざってしまうのですね。

尿の中に入っている精子を採取するこ

とは可能ですが、人工授精を行うほどの精子が回収できるかどうかが問題となります。

　また、精子を子宮内に入れた場合、雑菌なども一緒に入ってしまう可能性もあり、子宮内の炎症を起こす要因となってしまうかもしれません。

　尿中にどのくらいの精子がいるのかを確認する必要があり、人工授精よりも、体外受精や顕微授精を検討されてもよいのかもしれません。

　何度も精液を採取することは、ご主人にとってストレスになる可能性もあり、採取した精子は凍結保存するということも検討されてはいかがでしょう。

　一度、直接、男性不妊も扱っている不妊治療専門施設でご相談されてはどうでしょう。

6

腹痛のあと、歩いたり安静に過ごさなかったことが原因で、出血が始まったのではと言われ、このまま大きくなるか流産してしまうか五分五分の状態と告げられました。

36〜40歳・東京都

無排卵状態、高プロラクチン血症のため半年カベルゴリンを服用し、今年1月20日に自然妊娠をしました。

　その後、23日に生理痛のような痛みの腹痛が20分ほど。翌日予定があり30分ほど歩いてしまい、25日より茶おりが出始めました。その後徐々に出血量が増えて、26日27日と鮮血が出て来ました。

　27日に受診すると、腹痛のあと歩いたり安静に過ごさなかったことが原因で出血が始まったのではと言われ、エコーでは胎児の成長が遅く、このまま大きくなるか流産してしまうか五分五分の状態と告げられました。


もし、このまま成長して行ったら染色体異常などで先天性の疾患、障害がある子が生まれてくる確率は大きいのでしょうか？

お返事

　自然妊娠が成立し、その後、腹痛と出血が始まり、現在は経過を観察しているのですね。

　出血の原因は詳しくは分かりませんが、切迫流産の要因として、胎児側に問題がある場合が約70〜80％と言われています。

　流産を回避した場合、児の染色体異常が起こる確率が高くなるということではなく、もともと胎児側に何らかの問題があり、流産として自然淘汰されるということになります。

　今回については、今後どうなるのかまだわかりませんが、染色体異常が心配な場合には、産科で出生前診断で検査を行うとある程度は確認できると思います。流産兆候があっても児に異常があるとは限りません。

　腹痛など何も症状がなくても、急に流産となる場合もありますし、安静にしていても流産を防ぐことはできません。今は悪い方に考えずに、生命力を信じて経過をみましょう。その後のことは、医師と相談しながら心配なことを払拭できるようにしていきましょう。

7

卵胞がなかなか育たず、皮下注ペンを打っています。チョコレート嚢腫があることもわかっています。

31～35歳・群馬県

現在、不妊治療中です。

卵胞がなかなか育たず、ゴナールエフ皮下注ペンを打っています。チョコレート嚢腫があることもわかっています。

目に見える効果が出ていませんが、担当医師の治療方針により継続しており、打ち続けて1カ月ほど経過しています。以前、別の病院（薬が供給不足で入手できなくなり、やむ無く転院しました）で筋肉注射のhmg製剤での治療をしていた際は、身体への負担を考えて一定期間で休止をしていたのですが、皮下注射についてもそのような休止期間は必要ないのでしょうか？

担当医師は、地道にやっていくしかないとしか言ってくれないため、心配になり、他に相談できる場所がないかと探してここにたどり着きました。

お返事

排卵誘発方法についての相談ですね。薬は、供給側の問題から、一時期入荷ができない状態がありましたね。

現在は、注射での排卵誘発を行っているのですね。

そして、注射ゴナールエフを開始してから、1か月継続されているのですか？

30日間毎日注射を行い、発育卵胞は見えてこないのでしょうか。

もともと、自力での排卵は難しかったのでしょうか。

連続注射を行っても反応してこない場合には、一旦リセットするという方法もあるのではないかと考えますが、医師の方針は継続なのですね。

ＡＭＨの数値はどうですか？　低いのでしょうか。

この刺激方法があっていないのか、別の注射での反応はどうなのか、今後の方針についてはよく医師と相談された方がよいのではないかと思います。

体外受精が保険適用されたとはいえ、このままでは、卵巣に負担がかかり、より反応しにくくなることもあるかと思います。心身の疲れも考え、一旦仕切り直して別の方法を模索してはいかがでしょう。

8

多嚢胞性卵巣症候群との診断、現在、タイミング法ですが、2年経っても同じ状況で不安です。

26～30歳・愛知県

現在、不妊治療を初めて2年目になります。多嚢胞性卵巣症候群と診断されました。排卵は、排卵促進剤を飲んでも3回に1回は上手くいかない状態です。

タイミング法でずっと通院しておりましたが、2年経つのでこの方法で良いのか不安になります。

お返事

多嚢胞性卵巣でタイミングを2年間行ってきたのですね。自力で排卵が起こりにくい状態ですし、タイミングを2年間されたので、ステップアップを考えてもよいのではないでしょうか。状況を考え、体外受精を検討してもよいかと思います。

人工授精という選択肢もありますが、精子に大きな問題がないのにタイミング療法で妊娠しなかったのであれば、体外受精を視野に入れた方がいいと思います。

体外受精で複数個の受精卵を一度につくり、凍結保存できれば、2回目以降の治療は、受精卵を融解して子宮内に戻すことができます。

また、体外受精であれば、採卵時に採卵個数や採れた卵子の質、受精状況、受精卵（胚）の成長の様子も確認できます。

ただ、多嚢胞性卵巣症候群（ＰＣＯＳ）の場合、採卵後のＯＨＳＳ（卵巣過剰刺激症候群）を予防し、良い成熟卵を確保することが重要になってきます。

ＯＨＳＳの予防には、排卵誘発剤の使用方法が関係してくるため、医師に相談されると良いでしょう。

体外受精は保険適用になりましたので、検討されるのには良い選択肢かと思います。

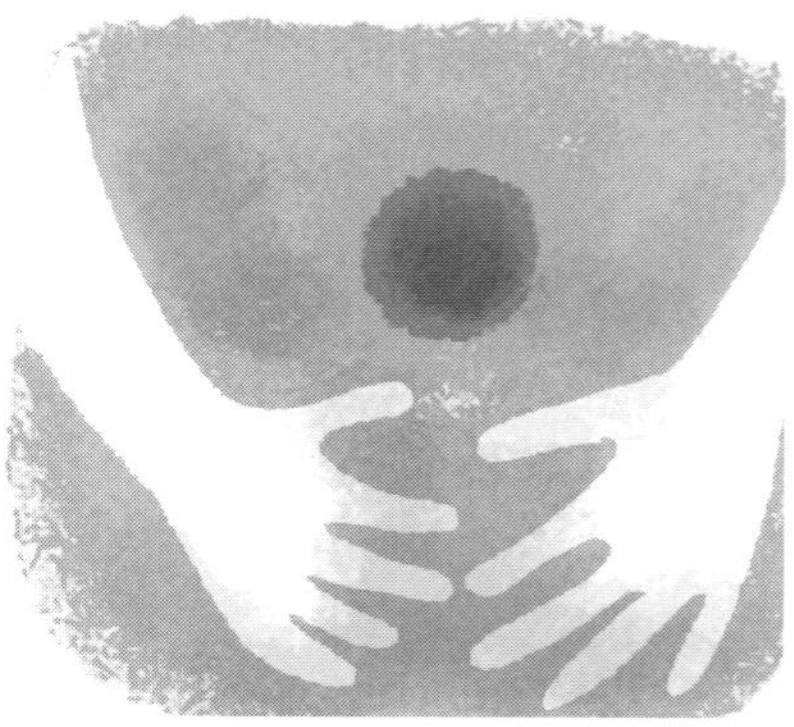

9

日本での卵子ドナー提供はかなりの高額になり、対応しているところも少ないと知り、今はもう、どうしたら良いか分からないです。

46歳以上・長崎県

ダメ元の質問ですが、48歳（最後の生理 去年8月）で不妊治療はできますか？主人も同じく48歳です。

アメリカ在住で、卵子ドナーしてもらう事を考えていた矢先、日本へ転勤になり、話しが振り出しに戻りました。

日本で卵子ドナーを提供していただくにはかなりの高額になり、対応しているところも少ないと知りました。

今はもう、どうしたら良いか分からず連絡させていただきました。摘出も考えましたが、卵巣が機能しなくなるのでためらっています。このまま体外受精を続けるか諦めるか悩んでいます。

お返事

最後の月経が昨年の8月とのことですね。そうしますと、ご自分の卵子を回収することは難しいかもしれませんね。

詳しくは、ホルモンで卵巣機能を確認する必要があるかと思います。その状況を確認してから、今後どうするかを決めてもよいのではないでしょうか。

卵子ドナーについてですが、以前よりは日本も幾分門扉が広まったということはありますが、実際にドナーを受けるとなると、その施設の倫理委員会の承認や治療を始めるまでにカウンセリングを何回か受けなければなりませんので、時間がかかります。

先日ある学会で、台湾で卵子提供での不妊治療をされている医師に話を伺うことがありました。

台湾のその施設では、卵子提供に係る費用は１７０万円と言っていました。かなりの金額になりますね。

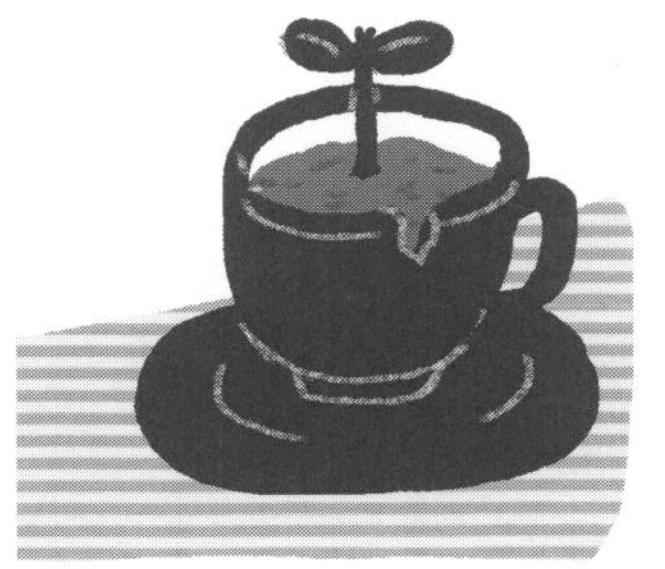

10

治療が体外受精にステップアップしたら、PCR検査の義務があるのでしょうか？

36〜40歳・広島県

私の通う不妊治療の病院では、治療が体外受精にステップアップしたら、提携病院で、指定日にＰＣＲ検査を受けて陰性証明をもらうように指示されます。

採卵を伴うときは、ＰＣＲ検査１クール妻2回、主人1回。ＰＣＲ検査費用、妻は保険が聞くので自己負担１回３０００円弱、主人は保険が効かないので９９００円でした。

精子採取は、コロナのため病院内ではできず、自宅にて滅菌容器に採取し、妻が持ち込みました。わざわざ指定の日に、提携病院へ検査に行かなければならない時間とお金の負担を考えると、病院側の金儲けとしか思えずとても不満に思いました。

ちなみに、自分が用意した抗原検査キットでは、もちろん駄目と言われました。コロナにかかったことがある人は、検査方法が違うのでお金ももう少し高いそうです。

他の不妊治療病院でも、ＰＣＲ検査の義務があるのでしょうか？

ちなみに人工受精の治療時には、提携病院でのＰＣＲ検査はありませんでした。

お返事

体外受精を行う場合には、コロナウイルスPCR検査が必要なのですね。

これは、施設によって取り組み方が違うようです。コロナウイルスのPCR検査費用についてですが、発熱、風邪症状、濃厚接触者の方は公費で検査をし、症状のない方は有料になるようです。金額については、各検査機関で異なっています。

体外受精を開始する際には、現在罹患している場合はもちろん治療できませんが、それらしき症状がある場合には検査で明らかにしてから、治療開始にする施設もあります。

相談者さんの通院されている施設では、より一層、感染予防に厳密に取り組んでいるということではないでしょうか。

すべての施設でということではないようです。

11

学生時代から月経不順があり、現在はピルを服用し、来年あたりから妊活を考えています。

20～25歳・沖縄県

実はお聞きしたいことがありまして、私は学生時代からずっと生理不順で1ヶ月に2回生理が来ます。しかも一度の生理が2週間ほど続き、1週間の生理がない時期を過ごしたら、またすぐ2週間の生理になります。なので、現在はピルを服用してます。

今は、金銭の問題で妊活は来年辺りから始めたいと考えています。

ですが、生理不順に加え、学生の頃に無排卵だと産婦人科の先生に言われたので自然に授かれるのかとても不安です。なので、ピル服用中でも、できる不妊検査等はないのか、それともピル服用中でも、生理不順の原因を知れる検査等があるのかを知りたいです。

それとも、ピルを一旦やめないと検査ができないでしょうか。

もしピルをやめたとしたらいつから不妊検査等はできますか？

ピルをやめると1ヶ月ほとんど生理で日常生活に支障がとてもでてしまうため、できればピルを一旦中断するのはやめたいです。

とても気になるのでお聞きしたいです。よろしくお願いします。

お返事

学生時代から月経不順があり、現在はピルを服用し、来年あたりから妊活を考えているのですね。

月経不順となっている要因を検査する必要があるとおもいますが、一旦ピルを中止しなければなりません。

ピルを中止し、脳から出てくるホルモンの状態と、卵巣が働いているかなど調べ、その結果で今後の治療が決まってきます。

妊活は来年からとのことですので、もう少し、このままで様子を見ていき、妊活スタートする時期にきたら、医師と相談の上、ピルをどうするかご相談いただくとよいと思います。

できれば、不妊治療クリニックで検査や相談をされると良いですね。

専門クリニックでは、たくさんの症例を扱っていますので、必要な検査を受けることが可能です。保険範囲で行える検査や自己負担となる検査も含まれてくるかと思われますので、費用なども確認するとよいでしょう。

ピルを服用しているので、必要な検査は必ず受けるようにしてくださいね。

月経周期を知っておきましょう

月経周期は、卵胞期、排卵期、黄体期月経期の３つに分けることができ、ホルモンの作用によって調節されています。

卵胞期　卵胞が成長するための卵胞刺激ホルモンFSHが活発に分泌され、卵胞が成長するにつれて卵胞ホルモン・エストロゲンの分泌量も増え、子宮内膜が厚くなっていきます。

排卵期　十分に育った卵胞が成熟し、卵巣から卵子が排卵されます。排卵された卵子は、卵管采によって卵管へとり込まれ、卵管膨大部に精子があれば出会い受精する時期です。

黄体期　排卵後、卵胞は黄体に変化して黄体ホルモンの分泌を始めます。黄体ホルモンと卵胞ホルモンの作用で子宮内膜は厚く柔らかくなり、妊娠に適した環境へと変化します。

月経期　妊娠しなかった場合に子宮内膜は剥がれ落ち体外へ排出されます。

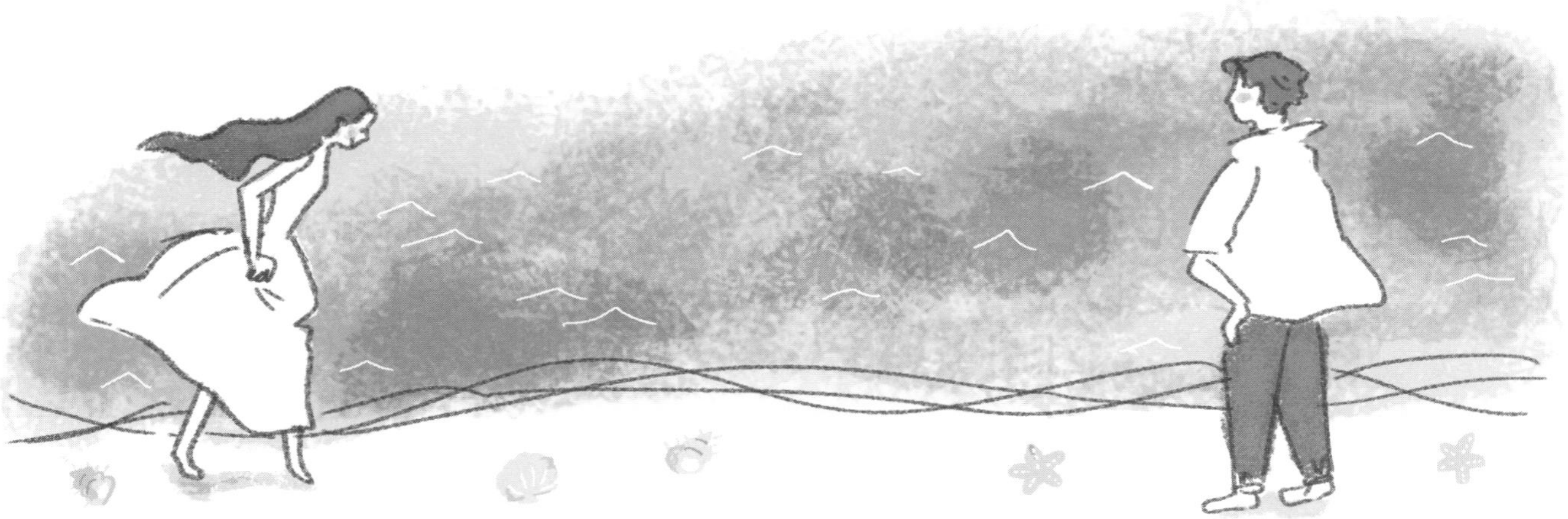

2023年5月時点（当センター調べ）
注：変更が生じる場合があります。詳しくは各治療施設のオフィシャルHPなどでご確認ください。

全国の不妊治療 病院＆クリニック

あなたの街で不妊治療を受けるための病院＆クリニック案内です。
どこの病院に行こうかな？　望む治療が受けられるかな？
病院選びの参考に！！

- 全国を6地方に分け、人工授精以上の不妊治療を行っている病院＆クリニックを一覧にしています。

- クリニック名の前にある ● 印は日本産科婦人科学会に登録のある生殖補助医療実施施設を元に、当センターのアンケート調査から体外受精実施施設として確認がとれた病院・クリニックを掲載しています。詳しくは直接各施設にお問合せください。

- ピックアップクリニックとして、診療や治療に関する24項目をあげて案内する病院＆クリニックがあります。各項目のチェックは、
  ○…実施している ●…常に力を入れて実施している △…検討中である ×…実施していない
  で表記をしています。（保険診療に関しては、実施している○ か、実施していない× で表記しています）
  また、自由診療における体外受精費用、顕微授精費用の目安も案内しています。

ピックアップクリニックの紹介例

❖ あいうえおクリニック　**あい市**
Tel.000-000-0000　あい市うえお北町 3-2-7　since 1988.4

診療日		月	火	水	木	金	土	日	祝祭日
	am	●	●	●	●	●	●	-	-
	pm	▲	●	-	●	▲	-	-	-

予約受付時間　8　9　10　11　12　13　14　15　16　17　18　19　20　21 時

▲月・金曜日の午後は 15:00 ～ 17:00

自由診療の料金
体外受精費用　27万～38万円
顕微授精費用　35万～45万円

保険：一般不妊治療 … ○	自由：体外受精 ……… ●	タイムラプス型インキュベーター ●
保険：体外受精 ……… ○	自由：顕微授精 ……… ●	ERA検査 …………… ○
保険：顕微授精 ……… ○	調節卵巣刺激法 ……… ●	EMMA・ALICE検査 … ○
男性不妊…○連携施設あり	低刺激・自然周期法 … ○	SEET法 …………… ○
不育症 ………………… ●	着床不全 …………… ●	子宮内膜スクラッチ … ○
漢方薬の扱い ………… ○	勉強会・説明会 ……… ●	PRP ……………… △
治療費の公開 ………… ○	PICSI ……………… △	PGT-A ……………… ×
妊婦健診……○ 10週まで	IMSI ……………… ●	子宮内フローラ検査 … ○

［各項目のチェックについて］ ○ … 実施している　● … 常に力を入れて実施している　△ … 検討中である　× … 実施していない

北海道・東北地方

北海道

● エナ麻生 ART クリニック Tel.011-792-8850 札幌市北区
● さっぽろ ART クリニック Tel.011-700-5880 札幌市北区
● 北海道大学病院 Tel.011-716-1161 札幌市北区
● さっぽろ ART クリニック n24 Tel.011-792-6691 札幌市北区
● 札幌白石産科婦人科病院 Tel.011-862-7211 札幌市白石区
● 青葉産婦人科クリニック Tel.011-893-3207 札幌市厚別区
● 五輪橋マタニティクリニック Tel.011-585-3110 札幌市南区
● 手稲渓仁会病院 Tel.011-681-8111 札幌市手稲区
● セントベビークリニック Tel.011-215-0880 札幌市中央区
● 金山生殖医療クリニック Tel.011-200-1122 札幌市中央区
円山レディースクリニック Tel.011-614-0800 札幌市中央区
● 時計台記念病院 Tel.011-251-2221 札幌市中央区
● 神谷レディースクリニック Tel.011-231-2722 札幌市中央区
● 札幌厚生病院 Tel.011-261-5331 札幌市中央区
● 斗南病院 Tel.011-231-2121 札幌市中央区
● 札幌医科大学医学部付属病院 Tel.011-611-2111 札幌市中央区
● 中央メディカルクリニック Tel.011-222-0120 札幌市中央区
● おおこうち産科婦人科 Tel.011-233-4103 札幌市中央区
● 福住産科婦人科クリニック Tel.011-836-1188 札幌市豊平区
● KKR 札幌医療センター Tel.011-822-1811 札幌市豊平区
● 美加レディースクリニック Tel.011-833-7773 札幌市豊平区
琴似産科婦人科クリニック Tel.011-612-5611 札幌市西区
● 札幌東豊病院 Tel.011-704-3911 札幌市東区
● 秋山記念病院 Tel.0138-46-6660 函館市石川町
製鉄記念室蘭病院 Tel.0143-44-4650 室蘭市知利別町
● 岩城産婦人科 Tel.0144-38-3800 苫小牧市緑町
● とまこまいレディースクリニック Tel.0144-73-5353 苫小牧市弥生町
● レディースクリニックぬまのはた Tel.0144-53-0303 苫小牧市北栄町
● 森産科婦人科病院 Tel.0166-22-6125 旭川市７条
● みずうち産科婦人科医院 Tel.0166-31-6713 旭川市豊岡
● 旭川医科大学附属病院 Tel.0166-65-2111 旭川市緑が丘
帯広厚生病院 Tel.0155-65-0101 帯広市西６条
● おびひろ ART クリニック Tel.0155-67-1162 帯広市東３条
釧路赤十字病院 Tel.0154-22-7171 釧路市新栄町
● 足立産婦人科クリニック Tel.0154-25-7788 釧路市中園町
● 北見レディースクリニック Tel.0157-31-0303 北見市大通東
● 中村記念愛成病院 Tel.0157-24-8131 北見市高栄東町

青森県

● エフ . クリニック Tel.017-729-4103 青森市浜田
● レディスクリニック・セントセシリア Tel.017-738-0321 青森市筒井八ツ橋
青森県立中央病院 Tel.017-726-8111 青森市東造道
● 八戸クリニック Tel.0178-22-7725 八戸市柏崎
● 婦人科　さかもとともみクリニック Tel.0172-29-5080 弘前市早稲田
● 弘前大学医学部付属病院 Tel.0172-33-5111 弘前市本町
安斎レディスクリニック Tel.0173-33-1103 五所川原市一ツ谷

岩手県

● 岩手医科大学附属病院 内丸メディカルセンター Tel.019-613-6111 盛岡市内丸
● 京野アートクリニック盛岡 Tel.019-613-4124 盛岡市盛岡駅前通
畑山レディスクリニック Tel.019-613-7004 盛岡市北飯岡
産科婦人科吉田医院 Tel.019-622-9433 盛岡市若園町
平間産婦人科 Tel.0197-24-6601 奥州市水沢太白通り
岩手県立二戸病院 Tel.0195-23-2191 二戸市堀野

秋田県

藤盛レィディーズクリニック Tel.018-884-3939 秋田市東通仲町
中通総合病院 Tel.018-833-1122 秋田市南通みその町
● 秋田大学医学部附属病院 Tel.018-834-1111 秋田市本道
● 清水産婦人科クリニック Tel.018-893-5655 秋田市広面
市立秋田総合病院 Tel.018-823-4171 秋田市川元松丘町
秋田赤十字病院 Tel.018-829-5000 秋田市上北手猿田
あきたレディースクリニック安田 Tel.018-857-4055 秋田市土崎港中央
池田産婦人科クリニック Tel.0183-73-0100 湯沢市字両神
● 大曲母子医院 Tel.0187-63-2288 大仙市大曲福住町
佐藤レディースクリニック Tel.0187-86-0311 大仙市戸蒔
大館市立総合病院 Tel.0186-42-5370 大館市豊町

山形県

山形市立病院済生館 Tel.023-625-5555 山形市七日町
● 山形大手町 ART クリニック川越医院 Tel.023-641-6467 山形市大手町
● 山形済生病院 Tel.023-682-1111 山形市沖町
レディースクリニック高山 Tel.023-674-0815 山形市嶋北
● 山形大学医学部附属病院 Tel.023-628-1122 山形市飯田西
国井クリニック Tel.0237-84-4103 寒河江市大字中郷
● ゆめクリニック Tel.0238-26-1537 米沢市東
米沢市立病院 Tel.0238-22-2450 米沢市相生町
● すこやかレディースクリニック Tel.0235-22-8418 鶴岡市東原町
たんぽぽクリニック Tel.0235-25-6000 鶴岡市日枝鳥居上
山形県立河北病院 Tel.0237-73-3131 西村山郡河北町

宮城県

● 京野アートクリニック仙台 Tel.022-722-8841 仙台市青葉区
● 東北大学病院 Tel.022-717-7000 仙台市青葉区
産科婦人科メリーレディースクリニック Tel.022-391-0315 仙台市青葉区
● たんぽぽレディースクリニック あすと長町 Tel.022-738-7753 仙台市太白区
● 仙台ソレイユ母子クリニック Tel.022-248-5001 仙台市太白区
● 仙台 ART クリニック Tel.022-791-8851 仙台市宮城野区
うつみレディスクリニック Tel.0225-84-2868 東松島市赤井
大井産婦人科医院 Tel.022-362-3231 塩竈市新富町
● スズキ記念病院 Tel.0223-23-3111 岩沼市里の杜

福島県

● いちかわクリニック Tel.024-554-0303 福島市南矢野目
● 福島県立医科大学附属病院 Tel.024-547-1111 福島市光が丘
● アートクリニック産婦人科 Tel.024-523-1132 福島市栄町
福島赤十字病院 Tel.024-534-6101 福島市入江町
あべウイメンズクリニック Tel.024-923-4188 郡山市富久山町
● ひさこファミリークリニック Tel.024-952-4415 郡山市中ノ目
太田西ノ内病院 Tel.024-925-1188 郡山市西ノ内
寿泉堂綜合病院 Tel.024-932-6363 郡山市駅前
● あみウイメンズクリニック Tel.0242-37-1456 会津若松市八角町
● 会津中央病院 Tel.0242-25-1515 会津若松市鶴賀町
● いわき婦人科 Tel.0246-27-2885 いわき市内郷綴町

PICK UP!

北海道地方 / ピックアップ クリニック

北海道

❖ 金山生殖医療クリニック

札幌市

Tel.011-200-1122　札幌市中央区北１条西 4-1-1 三甲大通り公園ビル 2F　since 2017.4

診療日		月	火	水	木	金	土	日	祝祭日
	am	●	●	●	●	●	●	▲	-
	pm	●	★	-	★	●	-	-	-

月・金曜午前 7:45 ～ 15:00、★火・木曜午前 7:45 ～ 13:00、午後 16:00 ～ 19:00、水・土曜 13:00 まで、▲日曜はHPをご確認ください。　予約は WEB にて 24 時間受付。

予約受付時間	8	9	10	11	12	13	14	15	16	17	18	19	20	21	時

自由診療の料金
体外受精費用　26 万円～
顕微授精費用　31 万円～

保険：一般不妊治療 … ○
保険：体外受精 ……… ○
保険：顕微授精 ……… ○
男性不妊…○連携施設あり
不育症 ………………… ●
漢方薬の扱い ………… ○
治療費の公開 ………… ○
妊婦健診 ……………… ×

自由：体外受精 ……… ●
自由：顕微授精 ……… ●
調節卵巣刺激法 ……… ○
低刺激・自然周期法 … ●
着床不全 ……………… ●
勉強会・説明会 ……… △
PICSI ………………… ×
IMSI…………………… ×

タイムラプス型インキュベーター●
ERA検 査 …………… ○
EMMA・ALICE検 査 … ○
SEET法 ……………… ×
子宮内膜スクラッチ … ○
PRP…………………… ×
PGT-A ……………… ×
子宮内フローラ検査 … ○

[各項目のチェックについて]　○ … 実施している　● … 常に力を入れて実施している　△ … 検討中である　× … 実施していない

PICK UP!

東北地方 / ピックアップ クリニック

福島県

❖ あみウイメンズクリニック

会津若松市

Tel.0242-37-1456　会津若松市八角町 4-21

since 2004.10

		月	火	水	木	金	土	日	祝祭日
診療日	am	●	●	●	-	●	●	-	-
	pm	●	●	●	-	●	-	-	-

予約受付時間	8	9	10	11	12	13	14	15	16	17	18	19	20	21 時

※完全予約制

自由診療の料金

HP を参照
https://ami-clinic.jp/

保険：一般不妊治療 … ○
保険：体外受精 ……… ○
保険：顕微授精 ……… ○
男性不妊…○連携施設あり
不育症 ………………… ○
漢方薬の扱い ………… ○
治療費の公開 ………… ○
妊婦健診……○ 26 週まで

自由：体外受精 ……… ●
自由：顕微授精 ……… ●
調節卵巣刺激法 ……… ●
低刺激・自然周期法 … ○
着床不全 ……………… ○
勉強会・説明会 ……… △
PICSI ………………… ×
IMSI…………………… ×

タイムラプス型インキュベーター ×
ERA検査 …………… ×
EMMA・ALICE 検査 … ×
SEET 法 ……………… ○
子宮内膜スクラッチ … ○
PRP …………………… ×
PGT-A ………………… ×
子宮内フローラ検査 … ×

関東地方

茨城県

● いがらしクリニック
Tel.0297-62-0936　龍ヶ崎市栄町

● 筑波大学附属病院
Tel.029-853-3900　つくば市天久保

● つくば ART クリニック
Tel.029-863-6111　つくば市竹園

● つくば木場公園クリニック
Tel.029-886-4124　つくば市松野木

● 筑波学園病院
Tel.029-836-1355　つくば市上横場

● 遠藤産婦人科医院
Tel.0296-20-1000　筑西市中舘

● 根本産婦人科医院
Tel.0296-77-0431　笠間市八雲

● おおぬき ART クリニック水戸
Tel.029-231-1124　水戸市三の丸

江幡産婦人科病院
Tel.029-224-3223　水戸市備前町

● 石渡産婦人科病院
Tel.029-221-2553　水戸市上水戸

植野産婦人科医院
Tel.029-221-2513　水戸市五軒町

岩崎病院
Tel.029-241-8700　水戸市笠原町

● 小塙医院
Tel.0299-58-3185　小美玉市田木谷

原レディスクリニック
Tel.029-276-9577　ひたちなか市笹野町

● 福地レディースクリニック
Tel.0294-27-7521　日立市鹿島町

栃木県

● 中田ウィメンズ &ART クリニック
Tel.028-614-1100　宇都宮市馬場通り

宇都宮中央クリニック
Tel.028-636-1121　宇都宮市中央

● 平尾産婦人科医院
Tel.028-648-5222　宇都宮市鶴田

● かわつクリニック
Tel.028-639-1118　宇都宮市大寛

福泉医院
Tel.028-639-1122　宇都宮市下栗

● ちかざわレディスクリニック
Tel.028-638-2380　宇都宮市城東

高橋あきら産婦人科医院
Tel.028-663-1103　宇都宮市東今泉

かしわぶち産婦人科
Tel.028-663-3715　宇都宮市海道町

済生会 宇都宮病院
Tel.028-626-5500　宇都宮市竹林町

● 独協医科大学病院
Tel.0282-86-1111　下都賀郡壬生町

● 那須赤十字病院
Tel.0287-23-1122　大田原市中田原

● 匠レディースクリニック
Tel.0283-21-0003　佐野市奈良渕町

佐野厚生総合病院
Tel.0283-22-5222　佐野市堀米町

● 城山公園すずきクリニック
Tel.0283-22-0195　佐野市久保町

● 中央クリニック
Tel.0285-40-1121　下野市薬師寺

● 自治医科大学附属病院
Tel.0285-44-2111　下野市薬師寺

石塚産婦人科
Tel.0287-36-6231　那須塩原市三島

● 国際医療福祉大学病院
Tel.0287-37-2221　那須塩原市井口

群馬県

セントラル・レディース・クリニック
Tel.027-326-7711　高崎市東町

● 高崎 ART クリニック
Tel.027-310-7701　高崎市あら町

産科婦人科舘出張　佐藤病院
Tel.027-322-2243　高崎市若松町

● セキールレディースクリニック
Tel.027-330-2200　高崎市栄町

矢崎医院
Tel.027-344-3511　高崎市剣崎町

● 上条女性クリニック
Tel.027-345-1221　高崎市栗崎町

公立富岡総合病院
Tel.0274-63-2111　富岡市富岡

● JCHO 群馬中央病院
Tel.027-221-8165　前橋市紅雲町

● 群馬大学医学部附属病院
Tel.027-220-7111　前橋市昭和町

● 横田マタニティーホスピタル
Tel.027-219-4103　前橋市下小出町

● いまいウイメンズクリニック
Tel.027-221-1000　前橋市東片貝町

前橋協立病院
Tel.027-265-3511　前橋市朝倉町

● HILLS LADIES CLINIC(神岡産婦人科医院)
Tel.027-253-4152　前橋市総社町

● ときざわレディスクリニック
Tel.0276-60-2580　太田市小舞木町

クリニックオガワ
Tel.0279-22-1377　渋川市石原

宇津木医院
Tel.0270-64-7878　佐波郡玉村町

埼玉県

● セントウィメンズクリニック
Tel.048-871-1771　さいたま市浦和区

● おおのたウィメンズクリニック 埼玉大宮
Tel.048-783-2218　さいたま市大宮区

● 秋山レディースクリニック
Tel.048-663-0005　さいたま市大宮区

● 大宮レディスクリニック
Tel.048-648-1657　さいたま市大宮区

● かしわざき産婦人科
Tel.048-641-8077　さいたま市大宮区

● あらかきウィメンズクリニック
Tel.048-838-1107　さいたま市南区

● 丸山記念総合病院
Tel.048-757-3511　さいたま市岩槻区

● 大和たまごクリニック
Tel.048-757-8100　さいたま市岩槻区

● ソフィア祐子レディースクリニック
Tel.048-253-7877　川口市西川口

● 永井マザーズホスピタル
Tel.048-959-1311　三郷市上彦名

● 産婦人科菅原病院
Tel.048-964-3321　越谷市越谷

● ゆうレディースクリニック
Tel.048-967-3122　越谷市南越谷

● 獨協医科大学埼玉医療センター
Tel.048-965-1111　越谷市南越谷

● スピカレディースクリニック
Tel.0480-65-7750　加須市南篠崎

● 中村レディスクリニック
Tel.048-562-3505　羽生市中岩瀬

● 埼玉医科大学病院
Tel.049-276-1297　入間郡毛呂山町

● 埼玉医科大学総合医療センター
Tel.049-228-3674　川越市鴨田

● 恵愛生殖医療医院
Tel.048-485-1185　和光市本町

● 大塚産婦人科小児科医院
Tel.048-479-7802　新座市片山

● ウィメンズクリニックふじみ野
Tel.049-293-8210　富士見市ふじみ野西

● ミューズレディスクリニック
Tel.049-256-8656　ふじみ野市霞ケ丘

● 吉田産科婦人科医院
Tel.04-2932-8781　入間市野田

● 瀬戸病院
Tel.04-2922-0221　所沢市金山町

● さくらレディスクリニック
Tel.04-2992-0371　所沢市くすのき台

● 熊谷総合病院
Tel.048-521-0065　熊谷市中西

平田クリニック
Tel.048-526-1171　熊谷市肥塚

Women's Clinic ひらしま産婦人科
Tel.048-722-1103　上尾市原市

上尾中央総合病院
Tel.048-773-1111　上尾市柏座

みやざきクリニック
Tel.0493-72-2233　比企郡小川町

千葉県

● 高橋ウイメンズクリニック
Tel.043-243-8024　千葉市中央区

● 千葉メディカルセンター
Tel.043-261-5111　千葉市中央区

● 千葉大学医学部附属病院
Tel.043-226-2121　千葉市中央区

● 亀田 IVF クリニック幕張
Tel.043-296-8141　千葉市美浜区

● みやけウィメンズクリニック
Tel.043-293-3500　千葉市緑区

川崎レディースクリニック
Tel.04-7155-3451　流山市東初石

● おおたかの森 ART クリニック
Tel. 04-7170-1541　流山市おおたかの森

ジュノ・ヴェスタクリニック八田
Tel.047-385-3281　松戸市牧の原

● 大川レディースクリニック
Tel.047-341-3011　松戸市馬橋

松戸市立総合医療センター
Tel.047-712-2511　松戸市千駄堀

● 鎌ヶ谷 ART クリニック
Tel.047-442-3377　鎌ヶ谷市新鎌ヶ谷

● 本八幡レディースクリニック
Tel.047-322-7755　市川市八幡

● 東京歯科大学市川総合病院
Tel.047-322-0151　市川市菅野

● 西船橋こやまウィメンズクリニック
Tel.047-495-2050　船橋市印内町

北原産婦人科
Tel.047-465-5501　船橋市習志野台

● … 体外受精以上の生殖補助医療実施施設

● 昭和大学病院
Tel.03-3784-8000　品川区旗の台

● 東邦大学医療センター大森病院
Tel.03-3762-4151　大田区大森西

とちぎクリニック
Tel.03-3777-7712　大田区山王

● キネマアートクリニック
Tel.03-5480-1940　大田区蒲田

● ファティリティクリニック東京
Tel.03-3477-0369　渋谷区東

● 日本赤十字社医療センター
Tel.03-3400-1311　渋谷区広尾

● torch clinic
Tel.03-6467-7910　渋谷区恵比寿

● 恵比寿ウィメンズクリニック
Tel.03-6452-4277　渋谷区恵比寿南

恵比寿つじクリニック＜男性不妊専門＞
Tel.03-5768-7883　渋谷区恵比寿南

● 桜十字ウイメンズクリニック渋谷
Tel.03-5728-6626　渋谷区宇田川町

● アートラボクリニック渋谷
Tel.03-3780-8080　渋谷区宇田川町

● フェニックスアートクリニック
Tel.03-3405-1101　渋谷区千駄ヶ谷

● はらメディカルクリニック
Tel.03-3356-4211　渋谷区千駄ヶ谷

篠原クリニック
Tel.03-3377-6633　渋谷区笹塚

みやぎしレディースクリニック
Tel.03-5731-8866　目黒区八雲

● とくおかレディースクリニック
Tel.03-5701-1722　目黒区中根

● 峯レディースクリニック
Tel.03-5731-8161　目黒区自由が丘

● 育良クリニック
Tel.03-3792-4103　目黒区上目黒

● 目黒レディースクリニック
LineID.@296kumet　目黒区目黒

● 三軒茶屋ウィメンズクリニック
Tel.03-5779-7155　世田谷区太子堂

● 三軒茶屋 ART レディースクリニック
Tel.03-6450-7588　世田谷区三軒茶屋

● 梅ヶ丘産婦人科
Tel.03-3429-6036　世田谷区梅丘

● 国立成育医療研究センター 周産期・母性診療センター
Tel.03-3416-0181　世田谷区大蔵

● ローズレディースクリニック
Tel.03-3703-0114　世田谷区等々力

● 陣内ウィメンズクリニック
Tel.03-3722-2255　世田谷区奥沢

● 田園都市レディースクリニック二子玉川分院
Tel.03-3707-2455　世田谷区玉川

にしなレディースクリニック
Tel.03-5797-3247　世田谷区用賀

用賀レディースクリニック
Tel.03-5491-5137　世田谷区上用賀

池ノ上産婦人科
Tel.03-3467-4608　世田谷区北沢

竹下レディスクリニック＜不育症専門＞
Tel.03-6834-2830　新宿区左門町

● 慶應義塾大学病院
Tel.03-3353-1211　新宿区信濃町

にしたん ARTクリニック 新宿院
Tel.0120-542-202　新宿区新宿

● 杉山産婦人科 新宿
Tel.03-5381-3000　新宿区西新宿

● 東京医科大学病院
Tel.03-3342-6111　新宿区西新宿

● 新宿 ARTクリニック
Tel.03-5324-5577　新宿区西新宿

● うつみやす子レディースクリニック
Tel.03-3368-3781　新宿区西新宿

● 加藤レディスクリニック
Tel.03-3366-3777　新宿区西新宿

● 国立国際医療研究センター病院
Tel.03-3202-7181　新宿区戸山

● 東京女子医科大学 産婦人科・母子総合医療センター
Tel.03-3353-8111　新宿区河田町

東京山手メディカルセンター
Tel.03-3364-0251　新宿区百人町

● 桜の芽クリニック
Tel.03-6908-7740　新宿区高田馬場

新中野女性クリニック
Tel.03-3384-3281　中野区本町

河北総合病院
Tel.03-3339-2121　杉並区阿佐谷北

● 東京衛生アドベンチスト病院附属 めぐみクリニック
Tel.03-5335-6401　杉並区天沼

銀座ウイメンズクリニック
Tel.03-5537-7600　中央区銀座

● 虎の門病院
Tel.03-3588-1111　港区虎ノ門

● 東京 AMH クリニック銀座
Tel.03-3573-4124　港区新橋

● 新橋夢クリニック
Tel.03-3593-2121　港区新橋

● 東京慈恵会医科大学附属病院
Tel.03-3433-1111　港区西新橋

● 芝公園かみやまクリニック
Tel.03-6414-5641　港区芝

● リプロダクションクリニック東京
Tel.03-6228-5352　港区東新橋

● 六本木レディースクリニック
Tel.0120-853-999　港区六本木

● 麻布モンテアールレディースクリニック
Tel.03-6804-3208　港区麻布十番

● 赤坂見附宮崎産婦人科
Tel.03-3478-6443　港区元赤坂

美馬レディースクリニック
Tel.03-6277-7397　港区赤坂

● 赤坂レディースクリニック
Tel.03-5545-4123　港区赤坂

● 山王病院 女性センター / リプロダクション・婦人科内視鏡治療部門
Tel.03-3402-3151　港区赤坂

● クリニック ドゥ ランジュ
Tel.03-5413-8067　港区北青山

● 表参道 ART クリニック
Tel.03-6433-5461　港区北青山

たて山レディスクリニック
Tel.03-3408-5526　港区南青山

● 東京 HART クリニック
Tel.03-5766-3660　港区南青山

● 北里研究所病院
Tel.03-3444-6161　港区白金

● 京野アートクリニック高輪
Tel.03-6408-4124　港区高輪

● 城南レディスクリニック品川
Tel.03-3440-5562　港区高輪

● 浅田レディース品川クリニック
Tel.03-3472-2203　港区港南

にしたん ART クリニック 品川院
Tel.03-6712-3355　港区港南

● 秋葉原 ART Clinic
Tel.03-5807-6888　台東区上野

● よしひろウィメンズクリニック上野院
Tel.03-3834-8996　台東区東上野

あさくさ産婦人科クリニック
Tel.03-3844-9236　台東区西浅草

● 日本医科大学付属病院 女性診療科
Tel.03-3822-2131　文京区千駄木

● 順天堂大学医学部附属順天堂医院
Tel.03-3813-3111　文京区本郷

● 東京大学医学部附属病院
Tel.03-3815-5411　文京区本郷

● 東京医科歯科大学病院
Tel.03-5803-5684　文京区湯島

中野レディースクリニック
Tel.03-5390-6030　北区王子

東京北医療センター
Tel.03-5963-3311　北区赤羽台

● 日暮里レディースクリニック
Tel.03-5615-1181　荒川区西日暮里

● 臼井医院 婦人科 リプロダクション外来
Tel.03-3605-0381　足立区東和

● 北千住 ART クリニック
Tel.03-6806-1808　足立区千住

池上レディースクリニック
Tel.03-5838-0228　足立区伊興

アーク米山クリニック
Tel.03-3849-3333　足立区西新井栄町

● 真島クリニック
Tel.03-3849-4127　足立区関原

● あいウイメンズクリニック
Tel.03-3829-2522　墨田区錦糸

大倉医院
Tel.03-3611-4077　墨田区墨田

● 木場公園クリニック・分院
Tel.03-5245-4122　江東区木場

● 東峯婦人クリニック
Tel.03-3630-0303　江東区木場

● 五の橋レディスクリニック
Tel.03-5836-2600　江東区亀戸

● クリニック飯塚
Tel.03-3495-8761　品川区西五反田

● はなおか IVF クリニック品川
Tel.03-5759-5112　品川区大崎

千葉県

共立習志野台病院
Tel.047-466-3018　船橋市習志野台

● 船橋駅前レディースクリニック
Tel.047-426-0077　船橋市本町

● 津田沼 IVF クリニック
Tel.047-455-3111　船橋市前原西

● くぼのや IVF クリニック
Tel.04-7136-2601　柏市柏

● 中野レディースクリニック
Tel.04-7162-0345　柏市柏

● さくらウィメンズクリニック
Tel.047-700-7077　浦安市北栄

● パークシティ吉田レディースクリニック
Tel.047-316-3321　浦安市明海

● 順天堂大学医学部附属浦安病院
Tel.047-353-3111　浦安市富岡

● そうクリニック
Tel.043-424-1103　四街道市大日

● 東邦大学医療センター佐倉病院
Tel.043-462-8811　佐倉市下志津

● 高橋レディースクリニック
Tel.043-463-2129　佐倉市ユーカリが丘

● 日吉台レディースクリニック
Tel.0476-92-1103　富里市日吉台

成田赤十字病院
Tel.0476-22-2311　成田市飯田町

増田産婦人科
Tel.0479-73-1100　匝瑳市八日市場

旭中央病院
Tel.0479-63-8111　旭市イ

● 宗田マタニティクリニック
Tel.0436-24-4103　市原市根田

● 重城産婦人科小児科
Tel.0438-41-3700　木更津市万石

● 薬丸病院
Tel.0438-25-0381　木更津市富士見

ファミール産院　たてやま
Tel.0470-24-1135　館山市北条

● 亀田総合病院　ART センター
Tel.04-7092-2211　鴨川市東町

東京都

● 杉山産婦人科　丸の内
Tel.03-5222-1500　千代田区丸の内

あさひレディスクリニック
Tel.03-3251-3588　千代田区神田佐久間町

● 神田ウィメンズクリニック
Tel.03-6206-0065　千代田区神田鍛冶町

● 小畑会浜田病院
Tel.03-5280-1166　千代田区神田駿河台

三楽病院
Tel.03-3292-3981　千代田区神田駿河台

杉村レディースクリニック
Tel.03-3264-8686　千代田区五番町

エス・セットクリニック＜男性不妊専門＞
Tel.03-6262-0745　千代田区神田岩本町

● 日本橋ウィメンズクリニック
Tel.03-5201-1555　中央区日本橋

● にしたん ART クリニック 日本橋院
Tel.03-6281-6990　中央区日本橋

● Natural ART Clinic 日本橋
Tel.03-6262-5757　中央区日本橋

八重洲中央クリニック
Tel.03-3270-1121　中央区日本橋

● 黒田インターナショナルメディカルリプロダクション
Tel.03-3555-5650　中央区新川

こやまレディースクリニック
Tel.03-5859-5975　中央区勝どき

● 聖路加国際病院
Tel.03-3541-5151　中央区明石町

● 銀座こうのとりレディースクリニック
Tel.03-5159-2077　中央区銀座

● さくら・はるねクリニック銀座
Tel.03-5250-6850　中央区銀座

● 両角レディースクリニック
Tel.03-5159-1101　中央区銀座

● オーク銀座レデイースクリニック
Tel.03-3567-0099　中央区銀座

HM レディースクリニック銀座
Tel.03-6264-4105　中央区銀座

● 銀座レデイースクリニック
Tel.03-3535-1117　中央区銀座

● 楠原ウィメンズクリニック
Tel.03-6274-6433　中央区銀座

● 銀座すずらん通りレディスクリニック
Tel.03-3569-7711　中央区銀座

元町宮地クリニック＜男性不妊専門＞
Tel.045-263-9115 横浜市中区

● 馬車道レディスクリニック
Tel.045-228-1680 横浜市中区

● メディカルパーク横浜
Tel.045-232-4741 横浜市中区

● 横浜市立大学附属市民総合医療センター
Tel.045-261-5656 横浜市南区

● 福田ウイメンズクリニック
Tel.045-825-5525 横浜市戸塚区

塩崎産婦人科
Tel.046-889-1103 三浦市南下浦町

● 愛育レディーズクリニック
Tel.046-277-3316 大和市南林間

塩塚クリニック
Tel.046-228-4628 厚木市旭町

● 海老名レディースクリニック不妊センター
Tel.046-236-1105 海老名市中央

● 矢内原ウィメンズクリニック
Tel.0467-50-0112 鎌倉市大船

● 小田原レディスクリニック
Tel.0465-35-1103 小田原市城山

● 湘南レディースクリニック
Tel.0466-55-5066 藤沢市鵠沼花沢町

● 山下湘南夢クリニック
Tel.0466-55-5011 藤沢市鵠沼石上

● メディカルパーク湘南
Tel.0466-41-0331 藤沢市湘南台

● 神奈川ARTクリニック
Tel.042-701-3855 相模原市南区

● 北里大学病院
Tel.042-778-8415 相模原市南区

● ソフィアレディスクリニック
Tel.042-776-3636 相模原市中央区

長谷川レディースクリニック
Tel.042-700-5680 相模原市緑区

● 下田産婦人科医院
Tel.0467-82-6781 茅ヶ崎市幸町

みうらレディースクリニック
Tel.0467-59-4103 茅ヶ崎市東海岸南

湘南茅ヶ崎ARTレディースクリニック
Tel.0467-81-5726 茅ヶ崎市浜見平

平塚市民病院
Tel.0463-32-0015 平塚市南原

牧野クリニック
Tel.0463-21-2364 平塚市八重咲町

● 須藤産婦人科医院
Tel.0463-77-7666 秦野市南矢名

伊勢原協同病院
Tel.0463-94-2111 伊勢原市田中

● 東海大学医学部付属病院
Tel.0463-93-1121 伊勢原市下糟屋

● … 体外受精以上の生殖補助医療実施施設

● みむろウィメンズクリニック
Tel.042-710-3609 町田市原町田

● ひろいウィメンズクリニック
Tel.042-850-9027 町田市森野

町田市民病院
Tel.042-722-2230 町田市旭町

松岡レディスクリニック
Tel.042-479-5656 東久留米市東本町

● こまちレディースクリニック
Tel.042-357-3535 多摩市落合

レディースクリニックマリアヴィラ
Tel.042-566-8827 東大和市上北台

神奈川県

川崎市立川崎病院
Tel.044-233-5521 川崎市川崎区

日本医科大学武蔵小杉病院
Tel.044-733-5181 川崎市中原区

● Noah ART クリニック武蔵小杉
Tel.044-739-4122 川崎市中原区

● 南生田レディースクリニック
Tel.044-930-3223 川崎市多摩区

● 新百合ヶ丘総合病院
Tel. 044-322-9991 川崎市麻生区

● 聖マリアンナ医科大学病院 生殖医療センター
Tel.044-977-8111 川崎市宮前区

● メディカルパークベイフロント横浜
Tel.045-620-6322 横浜市西区

● みなとみらい夢クリニック
Tel.045-228-3131 横浜市西区

● コシ産婦人科
Tel.045-432-2525 横浜市神奈川区

● 神奈川レディースクリニック
Tel.045-290-8666 横浜市神奈川区

● 横浜 HART クリニック
Tel.045-620-5731 横浜市神奈川区

● 菊名西口医院
Tel.045-401-6444 横浜市港北区

● アモルクリニック
Tel.045-475-1000 横浜市港北区

● なかむらアートクリニック
Tel.045-534-8534 横浜市港北区

● 綱島ゆめみ産婦人科
Tel.050-1807-0053 横浜市港北区

● CM ポートクリニック
Tel.045-948-3761 横浜市都筑区

かもい女性総合クリニック
Tel.045-929-3700 横浜市都筑区

● 産婦人科クリニック さくら
Tel.045-911-9936 横浜市青葉区

● 田園都市レディースクリニック あざみ野本院
Tel.045-905-5524 横浜市青葉区

● 済生会横浜市東部病院
Tel.045-576-3000 横浜市鶴見区

● 荻窪病院 虹クリニック
Tel.03-5335-6577 杉並区荻窪

● 明大前アートクリニック
Tel.03-3325-1155 杉並区和泉

● 慶愛クリニック
Tel.03-3987-3090 豊島区東池袋

● 松本レディースリプロダクションオフィス
Tel.03-6907-2555 豊島区東池袋

● 松本レディースクリニック
Tel.03-5958-5633 豊島区東池袋

● 池袋えざきレディースクリニック
Tel.03-5911-0034 豊島区池袋

小川クリニック
Tel.03-3951-0356 豊島区南長崎

● 帝京大学医学部附属病院
Tel.03-3964-1211 板橋区加賀

● 日本大学医学部附属板橋病院
Tel.03-3972-8111 板橋区大谷口上町

● ときわ台レディースクリニック
Tel.03-5915-5207 板橋区常盤台

渡辺産婦人科医院
Tel.03-5399-3008 板橋区高島平

● ウィメンズ・クリニック大泉学園
Tel.03-5935-1010 練馬区東大泉

● 花みずきウィメンズクリニック吉祥寺
Tel.0422-27-2965 武蔵野市吉祥寺本町

● うすだレディースクリニック
Tel.0422-28-0363 武蔵野市吉祥寺本町

● 武蔵境いわもと婦人科クリニック
Tel.0422-31-3737 武蔵野市境南町

● 杏林大学医学部附属病院
Tel.0422-47-5511 三鷹市新川

● ウィメンズクリニック神野
Tel.042-480-3105 調布市国領町

● 貝原レディースクリニック
Tel.042-426-1103 調布市布田

● 幸町 IVF クリニック
Tel.042-365-0341 府中市府中町

● 国分寺ウーマンズクリニック
Tel.042-325-4124 国分寺市本町

● ジュンレディースクリニック小平
Tel.042-329-4103 小平市喜平町

● 立川 ART レディースクリニック
Tel.042-527-1124 立川市曙町

● 井上レディスクリニック
Tel.042-529-0111 立川市富士見町

● 八王子 ART クリニック
Tel.042-649-5130 八王子市横山町

みなみ野レディースクリニック
Tel.042-632-8044 八王子市西片倉

南大沢婦人科ヒフ科クリニック
Tel.0426-74-0855 八王子市南大沢

西島産婦人科医院
Tel.0426-61-6642 八王子市千人町

PICK UP!

関東地方 / ピックアップ クリニック

茨城県

❖ 根本産婦人科医院

笠間市

Tel.0296-77-0431 笠間市八雲 1 丁目 4-21

since 2000.9

診療日		月	火	水	木	金	土	日	祝祭日
	am	●	●	●	-	●	●	-	-
	pm	●	●	●	-	●	●	-	-

予約受付時間 8 9 10 11 12 13 14 15 16 17 18 19 20 21 時

自由診療の料金

体外受精費用 ～30 万円
顕微授精費用 ～30 万円

保険：一般不妊治療 … ○	自由：体外受精 ……… ●	タイムラプス型インキュベーター ×
保険：体外受精 ……… ○	自由：顕微授精 ……… ●	ERA検査 …………… ○
保険：顕微授精 ……… ○	調節卵巣刺激法 ……… ●	EMMA・ALICE検査 … ○
男性不妊…○連携施設あり	低刺激・自然周期法 … ●	SEET法 ……………… ○
不育症 ………………… ○	着床不全 ……………… ○	子宮内膜スクラッチ … ○
漢方薬の扱い ………… ○	勉強会・説明会 ……… ×	PRP …………………… ●
治療費の公開 ………… ○	PICSI ………………… ●	PGT-A ………………… ×
妊婦健診……○ 40 週まで	IMSI ………………… ×	子宮内フローラ検査 … ○

埼玉県

❖ 秋山レディースクリニック

さいたま市

Tel.048-663-0005 さいたま市大宮区大成町 3-542

since 2003.2

診療日		月	火	水	木	金	土	日	祝祭日
	am	●	●	-	●	●	●	-	-
	pm	●	●	-	●	●	-	-	-

予約受付時間 8 9 10 11 12 13 14 15 16 17 18 19 20 21 時

自由診療の料金

体外受精費用 20 万円～
顕微授精費用 25 万円～

保険：一般不妊治療 … ○	自由：体外受精 ……… ○	タイムラプス型インキュベーター ×
保険：体外受精 ……… ○	自由：顕微授精 ……… ○	ERA検査 …………… ○
保険：顕微授精 ……… ○	調節卵巣刺激法 ……… ○	EMMA・ALICE検査 … ○
男性不妊 ……………… ×	低刺激・自然周期法 … ×	SEET法 ……………… ×
不育症 ………………… ○	着床不全 ……………… ○	子宮内膜スクラッチ … ○
漢方薬の扱い ………… ○	勉強会・説明会 ……… ×	PRP …………………… ×
治療費の公開 ………… ○	PICSI ………………… ×	PGT-A ………………… ×
妊婦健診 ……………… ×	IMSI ………………… ×	子宮内フローラ検査 … ○

[各項目のチェックについて] ○ … 実施している ● … 常に力を入れて実施している △ … 検討中である × … 実施していない

埼玉県

❖ 恵愛生殖医療医院　和光市

Tel.048-485-1185　和光市本町 3-13 タウンコートエクセル 3F　since 2009.4

診療日	月	火	水	木	金	土	日	祝祭日
am	●	●	●	●	●	●	-	-
pm	●	●	●	●	●	-	-	-

予約受付時間　8　9　10　11　12　13　14　15　16　17　18　19　20　21 時

自由診療の料金

体外受精費用　22 万円～
顕微授精費用　25 万円～

保険：一般不妊治療	○	自由：体外受精	●	タイムラプス型インキュベーター	●
保険：体外受精	○	自由：顕微授精	●	ERA検査	●
保険：顕微授精	○	調節卵巣刺激法	●	EMMA・ALICE 検査	●
男性不妊	○連携施設あり	低刺激・自然周期法	●	SEET 法	○
不育症	○	着床不全	●	子宮内膜スクラッチ	○
漢方薬の扱い	○	勉強会・説明会	●	PRP	○
治療費の公開	○	PICSI	○	PGT-A	△
妊婦健診	×	IMSI	×	子宮内フローラ検査	●

千葉県

❖ 高橋ウイメンズクリニック　千葉市

Tel.043-243-8024　千葉市中央区新町18-14 千葉新町ビル6F　since 1999.4

診療日	月	火	水	木	金	土	日	祝祭日
am	●	●	●	●	●	●	-	-
pm	●	●	-	●	●	-	-	-

予約受付時間　8　9　10　11　12　13　14　15　16　17　18　19　20　21

自由診療の料金

体外受精費用　25 万～35 万円
顕微授精費用　30 万～45 万円

保険：一般不妊治療	○	自由：体外受精	○	タイムラプス型インキュベーター	○
保険：体外受精	○	自由：顕微授精	○	ERA検査	○
保険：顕微授精	○	調節卵巣刺激法	○	EMMA・ALICE 検査	×
男性不妊	○	低刺激・自然周期法	○	SEET 法	○
不育症	○	着床不全	○	子宮内膜スクラッチ	○
漢方薬の扱い	○	勉強会・説明会	○	PRP	○
治療費の公開	○	PICSI	○	PGT-A	○
妊婦健診	×	IMSI	×	子宮内フローラ検査	○

❖ 西船橋こやまウィメンズクリニック　船橋市

Tel.047-495-2050　船橋市印内町 638-1 ビューエクセレント 2F　since 2020.1

診療日	月	火	水	木	金	土	日	祝祭日
am	●	●	-	●	●	●	-	●
pm	▲	●	-	●	▲	-	-	-

予約受付時間　8　9　10　11　12　13　14　15　16　17　18　19　20　21 時

▲月、金曜日午後は 10:00 ～ 18:00 まで。

自由診療の料金

体外受精費用　30 万～35 万円
顕微授精費用　35 万～45 万円

保険：一般不妊治療	○	自由：体外受精	●	タイムラプス型インキュベーター	●
保険：体外受精	○	自由：顕微授精	●	ERA検査	●
保険：顕微授精	○	調節卵巣刺激法	●	EMMA・ALICE 検査	●
男性不妊	×	低刺激・自然周期法	○	SEET 法	○
不育症	○	着床不全	○	子宮内膜スクラッチ	○
漢方薬の扱い	×	勉強会・説明会	○	PRP	△
治療費の公開	○	PICSI	×	PGT-A	●
妊婦健診	×	IMSI	×	子宮内フローラ検査	△

❖ 中野レディースクリニック　柏市

Tel.04-7162-0345　柏市柏 2-10-11-1F　since 2005.4

診療日	月	火	水	木	金	土	日	祝祭日
am	●	●	●	●	●	●	-	-
pm	●	▲	●	▲	●	-	-	-

予約受付時間　8　9　10　11　12　13　14　15　16　17　18　19　20　21 時

▲火・木曜は 17:00 まで

自由診療の料金

体外受精費用　40 万～50 万円
顕微授精費用　50 万～60 万円

保険：一般不妊治療	○	自由：体外受精	●	タイムラプス型インキュベーター	●
保険：体外受精	○	自由：顕微授精	●	ERA検査	×
保険：顕微授精	○	調節卵巣刺激法	●	EMMA・ALICE 検査	×
男性不妊	○連携施設あり	低刺激・自然周期法	●	SEET 法	●
不育症	×	着床不全	●	子宮内膜スクラッチ	○
漢方薬の扱い	○	勉強会・説明会	△	PRP	×
治療費の公開	○	PICSI	×	PGT-A	●
妊婦健診	○ 14 週まで	IMSI	×	子宮内フローラ検査	△

❖ パークシティ吉田レディースクリニック　浦安市

Tel.047-316-3321　浦安市明海 5-7-5 パークシティ東京ベイ新浦安ドクターズベイ　since 2004.5

診療日	月	火	水	木	金	土	日	祝祭日
am	●	●	●	●	●	●	▲	▲
pm	●	-	●	-	●	-	-	-

予約受付時間　8　9　10　11　12　13　14　15　16　17　18　19　20　21 時

▲日曜・祝日は予約診療。

自由診療の料金

体外受精費用　35 万～50 万円
顕微授精費用　－

保険：一般不妊治療	○	自由：体外受精	○	タイムラプス型インキュベーター	×
保険：体外受精	○	自由：顕微授精	×	ERA検査	○
保険：顕微授精	×	調節卵巣刺激法	○	EMMA・ALICE 検査	○
男性不妊	○連携施設あり	低刺激・自然周期法	○	SEET 法	○
不育症	○	着床不全	○	子宮内膜スクラッチ	○
漢方薬の扱い	○	勉強会・説明会	○	PRP	×
治療費の公開	○	PICSI	×	PGT-A	×
妊婦健診	○ 32 週まで	IMSI	×	子宮内フローラ検査	×

東京都

❖ Natural ART Clinic 日本橋　中央区

Tel.03-6262-5757　中央区日本橋 2-7-1 東京日本橋タワー 8F　since 2016.2

診療日	月	火	水	木	金	土	日	祝祭日
am	●	●	●	●	●	●	●	●
pm	-	●	●	●	●	-	-	-

診療受付時間　8　9　10　11　12　13　14　15　16　17　18　19　20　21 時

自由診療の料金

HP を参照
https://www.naturalart.or.jp

保険：一般不妊治療	×	自由：体外受精	○	タイムラプス型インキュベーター	○
保険：体外受精	×	自由：顕微授精	●	ERA検査	×
保険：顕微授精	×	調節卵巣刺激法	○	EMMA・ALICE 検査	×
男性不妊	○連携施設あり	低刺激・自然周期法	●	SEET 法	×
不育症	×	着床不全	○	子宮内膜スクラッチ	×
漢方薬の扱い	×	勉強会・説明会	△	PRP	×
治療費の公開	○	PICSI	×	PGT-A	△
妊婦健診	×	IMSI	●	子宮内フローラ検査	×

❖ Clinique de l'Ange クリニック ドゥ ランジュ　港区

Tel.03-5413-8067　港区北青山３－３－１　共和五番館６F　since 2014.11

医師２名　培養士３名
心理士０名

診療日	月	火	水	木	金	土	日	祝祭日
am	●	●	●	▲	●	●	●	●
pm	●	●	●	▲	●	●	●	●

予約受付時間　8　9　10　11　12　13　14　15　16　17　18　19　20　21 時

▲木曜日は代診の先生が診療します。年中無休。

料金目安

初診費用：女性　～6500 円
初診費用：男性　10,000 円～
体外受精費用　45 万～59 万円
顕微授精費用　51 万～65 万円

保険：一般不妊治療	○	自由：体外受精	●	タイムラプス型インキュベーター	×
保険：体外受精	○	自由：顕微授精	●	ERA検査	×
保険：顕微授精	○	調節卵巣刺激法	×	EMMA・ALICE 検査	×
男性不妊	○連携施設あり	低刺激・自然周期法	●	SEET 法	×
不育症	×	着床不全	×	子宮内膜スクラッチ	○
漢方薬の扱い	×	勉強会・説明会	●	PRP	×
治療費の公開	○	PICSI	×	PGT-A	×
妊婦健診	○ 14 週まで	IMSI	○	子宮内フローラ検査	×

[各項目のチェックについて]　○ … 実施している　● … 常に力を入れて実施している　△ … 検討中である　× … 実施していない

PICK UP!

関東地方 / ピックアップ クリニック

東京都

❖ 新橋夢クリニック

港区

Tel.03-3593-2121 港区新橋 2-5-1 EXCEL 新橋

since 2007.4

診療日		月	火	水	木	金	土	日	祝祭日
	am	●	●	●	●	●	●	●	●
	pm	●	●	-	●	●	-	-	-

予約受付時間	8	9	10	11	12	13	14	15	16	17	18	19	20	21 時

自由診療の料金

HP を参照
https://www.yumeclinic.net

保険：一般不妊治療 … ○	自由：体外受精 ……… ●	タイムラプス型インキュベーター ●
保険：体外受精 ……… ○	自由：顕微授精 ……… ●	ERA検査 ……………… ○
保険：顕微授精 ……… ○	調節卵巣刺激法 ……… ○	EMMA・ALICE 検査 … ○
男性不妊 ………………… ○	低刺激・自然周期法 … ●	SEET 法 ……………… ×
不育症 …………………… ○	着床不全 ……………… ○	子宮内膜スクラッチ … ×
漢方薬の扱い ………… ○	勉強会・説明会 ……… ○	PRP ………………… ×
治療費の公開 ………… ○	PICSI ………………… △	PGT-A ……………… ●
妊婦健診 …… ○ 9 週まで	IMSI ………………… △	子宮内フローラ検査 … ○

❖ 峯レディースクリニック

目黒区

Tel.03-5731-8161 目黒区自由が丘 2-10-4 ミルシェ自由が丘 4F

since 2017.6

診療日		月	火	水	木	金	土	日	祝祭日
	am	●	●	●	●	●	●	-	-
	pm	●	●	●	●	-	-	-	-

予約受付時間	8	9	10	11	12	13	14	15	16	17	18	19	20	21 時

自由診療の料金

体外受精費用 30 万～40 万円
顕微授精費用 35 万～50 万円

保険：一般不妊治療 … ○	自由：体外受精 ……… ●	タイムラプス型インキュベーター ●
保険：体外受精 ……… ○	自由：顕微授精 ……… ●	ERA検査 ……………… ●
保険：顕微授精 ……… ○	調節卵巣刺激法 ……… ●	EMMA・ALICE 検査 … ●
男性不妊 ………………… ○	低刺激・自然周期法 … ○	SEET 法 ……………… ×
不育症 …………………… ●	着床不全 ……………… ○	子宮内膜スクラッチ … ×
漢方薬の扱い ………… ○	勉強会・説明会 (WEB) … ●	PRP ………………… ○
治療費の公開 ………… ●	PICSI ………………… ○	PGT-A ……………… ●
妊婦健診 …… ○ 10 週まで	IMSI ………………… ×	子宮内フローラ検査 … ×

❖ 三軒茶屋ウィメンズクリニック

世田谷区

Tel.03-5779-7155 世田谷区太子堂 1-12-34-2F

since 2011.2

診療日		月	火	水	木	金	土	日	祝祭日
	am	●	●	●	●	●	●	-	-
	pm	●	●	●	-	●	-	-	-

予約受付時間	8	9	10	11	12	13	14	15	16	17	18	19	20	21 時

自由診療の料金

体外受精費用 27 万円～
顕微授精費用 35 万～45 万円

保険：一般不妊治療 … ○	自由：体外受精 ……… ●	タイムラプス型インキュベーター ●
保険：体外受精 ……… ○	自由：顕微授精 ……… ●	ERA検査 ……………… ●
保険：顕微授精 ……… ○	調節卵巣刺激法 ……… ●	EMMA・ALICE 検査 … ●
男性不妊 … ○ 連携施設あり	低刺激・自然周期法 … ●	SEET 法 ……………… ○
不育症 …………………… ○	着床不全 ……………… ●	子宮内膜スクラッチ … ○
漢方薬の扱い ………… ○	勉強会・説明会 ……… ●	PRP ………………… ●
治療費の公開 ………… ○	PICSI ………………… ○	PGT-A ……………… ●
妊婦健診 …… ○ 10 週まで	IMSI ………………… ×	子宮内フローラ検査 … ×

❖ にしたん ART クリニック 新宿院

新宿区

Tel.0120-542-202 新宿区新宿 3-25-1 ヒューリック新宿ビル 10F

since 2022.6

診療日		月	火	水	木	金	土	日	祝祭日
	am	●	●	●	●	●	●	●	●
	pm	●	●	●	●	●	●	●	●

予約受付時間	8	9	10	11	12	13	14	15	16	17	18	19	20	21 時

診療時間：午前 9:00 ～午後10:00（土・日・祝のみ午後 8:00 まで）
受付時間：診療最終時間の1時間前まで。

自由診療の料金

体外受精費用 76.6 万円～
顕微授精費用 79.6 万円～

保険：一般不妊治療 … ×	自由：体外受精 ……… ●	タイムラプス型インキュベーター ●
保険：体外受精 ……… ×	自由：顕微授精 ……… ●	ERA検査 ……………… ○
保険：顕微授精 ……… ×	調節卵巣刺激法 ……… ●	EMMA・ALICE 検査 … ○
男性不妊 ………………… ×	低刺激・自然周期法 … ○	SEET 法 ……………… ○
不育症 …………………… ×	着床不全 ……………… ○	子宮内膜スクラッチ … ○
漢方薬の扱い ………… ×	勉強会・説明会 ……… △	PRP ………………… ○
治療費の公開 ………… ×	PICSI ………………… ○	PGT-A ……………… ●
妊婦健診 ………………… ×	IMSI ………………… ○	子宮内フローラ検査 … △

❖ 明大前アートクリニック

杉並区

Tel.03-3325-1155 杉並区和泉 2-7-1 甘酒屋ビル 2F

since 2017.12

診療日		月	火	水	木	金	土	日	祝祭日
	am	●	●	●	●	●	●	-	-
	pm	●	★	●	★	●	▲	-	-

予約受付時間	8	9	10	11	12	13	14	15	16	17	18	19	20	21 時

★火・木曜は 18:00 まで、▲土曜は 17:00 まで

自由診療の料金

体外受精費用 30 万～50 万円
顕微授精費用 40 万～60 万円

保険：一般不妊治療 … ○	自由：体外受精 ……… ●	タイムラプス型インキュベーター ●
保険：体外受精 ……… ○	自由：顕微授精 ……… ●	ERA検査 ……………… ○
保険：顕微授精 ……… ○	調節卵巣刺激法 ……… ●	EMMA・ALICE 検査 … ○
男性不妊 … ● 連携施設あり	低刺激・自然周期法 … ●	SEET 法 ……………… ×
不育症 …………………… ○	着床不全 ……………… ●	子宮内膜スクラッチ … ○
漢方薬の扱い ………… ○	勉強会・説明会 ……… ○	PFC-FD ……………… ○
治療費の公開 ………… ○	PICSI ………………… △	PGT-A ……………… ●
妊婦健診 …… ○ 8～9 週まで	IMSI ………………… ×	子宮内フローラ検査 … ○

❖ 松本レディースリプロダクションオフィス

豊島区

Tel.03-6907-2555 豊島区東池袋 1-41-7 池袋東口ビル 7F

since 1999.12

診療日		月	火	水	木	金	土	日	祝祭日
	am	●	●	●	●	●	★	▲	▲
	pm	●	●	-	●	●	★	-	-

予約受付時間	8	9	10	11	12	13	14	15	16	17	18	19	20	21 時

★土曜は 8:15 ～ 11:30、13:45 ～ 16:00
▲日・祝日は 8:15 ～ 11:30（予約のみ）

自由診療の料金

体外受精費用 27 万円～
顕微授精費用 29 万円～

保険：一般不妊治療 … ○	自由：体外受精 ……… ●	タイムラプス型インキュベーター ●
保険：体外受精 ……… ○	自由：顕微授精 ……… ●	ERA検査 ……………… ●
保険：顕微授精 ……… ○	調節卵巣刺激法 ……… ●	EMMA・ALICE 検査 … ●
男性不妊 ………………… ●	低刺激・自然周期法 … ●	SEET 法 ……………… △
不育症 …………………… ○	着床不全 ……………… ●	子宮内膜スクラッチ … ×
漢方薬の扱い ………… ●	勉強会・説明会 ……… ○	PRP ………………… ●
治療費の公開 ………… ●	PICSI ………………… ×	PGT-A ……………… ●
妊婦健診 ………………… ×	IMSI ………………… ×	子宮内フローラ検査 … ●

❖ 幸町 IVF クリニック

府中市

Tel.042-365-0341 府中市府中町 1丁目 18-17 コンテント府中 1F2F

since 1990.4

診療日		月	火	水	木	金	土	日	祝祭日
	am	-	●	●	●	●	●	●	-
	pm	-	●	●	●	●	▲	▲	-

予約受付時間	8	9	10	11	12	13	14	15	16	17	18	19	20	21 時

自由診療の料金

体外受精費用 27 万～35 万円
顕微授精費用 35 万～45 万円

保険：一般不妊治療 … △	自由：体外受精 ……… ●	タイムラプス型インキュベーター ●
保険：体外受精 ……… ○	自由：顕微授精 ……… ●	ERA検査 ……………… ●
保険：顕微授精 ……… ○	調節卵巣刺激法 ……… ●	EMMA・ALICE 検査 … ●
男性不妊 … ○ 連携施設あり	低刺激・自然周期法 … ●	SEET 法 ……………… ×
不育症 …………………… ○	着床不全 ……………… ●	子宮内膜スクラッチ … ○
漢方薬の扱い ………… ○	勉強会・説明会 ……… ●	PRP ………………… ●
治療費の公開 ………… ●	PICSI ………………… ×	PGT-A ……………… ●
妊婦健診 …… ○ 10 週まで	IMSI ………………… ×	子宮内フローラ検査 … ●

[各項目のチェックについて] ○ … 実施している ● … 常に力を入れて実施している △ … 検討中である × … 実施していない

PICK UP!

関東地方 / ピックアップ クリニック

神奈川県

❖ みむろウィメンズクリニック

町田市

Tel.042-710-3609　町田市中町1-2-5 SHELL MIYAKO V 2F　since 2006.7

診療日		月	火	水	木	金	土	日	祝祭日
	am	●	●	●	●	●	●	-	-
	pm	●	▲	●	▲	●	-	-	-

予約受付時間	8	9	10	11	12	13	14	15	16	17	18	19	20	21 時

▲火・木曜午後は再診患者さんのための相談及び検査の時間

自由診療の料金

体外受精費用 20万円～
顕微授精費用 30万円～

- 保険：一般不妊治療 … ○
- 保険：体外受精 ……… ○
- 保険：顕微授精 ……… ○
- 男性不妊…○連携施設あり
- 不育症 ……………… ○
- 漢方薬の扱い ………… ○
- 治療費の公開 ………… ○
- 妊婦健診……○ 10週まで
- 自由：体外受精 ……… ●
- 自由：顕微授精 ……… ●
- 調節卵巣刺激法 ……… ●
- 低刺激・自然周期法 … ●
- 着床不全 ……………… ●
- 勉強会・説明会 ……… ○
- PICSI ………………… ×
- IMSI…………………… ○
- タイムラプス型インキュベーター ○
- ERA検査 …………… ●
- EMMA・ALICE検査 … ○
- SEET法 ……………… ○
- 子宮内膜スクラッチ … ○
- PRP…………………… ●
- PGT-A ………………… ●
- 子宮内フローラ検査 … ○

❖ 神奈川レディースクリニック

横浜市

Tel.045-290-8666　横浜市神奈川区西神奈川1-11-5 ARTVISTA横浜ビル　since 2003.6

診療日		月	火	水	木	金	土	日	祝祭日
	am	●	●	●	▲	●	●	▲	●
	pm	●	●	●	▲	●	-	-	-

予約受付時間	8	9	10	11	12	13	14	15	16	17	18	19	20	21 時

※受付順番システム導入（携帯で順番確認可能）※土・日（第2・第4）・祝日の午前は8:30～12:00、午後休診、水曜午後は14:00～19:30 ▲木曜、第1・第3・第5日曜の午前は予約制

自由診療の料金

体外受精費用 28万円～
顕微授精費用 34万～46万円

- 保険：一般不妊治療 … ○
- 保険：体外受精 ……… ○
- 保険：顕微授精 ……… ○
- 男性不妊…○連携施設あり
- 不育症 ……………… ●
- 漢方薬の扱い ………… ○
- 治療費の公開 ………… ●
- 妊婦健診 ……………… ×
- 自由：体外受精 ……… ●
- 自由：顕微授精 ……… ●
- 調節卵巣刺激法 ……… ●
- 低刺激・自然周期法 … ●
- 着床不全 ……………… ●
- 勉強会・説明会 ……… △
- PICSI ………………… ○
- IMSI…………………… ○
- タイムラプス型インキュベーター ●
- ERA検査 …………… ●
- EMMA・ALICE検査 … ○
- SEET法 ……………… ○
- 子宮内膜スクラッチ … ○
- PRP…………………… ○
- PGT-A ………………… ●
- 子宮内フローラ検査 … ●

❖ 馬車道レディスクリニック

横浜市

Tel.045-228-1680　横浜市中区相生町4-65-3 馬車道メディカルスクエア5F　since 2001.4

診療日		月	火	水	木	金	土	日	祝祭日
	am	●	-	●	●	●	●	●	-
	pm	●	-	●	●	●	-	-	-

予約受付時間	8	9	10	11	12	13	14	15	16	17	18	19	20	21 時

※予約受付は WEB にて 24 時間対応

自由診療の料金

体外受精費用 25万～30万円
顕微授精費用 32万～37万円

- 保険：一般不妊治療 … ○
- 保険：体外受精 ……… ○
- 保険：顕微授精 ……… ○
- 男性不妊…○連携施設あり
- 不育症 ……………… ×
- 漢方薬の扱い ………… ○
- 治療費の公開 ………… ○
- 妊婦健診 ………○ 8週まで
- 自由：体外受精 ……… ○
- 自由：顕微授精 ……… ○
- 調節卵巣刺激法 ……… ○
- 低刺激・自然周期法 … ○
- 着床不全 ……………… ×
- 勉強会・説明会 ……… ○
- PICSI ………………… ×
- IMSI…………………… ×
- タイムラプス型インキュベーター △
- ERA検査 …………… ○
- EMMA・ALICE検査 … ○
- SEET法 ……………… ○
- 子宮内膜スクラッチ … ○
- PRP…………………… ×
- PGT-A ………………… ×
- 子宮内フローラ検査 … ○

❖ メディカルパーク横浜

横浜市

Tel.045-232-4741　横浜市中区桜木町1-1-8 日石横浜ビル4F　since 2019.5

診療日		月	火	水	木	金	土	日	祝祭日
	am	●	●	●	●	●	●	-	●
	pm	●	●	●	●	●	●	-	●

予約受付時間	8	9	10	11	12	13	14	15	16	17	18	19	20	21 時

自由診療の料金

HP を参照
https://medicalpark-yokohama.com

- 保険：一般不妊治療 … ○
- 保険：体外受精 ……… ○
- 保険：顕微授精 ……… ○
- 男性不妊…○連携施設あり
- 不育症 ……………… ○
- 漢方薬の扱い ………… ×
- 治療費の公開 ………… ○
- 妊婦健診 ……………… ×
- 自由：体外受精 ……… ●
- 自由：顕微授精 ……… ●
- 調節卵巣刺激法 ……… ●
- 低刺激・自然周期法 … ○
- 着床不全 ……………… ○
- 勉強会・説明会 ……… ○
- PICSI ………………… ×
- IMSI…………………… ×
- タイムラプス型インキュベーター ●
- ERA検査 …………… ○
- EMMA・ALICE検査 … ○
- SEET法 ……………… ×
- 子宮内膜スクラッチ … ×
- PRP…………………… ○
- PGT-A ………………… ○
- 子宮内フローラ検査 … ○

❖ 福田ウイメンズクリニック

横浜市

Tel.045-825-5525　横浜市戸塚区品濃町549-2 三宅ビル7F　since 1993.8

診療日		月	火	水	木	金	土	日	祝祭日
	am	●	●	●	●	●	●	-	-
	pm	●	●	●	-	●	-	-	-

予約受付時間	8	9	10	11	12	13	14	15	16	17	18	19	20	21 時

※卵巣刺激のための注射は日曜日・祝日も行います

自由診療の料金

体外受精費用 25万～30万円
顕微授精費用 30万～35万円

- 保険：一般不妊治療 … ○
- 保険：体外受精 ……… ○
- 保険：顕微授精 ……… ○
- 男性不妊…○連携施設あり
- 不育症 ……………… ○
- 漢方薬の扱い ………… ○
- 治療費の公開 ………… ○
- 妊婦健診 ……○ 8週まで
- 自由：体外受精 ……… ○
- 自由：顕微授精 ……… ○
- 調節卵巣刺激法 ……… ○
- 低刺激・自然周期法 … ○
- 着床不全 ……………… ○
- 勉強会・説明会 ……… △
- PICSI ………………… ×
- IMSI…………………… ×
- タイムラプス型インキュベーター △
- ERA検査 …………… ○
- EMMA・ALICE検査 … ○
- SEET法 ……………… ×
- 子宮内膜スクラッチ … ×
- PRP…………………… ×
- PGT-A ………………… ○
- 子宮内フローラ検査 … ○

❖ 湘南レディースクリニック

藤沢市

Tel.0466-55-5066　藤沢市鵠沼花沢町1-12 第5相澤ビル5F 6F　since 2007.9

診療日		月	火	水	木	金	土	日	祝祭日
	am	●	●	●	●	●	●	●	-
	pm	●	●	●	●	●	-	-	-

予約受付時間	8	9	10	11	12	13	14	15	16	17	18	19	20	21 時

※予約受付は WEB にて 24 時間対応

自由診療の料金

体外受精費用 15万～65万円
顕微授精費用 21万～80万円

- 保険：一般不妊治療 … ○
- 保険：体外受精 ……… ○
- 保険：顕微授精 ……… ○
- 男性不妊…○連携施設あり
- 不育症 ……………… ○
- 漢方薬の扱い ………… ○
- 治療費の公開 ………… ○
- 妊婦健診……○ 32週まで
- 自由：体外受精 ……… ●
- 自由：顕微授精 ……… ●
- 調節卵巣刺激法 ……… ●
- 低刺激・自然周期法 … ●
- 着床不全 ……………… ●
- 勉強会・説明会 ……… ●
- PICSI ………………… ●
- IMSI…………………… ×
- タイムラプス型インキュベーター △
- ERA検査 …………… △
- EMMA・ALICE検査 … △
- SEET法 ……………… ●
- 子宮内膜スクラッチ … ●
- PRP…………………… △
- PGT-A ………………… △
- 子宮内フローラ検査 … ●

［各項目のチェックについて］ ○ … 実施している　● … 常に力を入れて実施している　△ … 検討中である　× … 実施していない

中部・東海地方

新潟県

● 立川綜合病院生殖医療センター
Tel.0258-33-3111　長岡市旭岡

● 長岡レディースクリニック
Tel.0258-22-7780　長岡市新保

セントポーリアウィメンズクリニック
Tel.0258-21-0800　長岡市南七日町

● 大島クリニック
Tel.025-522-2000　上越市鴨島

● 菅谷ウイメンズクリニック
Tel.025-546-7660　上越市新光町

● 源川産婦人科クリニック
Tel.025-272-5252　新潟市東区

木戸病院
Tel.025-273-2151　新潟市東区

● 新津産科婦人科クリニック
Tel.025-384-4103　新潟市江南区

● ミアグレースクリニック新潟
Tel.025-246-1122　新潟市中央区

● 産科・婦人科ロイヤルハートクリニック
Tel.025-244-1122　新潟市中央区

● 新潟大学医歯学総合病院
Tel.025-227-2320　新潟市中央区

● ART クリニック白山
Tel.025-378-3065　新潟市中央区

● 済生会新潟病院
Tel.025-233-6161　新潟市西区

荒川レディースクリニック
Tel.0256-72-2785　新潟市西蒲区

● レディスクリニック石黒
Tel.0256-33-0150　三条市荒町

● 関塚医院
Tel.0254-26-1405　新発田市小舟町

富山県

かみいち総合病院
Tel.076-472-1212　中新川郡上市町

● 富山赤十字病院
Tel.076-433-2222　富山市牛島本町

● 小嶋ウィメンズクリニック
Tel.076-432-1788　富山市五福

● 富山県立中央病院
Tel.0764-24-1531　富山市西長江

● 女性クリニック We! TOYAMA
Tel.076-493-5533　富山市根塚町

富山市民病院
Tel.0764-22-1112　富山市今泉北部町

高岡市民病院
Tel.0766-23-0204　高岡市宝町

● あい ART クリニック
Tel.0766-27-3311　高岡市下伏間江

済生会高岡病院
Tel.0766-21-0570　高岡市二塚

厚生連高岡病院
Tel.0766-21-3930　高岡市永楽町

黒部市民病院
Tel.0765-54-2211　黒部市三日市

● あわの産婦人科医院
Tel.0765-72-0588　下新川郡入善町

津田産婦人科医院
Tel.0763-33-3035　砺波市寿町

石川県

● 石川県立中央病院
Tel.076-237-8211　金沢市鞍月東

● 吉澤レディースクリニック
Tel.076-266-8155　金沢市稚日野町

あい ART クリニック金沢
Tel.050-5873-3935 金沢市堀川新町

金沢大学附属病院
Tel.076-265-2000　金沢市宝町

金沢医療センター
Tel.076-262-4161　金沢市石引

● 金沢たまごクリニック
Tel.076-237-3300　金沢市諸江町

うきた産婦人科医院
Tel.076-291-2277　金沢市新神田

● 鈴木レディスホスピタル
Tel.076-242-3155　金沢市寺町

金沢医科大学病院
Tel.076-286-2211　河北郡内灘町

やまぎしレディスクリニック
Tel.076-287-6066　野々市市藤平田

● 永遠幸レディスクリニック
Tel.0761-23-1555　小松市小島町

荒木クリニック
Tel.0761-22-0301　小松市若杉町

川北レイクサイドクリニック
Tel.0761-22-0232　小松市今江町

恵寿総合病院
Tel.0767-52-3211　七尾市富岡町

深江レディースクリニック
Tel.076-294-3336　野々市市郷町

福井県

● ふくい輝クリニック
Tel.0776-50-2510　福井市大願寺

● 本多レディースクリニック
Tel.0776-24-6800　福井市宝永

● 西ウイミンズクリニック
Tel.0776-33-3663　福井市木田

公立丹南病院
Tel.0778-51-2260　鯖江市三六町

● 福井大学医学部附属病院
Tel.0776-61-3111　吉田郡永平寺町

山梨県

● このはな産婦人科
Tel.055-225-5500　甲斐市西八幡

● 薬袋レディースクリニック
Tel.055-226-3711　甲府市飯田

● 甲府昭和婦人クリニック
Tel.055-226-5566　中巨摩郡昭和町

● 山梨大学医学部附属病院
Tel.055-273-1111　中央市下河東

長野県

● 吉澤産婦人科医院
Tel.026-226-8475　長野市七瀬中町

長野赤十字病院
Tel.026-226-4131　長野市若里

● 長野市民病院
Tel.026-295-1199　長野市富竹

● OKA レディースクリニック
Tel.026-285-0123　長野市下氷鉋

● 南長野医療センター篠ノ井総合病院
Tel.026-292-2261　長野市篠ノ井会

● 佐久市立国保浅間総合病院
Tel.0267-67-2295　佐久市岩村田

● 佐久平エンゼルクリニック
Tel.0267-67-5816　佐久市長土呂

● 西澤産婦人科クリニック
Tel.0265-24-3800　飯田市本町

● わかばレディス＆マタニティクリニック
Tel.0263-45-0103　松本市浅間温泉

● 信州大学医学部附属病院
Tel.0263-35-4600　松本市旭

● 北原レディースクリニック
Tel.0263-48-3186　松本市島立

● このはなクリニック
Tel.0265-98-8814　伊那市上新田

平岡産婦人科
Tel.0266-72-6133　茅野市ちの

● 諏訪マタニティークリニック
Tel.0266-28-6100　諏訪郡下諏訪町

ひろおか さくらレディースウィメンズクリニック
Tel.0263-85-0013　塩尻市広丘吉田

岐阜県

● 高橋産婦人科
Tel.058-263-5726　岐阜市梅ケ枝町

● 古田産科婦人科クリニック
Tel.058-265-2395　岐阜市金町

● 岐阜大学医学部附属病院
Tel.058-230-6000　岐阜市柳戸

● 操レディスホスピタル
Tel.058-233-8811　岐阜市津島町

● おおのレディースクリニック
Tel.058-233-0201　岐阜市光町

アイリスベルクリニック
Tel.058-393-1122　羽島市竹鼻町

● クリニックママ
Tel.0584-73-5111　大垣市今宿

● 大垣市民病院
Tel.0584-81-3341　大垣市南頬町

東海中央病院
Tel.0583-82-3101　各務原市蘇原東島町

久美愛厚生病院
Tel.0577-32-1115　高山市中切町

● 中西ウィメンズクリニック
Tel.0572-25-8882　多治見市大正町

とまつレディースクリニック
Tel.0574-61-1138　可児市広見

● ぎなんレディースクリニック
Tel.058-201-5760　羽島郡岐南町

● 松波総合病院
Tel.058-388-0111　羽島郡笠松町

静岡県

● いながきレディースクリニック
Tel.055-926-1709　沼津市宮前町

● 沼津市立病院
Tel.055-924-5100　沼津市東椎路春ノ木

● 岩端医院
Tel.055-962-1368　沼津市大手町

● かぬき岩端医院
Tel.055-932-8189　沼津市下香貫前原

こまきウィメンズクリニック
Tel.055-972-1057　三島市西若町

● 三島レディースクリニック
Tel.055-991-0770　三島市南本町

● 共立産婦人科医院
Tel.0550-82-2035　御殿場市二枚橋

● 富士市立中央病院
Tel.0545-52-1131　富士市高島町

● 長谷川産婦人科医院
Tel.0545-53-7575　富士市吉原

宮崎クリニック
Tel.0545-66-3731　富士市松岡

静岡市立静岡病院
Tel.054-253-3125　静岡市葵区

レディースクリニック古川
Tel.054-249-3733　静岡市葵区

● 静岡レディースクリニック
Tel.054-251-0770　静岡市葵区

● 菊池レディースクリニック
Tel.054-272-4124　静岡市葵区

● 俵 IVF クリニック
Tel.054-288-2882　静岡市駿河区

静岡市立清水病院
Tel.054-336-1111　静岡市清水区

● 焼津市立総合病院
Tel.054-623-3111　焼津市道原

● 聖隷浜松病院
Tel.053-474-2222　浜松市中区

● アクトタワークリニック
Tel.053-413-1124　浜松市中区

● 西村ウイメンズクリニック
Tel.053-479-0222　浜松市中区

水本レディスクリニック
Tel.053-433-1103　浜松市東区

● 浜松医科大学病院
Tel.053-435-2309　浜松市東区

● 聖隷三方原病院リプロダクションセンター
Tel.053-436-1251　浜松市北区

● 可睡の杜レディースクリニック
Tel.0538-49-5656　袋井市可睡の杜

● 西垣 ART クリニック
Tel.0538-33-4455　磐田市中泉

愛知県

● 豊橋市民病院
Tel.0532-33-6111　豊橋市青竹町

● つつじが丘ウイメンズクリニック
Tel.0532-66-5550　豊橋市つつじが丘

● 竹内産婦人科 ART センター
Tel.0532-52-3463　豊橋市新本町

豊川市民病院
Tel.0533-86-1111　豊川市八幡町

● ART クリニックみらい
Tel.0564-24-9293　岡崎市大樹寺

稲垣レディスクリニック
Tel.0563-54-1188　西尾市横手町

● 八千代病院
Tel.0566-97-8111　安城市住吉町

ジュンレディースクリニック安城
Tel.0566-71-0308　安城市篠目町

● G&O レディスクリニック
Tel.0566-27-4103　刈谷市泉田町

● … 体外受精以上の生殖補助医療実施施設

● 江南厚生病院
Tel.0587-51-3333　江南市高屋町

● 小牧市民病院
Tel.0568-76-4131　小牧市常普請

● 浅田レディース勝川クリニック
Tel.0568-35-2203　春日井市松新町

公立陶生病院
Tel.0561-82-5101　瀬戸市西追分町

● 中原クリニック
Tel.0561-88-0311　瀬戸市山手町

一宮市立市民病院
Tel.0586-71-1911　一宮市文京

● つかはらレディースクリニック
Tel.0586-81-8000　一宮市浅野居森野

● 可世木レディスクリニック
Tel.0586-47-7333　一宮市平和

三重県

● こうのとり WOMAN'S CARE クリニック
Tel.059-355-5577　四日市市諏訪栄町

慈芳産婦人科・内科・リウマチ科
Tel.059-353-0508　四日市市ときわ

● みのうらレディースクリニック
Tel.0593-80-0018　鈴鹿市磯山

● IVF 白子クリニック
Tel.059-388-2288　鈴鹿市南江島町

● ヨナハレディースクリニック
Tel.0594-27-1703　桑名市大字和泉イノ割

金丸産婦人科
Tel.059-229-5722　津市観音寺町

● 三重大学病院
Tel.059-232-1111　津市江戸橋

● 西山産婦人科　不妊治療センター
Tel.059-229-1200　津市栄町

● 済生会松阪総合病院
Tel.0598-51-2626　松阪市朝日町

本橋産婦人科
Tel.0596-23-4103　伊勢市一之木

武田産婦人科
Tel.0595-64-7655　名張市鴻之台

● 森川病院
Tel.0595-21-2425　伊賀市上野忍町

上野レディスクリニック
Tel.052-981-1184　名古屋市北区

平田レディースクリニック
Tel.052-914-7277　名古屋市北区

● 稲垣婦人科
Tel.052-910-5550　名古屋市北区

星ケ丘マタニティ病院
Tel.052-782-6211　名古屋市千草区

咲江レディスクリニック
Tel.052-757-0222　名古屋市千草区

● さわだウィメンズクリニック
Tel.052-788-3588　名古屋市千草区

● まるた ART クリニック
Tel.052-764-0010　名古屋市千草区

レディースクリニック山原
Tel.052-731-8181　名古屋市千草区

若葉台クリニック
Tel.052-777-2888　名古屋市名東区

● あいこ女性クリニック
Tel.052-777-8080　名古屋市名東区

● 名古屋大学医学部附属病院
Tel.052-741-2111　名古屋市昭和区

● 名古屋市立大学病院
Tel.052-851-5511　名古屋市瑞穂区

● 八事レディースクリニック
Tel.052-834-1060　名古屋市天白区

● 平針北クリニック
Tel.052-803-1103　日進市赤池町

● 森脇レディースクリニック
Tel.0561-33-5512　みよし市三好町

● 藤田医科大学病院
Tel.0562-93-2111　豊明市沓掛町

● グリーンベル ART クリニック
Tel.0120-822-229　豊田市喜多町

● トヨタ記念病院不妊センター
Tel.0565-28-0100　豊田市平和町

● 常滑市民病院
Tel.0569-35-3170　常滑市飛香台

● ふたばクリニック
Tel.0569-20-5000　半田市吉田町

● 原田レディースクリニック
Tel.0562-36-1103　知多市寺本新町

愛知県

セントソフィアクリニック
Tel.052-551-1595　名古屋市中村区

● 浅田レディース名古屋駅前クリニック
Tel.052-551-2203　名古屋市中村区

かとうのりこレディースクリニック
Tel.052-587-2888　名古屋市中村区

● レディースクリニックミュウ
Tel.052-551-7111　名古屋市中村区

かなくらレディスクリニック
Tel.052-587-3111　名古屋市中村区

● 名古屋第一赤十字病院
Tel.052-481-5111　名古屋市中村区

● なごや ART クリニック
Tel.052-451-1103　名古屋市中村区

● ダイヤビルレディースクリニック
Tel.052-561-1881　名古屋市西区

川合産婦人科
Tel.052-502-1501　名古屋市西区

● 野崎クリニック
Tel.052-303-3811　名古屋市中川区

● 金山レディースクリニック
Tel.052-681-2241　名古屋市熱田区

● 山口レディスクリニック
Tel.052-823-2121　名古屋市南区

名古屋市立緑市民病院
Tel.052-892-1331　名古屋市緑区

● ロイヤルベルクリニック不妊センター
Tel.052-879-6673　名古屋市緑区

● おち夢クリニック名古屋
Tel.052-968-2203　名古屋市中区

● いくたウィメンズクリニック
Tel.052-263-1250　名古屋市中区

● 可世木婦人科 ART クリニック
Tel.052-251-8801　名古屋市中区

● 成田産婦人科
Tel.052-221-1595　名古屋市中区

● おかだウィメンズクリニック
Tel.052-683-0018　名古屋市中区

AOI 名古屋病院
Tel.052-932-7128　名古屋市東区

PICK UP!

中部・東海地方 / ピックアップ クリニック

長野県

❖ 吉澤産婦人科医院

長野市
since 1966.2

Tel.026-226-8475　長野市七瀬中町 96

診療日		月	火	水	木	金	土	日	祝祭日
	am	●	●	●	●	●	●	-	-
	pm	●	●	-	●	●	-	-	-

予約受付時間　8　9　10　11　12　13　14　15　16　17　18　19　20　21 時

自由診療の料金
体外受精費用　27 万～35 万円
顕微授精費用　35 万～45 万円

保険：一般不妊治療	○	自由：体外受精	●	タイムラプス型インキュベーター	×
保険：体外受精	○	自由：顕微授精	●	ERA検査	●
保険：顕微授精	○	調節卵巣刺激法	●	EMMA・ALICE 検査	●
男性不妊	○	低刺激・自然周期法	△	SEET 法	×
不育症	○	着床不全	○	子宮内膜スクラッチ	×
漢方薬の扱い	○	勉強会・説明会	○	PRP	×
治療費の公開	●	PICSI	×	PGT-A	×
妊婦健診	×	IMSI	×	子宮内フローラ検査	●

❖ 佐久平エンゼルクリニック

佐久市
since 2014.4

Tel.0267-67-5816　佐久市長土呂 1210-1

診療日		月	火	水	木	金	土	日	祝祭日
	am	●	●	●	●	●	●	▲	-
	pm	●	●	-	●	●	-	-	-

予約受付時間　8　9　10　11　12　13　14　15　16　17　18　19　20　21 時

※ WEB 予約は 24 時間受付 ▲医師が必要と判断した場合は診察、採卵等の処置を行います。

自由診療の料金
体外受精費用　27 万～45 万円
顕微授精費用　35 万～45 万円

保険：一般不妊治療	○	自由：体外受精	●	タイムラプス型インキュベーター	●
保険：体外受精	○	自由：顕微授精	●	ERA検査	●
保険：顕微授精	○	調節卵巣刺激法	●	EMMA・ALICE 検査	●
男性不妊	●	低刺激・自然周期法	●	SEET 法	●
不育症	●	着床不全	●	子宮内膜スクラッチ	●
漢方薬の扱い	●	勉強会・説明会	●	PRP	●
治療費の公開	●	PICSI	●	PGT-A	●
妊婦健診	● 10 週まで	IMSI	×	子宮内フローラ検査	●

[各項目のチェックについて]　○ … 実施している　● … 常に力を入れて実施している　△ … 検討中である　× … 実施していない

PICK UP!

中部・東海地方 / ピックアップ クリニック

岐阜県

❖ 中西ウィメンズクリニック

多治見市　since 2003.7

Tel.0572-25-8882　多治見市大正町 1-45

診療日		月	火	水	木	金	土	日	祝祭日
	am	●	●	●	●	●	●	-	-
	pm	●	●	●	-	●	-	-	-

予約受付時間　8　9　10　11　12　13　14　15　16　17　18　19　20　21 時

自由診療の料金

体外受精費用　40 万円～
顕微授精費用　45 万～50 万円

保険：一般不妊治療 … ○	自由：体外受精 ……… ○	タイムラプス型インキュベーター ×
保険：体外受精 ……… ○	自由：顕微授精 ……… ○	ERA検査 …………… △
保険：顕微授精 ……… ○	調節卵巣刺激法 ……… ○	EMMA・ALICE検査 … ×
男性不妊…○連携施設あり	低刺激・自然周期法 … ○	SEET法 ……………… ×
不育症 ……………… ○	着床不全 ……………… △	子宮内膜スクラッチ … ×
漢方薬の扱い ………… ○	勉強会・説明会 ……… ○	PRP ………………… ×
治療費の公開 ………… ○	PICSI ………………… ×	PGT-A ………………… ×
妊婦健診………○分娩まで	IMSI…………………… ×	子宮内フローラ検査 … △

愛知県

❖ ダイヤビルレディースクリニック

名古屋市　since 2004.4

Tel.052-561-1881　名古屋市西区名駅 1-1-17 名駅ダイヤメイテツビル 2F

診療日		月	火	水	木	金	土	日	祝祭日
	am	●	●	●	●	●	●	-	-
	pm	●	●	●	●	●	-	-	-

予約受付時間　8　9　10　11　12　13　14　15　16　17　18　19　20　21 時

自由診療の料金

体外受精費用　30 万～50 万円
顕微授精費用　40 万～60 万円

保険：一般不妊治療 … ○	自由：体外受精 ……… ○	タイムラプス型インキュベーター○
保険：体外受精 ……… ○	自由：顕微授精 ……… ○	ERA検査 …………… ○
保険：顕微授精 ……… ○	調節卵巣刺激法 ……… ○	EMMA・ALICE検査 … ○
男性不妊…○連携施設あり	低刺激・自然周期法 … ○	SEET法 ……………… ○
不育症 ……………… ○	着床不全 ……………… ○	子宮内膜スクラッチ … ○
漢方薬の扱い ………… ○	勉強会・説明会 ……… ○	PRP ………………… ○
治療費の公開 ………… ○	PICSI ………………… ×	PGT-A ………………… △
妊婦健診……○ 14 週まで	IMSI…………………… ×	子宮内フローラ検査 … ○

❖ おかだウィメンズクリニック

名古屋市　since 2014.4

Tel.052-683-0018　名古屋市中区正木 4-8-7 れんが橋ビル 3F

診療日		月	火	水	木	金	土	日	祝祭日
	am	●	●	●	●	●	▲	-	-
	pm	●	●	-	●	●	-	-	-

予約受付時間　8　9　10　11　12　13　14　15　16　17　18　19　20　21 時

▲土曜日は 10:00 ～ 13:00 まで

自由診療の料金

体外受精費用　50 万円～
顕微授精費用　60 万～70 万円

保険：一般不妊治療 … ○	自由：体外受精 ……… ●	タイムラプス型インキュベーター●
保険：体外受精 ……… ○	自由：顕微授精 ……… ●	ERA検査 …………… ○
保険：顕微授精 ……… ○	調節卵巣刺激法 ……… ●	EMMA・ALICE検査 … ○
男性不妊…○連携施設あり	低刺激・自然周期法 … ●	SEET法 ……………… ○
不育症 ……………… ○	着床不全 ……………… ●	子宮内膜スクラッチ … ○
漢方薬の扱い ………… ○	勉強会・説明会 ……… ●	PRP ………………… ×
治療費の公開 ………… ○	PICSI ………………… ×	PGT-A ………………… ×
妊婦健診……○ 10 週まで	IMSI…………………… ●	子宮内フローラ検査 … ○

❖ さわだウィメンズクリニック 名古屋不妊センター

名古屋市　since 2001.4

Tel.052-788-3588　名古屋市千種区四谷通 1-18-1 RICCA11 ビル 3F

診療日		月	火	水	木	金	土	日	祝祭日
	am	●	●	●	●	●	●	-	-
	pm	●	●	-	●	●	-	-	-

予約受付時間　8　9　10　11　12　13　14　15　16　17　18　19　20　21 時

自由診療の料金

体外受精費用　40 万円～
顕微授精費用　45 万円～

保険：一般不妊治療 … ○	自由：体外受精 ……… ●	タイムラプス型インキュベーター●
保険：体外受精 ……… ○	自由：顕微授精 ……… ●	ERA検査 …………… ●
保険：顕微授精 ……… ○	調節卵巣刺激法 ……… ●	EMMA・ALICE検査 … ●
男性不妊…○連携施設あり	低刺激・自然周期法 … ●	SEET法 ……………… ×
不育症 ……………… ●	着床不全 ……………… ●	子宮内膜スクラッチ … ×
漢方薬の扱い ………… ○	勉強会・説明会 ……… ●	PRP ………………… ○
治療費の公開 ………… ○	PICSI ………………… ×	PGT-A ………………… ●
妊婦健診…… ○ 8 週まで	IMSI…………………… ×	子宮内フローラ検査 … ×

[各項目のチェックについて]　○ … 実施している　● … 常に力を入れて実施している　△ … 検討中である　× … 実施していない

近畿地方

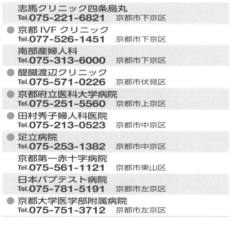

滋賀県

● リプロダクション浮田クリニック
Tel.077-572-7624　大津市真野

● 木下レディースクリニック
Tel.077-526-1451　大津市打出浜

● 桂川レディースクリニック
Tel.077-511-4135　大津市御殿浜

● 竹林ウィメンズクリニック
Tel.077-547-3557　大津市大萱

● 滋賀医科大学医学部附属病院
Tel.077-548-2111　大津市瀬田月輪町

● 希望が丘クリニック
Tel.077-586-4103　野洲市三宅

甲西 野村産婦人科
Tel.0748-72-6633　湖南市柑子袋

山崎クリニック
Tel.0748-42-1135　東近江市山路町

● 神野レディスクリニック
Tel.0749-22-6216　彦根市中央町

足立レディースクリニック
Tel.0749-22-2155　彦根市佐和町

● 草津レディースクリニック
Tel.077-566-7575　草津市渋川

● 清水産婦人科
Tel.077-562-4332　草津市野村

南草津 野村病院
Tel.077-561-3788　草津市野路

産科・婦人科ハピネスバースクリニック
Tel.077-564-3101　草津市矢橋町

京都府

志馬クリニック四条烏丸
Tel.075-221-6821　京都市下京区

● 京都 IVF クリニック
Tel.077-526-1451　京都市下京区

南部産婦人科
Tel.075-313-6000　京都市下京区

● 醍醐渡辺クリニック
Tel.075-571-0226　京都市伏見区

● 京都府立医科大学病院
Tel.075-251-5560　京都市上京区

● 田村秀子婦人科医院
Tel.075-213-0523　京都市中京区

● 足立病院
Tel.075-253-1382　京都市中京区

京都第一赤十字病院
Tel.075-561-1121　京都市東山区

日本バプテスト病院
Tel.075-781-5191　京都市左京区

● 京都大学医学部附属病院
Tel.075-751-3712　京都市左京区

● … 体外受精以上の生殖補助医療実施施設

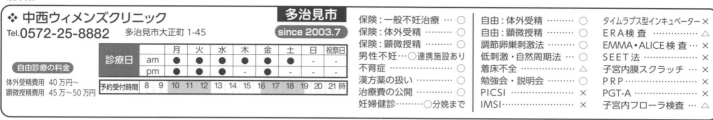

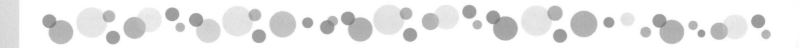

京都府

● IDA クリニック
Tel.075-583-6515 京都市山科区

細田クリニック
Tel.075-322-0311 京都市右京区

● 身原病院
Tel.075-392-3111 京都市西京区

桂駅前 Mihara Clinic
Tel.075-394-3111 京都市西京区

● ハシイ産婦人科
Tel.075-924-1700 向日市寺戸町

田村産婦人科医院
Tel.0771-24-3151 亀岡市安町

大阪府

● にしたん ART クリニック 大阪院
Tel.06-6147-2844 大阪市北区

● 大阪 New ART クリニック
Tel.06-6341-1556 大阪市北区

● オーク梅田レディースクリニック
Tel.0120-009-345 大阪市北区

● HORAC グランフロント大阪クリニック
Tel.06-6377-8824 大阪市北区

● リプロダクションクリニック大阪
Tel.06-6136-3344 大阪市北区

● レディース&ARTクリニック サンタクルス ザ ウメダ
Tel.06-6374-1188 大阪市北区

● 越田クリニック
Tel.06-6316-6090 大阪市北区

● 扇町レディースクリニック
Tel.06-6311-2511 大阪市北区

● うめだファティリティ―クリニック
Tel.06-6371-0363 大阪市北区

● レディースクリニックかたかみ
Tel.06-6100-2525 大阪市淀川区

かわばたレディスクリニック
Tel.06-6308-7660 大阪市淀川区

● 小林産婦人科
Tel.06-6924-0934 大阪市都島区

● レディースクリニック北浜
Tel.06-6202-8739 大阪市中央区

● 西川婦人科内科クリニック
Tel.06-6201-0317 大阪市中央区

● ウィメンズクリニック本町
Tel.06-6251-8686 大阪市中央区

● 春木レディースクリニック
Tel.06-6281-3788 大阪市中央区

● 脇本産婦人科・麻酔科
Tel.06-6761-5537 大阪市天王寺区

大阪赤十字病院
Tel.06-6771-5131 大阪市天王寺区

聖バルナバ病院
Tel.06-6779-1600 大阪市天王寺区

おおつかレディースクリニック
Tel.06-6776-8856 大阪市天王寺区

都竹産婦人科医院
Tel.06-6754-0333 大阪市生野区

● 奥野病院
Tel.06-6719-2200 大阪市阿倍野区

大阪市立大学病院
Tel.06-6645-2121 大阪市阿倍野区

● 大阪鉄道病院
Tel.06-6628-2221 大阪市阿倍野区

● IVF なんばクリニック
Tel.06-6534-8824 大阪市西区

● オーク住吉産婦人科
Tel.0120-009-345 大阪市西成区

● 岡本クリニック
Tel.06-6696-0201 大阪市住吉区

沢井産婦人科医院
Tel.06-6694-1115 大阪市住吉区

● 大阪急性期総合医療センター
Tel.06-6692-1201 大阪市住吉区

たかせ産婦人科
Tel.06-6855-4135 豊中市上野東

● 園田桃代 ART クリニック
Tel.06-6155-1511 豊中市新千里東町

● たまごクリニック　内分泌センター
Tel.06-4865-7017 豊中市曽根西町

松崎産婦人科クリニック
Tel.072-750-2025 池田市菅原町

● なかむらレディースクリニック
Tel.06-6378-7333 吹田市豊津町

● 吉本婦人科クリニック
Tel.06-6337-0260 吹田市片山町

市立吹田市民病院
Tel.06-6387-3311 吹田市片山町

● 奥田産婦人科
Tel.072-622-5253 茨木市竹橋町

サンタマリア病院
Tel.072-627-3459 茨木市新庄町

● 大阪医科薬科大学病院
Tel.072-683-1221 高槻市大学町

● 後藤レディースクリニック
Tel.072-683-8510 高槻市白梅町

● イワサクリニック香里診療所 セントマリー不妊センター
Tel.072-831-1666 寝屋川市香里本通町

● ひらかた ART クリニック
Tel.072-804-4124 枚方市大垣内町

折野産婦人科
Tel.072-857-0243 枚方市楠葉朝日

● 関西医科大学附属病院
Tel.072-804-0101 枚方市新町

● 天の川レディースクリニック
Tel.072-892-1124 交野市私部西

● IVF 大阪クリニック
Tel.06-4308-8824 東大阪市長田東

なかじまレディースクリニック
Tel.072-929-0506 東大阪市長田東

平松産婦人科クリニック
Tel.072-955-8881 藤井寺市藤井寺

船内クリニック
Tel.072-955-0678 藤井寺市藤井寺

● てらにしレディースクリニック
Tel.072-367-0666 大阪狭山市池尻自由丘

● 近畿大学病院
Tel.072-366-0221 大阪狭山市大野東

● ルナレディースクリニック　不妊・更年期センター
Tel.072-224-6317 堺市堺区

● いしかわクリニック
Tel.072-232-8751 堺市堺区

● KAWA レディースクリニック
Tel.072-297-2700 堺市南区

小野クリニック
Tel.072-285-8110 堺市東区

● 府中のぞみクリニック
Tel.0725-40-5033 和泉市府中町

● 谷口病院
Tel.072-463-3232 泉佐野市大西

● レオゲートタワーレディースクリニック
Tel.072-460-2800 泉佐野市りんくう往来北

兵庫県

神戸大学医学部附属病院
Tel.078-382-5111 神戸市中央区

● 英ウィメンズクリニック
Tel.078-392-8723 神戸市中央区

● 神戸元町夢クリニック
Tel.078-325-2121 神戸市中央区

● 山下レディースクリニック
Tel.078-265-6475 神戸市中央区

● 神戸 ART クリニック
Tel.078-261-3500 神戸市中央区

● 神戸アドベンチスト病院
Tel.078-981-0161 神戸市北区

● 中村レディースクリニック
Tel..078-925-4103 神戸市西区

● 久保みずきレディースクリニック 菅原記念診療所
Tel.078-961-3333 神戸市西区

英ウイメンズクリニック たるみ
Tel.078-704-5077 神戸市垂水区

● くぼたレディースクリニック
Tel.078-843-3261 神戸市東灘区

プリュームレディースクリニック
Tel.078-600-2675 神戸市東灘区

● レディースクリニックごとう
Tel.0799-45-1131 南あわじ市山添

● オガタファミリークリニック
Tel.0797-25-2213 芦屋市松ノ内町

吉田レディースクリニック
Tel.06-6483-6111 尼崎市西大物町

武庫之荘レディースクリニック
Tel.06-6435-0488 尼崎市南武庫之荘

産科・婦人科衣笠クリニック
Tel.06-6494-0070 尼崎市東園田町

JUN レディースクリニック
Tel.06-4960-8115 尼崎市潮江

● 徐クリニック・ART センター
Tel.0798-54-8551 西宮市松籟荘

● すずきレディースクリニック
Tel.0798-39-0555 西宮市田中町

● レディース&ARTクリニック サンタクルス ザ ニシキタ
Tel.0798-62-1188 西宮市高松町

● 英ウイメンズクリニック にしのみや院
Tel.0798-63-8723 西宮市高松町

● 兵庫医科大学病院
Tel.0798-45-6111 西宮市武庫川町

山田産婦人科
Tel.0798-41-0272 西宮市甲子園町

明和病院
Tel.0798-47-1767 西宮市上鳴尾町

木内女性クリニック
Tel.0798-63-2271 西宮市高松町

● レディースクリニック Taya
Tel.072-771-7717 伊丹市伊丹

● 近畿中央病院
Tel.072-781-3712 伊丹市車塚

● 小原ウイメンズクリニック
Tel.0797-82-1211 宝塚市山本東

● 第二協立病院 ART センター
Tel.072-758-1123 川西市栄町

● シオタニレディースクリニック
Tel.079-561-3500 三田市中央町

● 中林産婦人科
Tel.079-282-6581 姫路市白国

● koba レディースクリニック
Tel.079-223-4924 姫路市北条口

● 西川産婦人科
Tel.079-253-2195 姫路市花田町

● 親愛産婦人科
Tel.079-271-6666 姫路市網干区

久保みずきレディースクリニック 明石診療所
Tel.078-913-9811 明石市本町

二見レディースクリニック
Tel.078-942-1783 明石市二見町

● 博愛産科婦人科
Tel.078-941-8803 明石市二見町

● 親愛レディースクリニック
Tel.079-421-5511 加古川市加古川町

ちくご・ひらまつ産婦人科
Tel.079-424-5163 加古川市加古川町

● 小野レディースクリニック
Tel.0794-62-1103 小野市西本町

● 福田産婦人科麻酔科
Tel.0791-43-5357 赤穂市加里屋

● 赤穂中央病院
Tel.0791-45-7290 赤穂市惣門町

公立神崎総合病院
Tel.0790-32-1331 神崎郡神河町

奈良県

好川婦人科クリニック
Tel.0743-75-8600 生駒市東新町

高山クリニック
Tel.0742-35-3611 奈良市柏木町

● ASKA レディース・クリニック
Tel.0742-51-7717 奈良市北登美ヶ丘

すぎはら婦人科
Tel.0742-46-4127 奈良市中登美ヶ丘

● 富雄産婦人科
Tel.0742-43-0381 奈良市三松

● 久永婦人科クリニック
Tel.0742-32-5505 奈良市西大寺東町

● 赤崎クリニック　高度生殖医療センター
Tel.0744-43-2468 桜井市谷

桜井病院
Tel.0744-43-3541 桜井市桜井

奈良県立医科大学病院
Tel.0744-22-3051 橿原市四条町

● ミズクリニックメイワン
Tel.0744-20-0028 橿原市四条町

● 三橋仁美レディースクリニック
Tel.0743-51-1135 大和郡山市矢田町

和歌山県

● 日赤和歌山医療センター
Tel.073-422-4171 和歌山市小松原通

● うつのみやレディースクリニック
Tel.073-474-1987 和歌山市美園町

● 岩橋産科婦人科
Tel.073-444-4060 和歌山市関戸

いくこレディースクリニック
Tel.073-482-0399 海南市日方

榎本産婦人科
Tel.0739-22-0019 田辺市湊

● 奥村レディースクリニック
Tel.0736-32-8511 橋本市東家

● … 体外受精以上の生殖補助医療実施施設

PICK UP!

近畿地方 / ピックアップ クリニック

滋賀県

❖ リプロダクション浮田クリニック

大津市 since 2020.10

Tel.077-572-7624 大津市真野 1 丁目 45-8

診療日	月	火	水	木	金	土	日	祝祭日
am	●	●	●	●	●	●	-	-
pm	●	●	▲	●	●	-	-	-

予約受付時間 8 9 10 11 12 13 14 15 16 17 18 19 20 21 時

※ 14:00 ～ 16:00 は検査・処置、▲は漢方外来

自由診療の料金
体外受精費用 27 万～35 万円
顕微授精費用 35 万～45 万円

保険：一般不妊治療 … ○	自由：体外受精 ……… ●	タイムラプス型インキュベーター ●
保険：体外受精 ……… ○	自由：顕微授精 ……… ●	ERA 検査 ……………… ○
保険：顕微授精 ……… ○	調節卵巣刺激法 ……… ●	EMMA・ALICE 検査 … ○
男性不妊 … ○連携施設あり	低刺激・自然周期法 … ○	SEET 法 ……………… ○
不育症 ……………… ○	着床不全 ……………… ○	子宮内膜スクラッチ … ○
漢方薬の扱い ………… ○	勉強会・説明会 ……… ○	PRP ………………… ×
治療費の公開 ………… ○	PICSI ……………… ×	PGT-A ……………… ×
妊婦健診 …… ○ 41 週まで	IMSI ………………… △	子宮内フローラ検査 … ○

京都府

❖ 醍醐渡辺クリニック

京都市 since 1971.9

Tel.075-571-0226 京都市伏見区醍醐高畑町 30-15

診療日	月	火	水	木	金	土	日	祝祭日
am	●	●	●	●	●	●	▲	▲
pm	●	-	●	-	●	-	-	-

予約受付時間 8 9 10 11 12 13 14 15 16 17 18 19 20 21 時

※電話受付は月・水・金は 9:00～20:30、火・木・土は 9:00～17:00
日・祝は 9:30～11:00(予約のみ)

自由診療の料金
体外受精費用 20 万～30 万円
顕微授精費用 20 万～35 万円

保険：一般不妊治療 … ○	自由：体外受精 ……… ●	タイムラプス型インキュベーター △
保険：体外受精 ……… ○	自由：顕微授精 ……… ●	ERA 検査 ……………… ●
保険：顕微授精 ……… ○	調節卵巣刺激法 ……… ●	EMMA・ALICE 検査 … ●
男性不妊 … ○連携施設あり	低刺激・自然周期法 … ●	SEET 法 ……………… ○
不育症 ……………… ○	着床不全 ……………… ●	子宮内膜スクラッチ … △
漢方薬の扱い ………… ○	勉強会・説明会 ……… ○	PRP （PFC-FD） ……… ○
治療費の公開 ………… ○	PICSI ……………… △	PGT-A ……………… △
妊婦健診 ……… ○分娩まで	IMSI ………………… ×	子宮内フローラ検査 … ○

大阪府

❖ 岡本クリニック

大阪市 since 1993.5

Tel.06-6696-0201 大阪市住吉区長居東 3-4-28

診療日	月	火	水	木	金	土	日	祝祭日
am	●	●	●	●	●	●	-	-
pm	●	-	●	-	●	-	-	-

予約受付時間 8 9 10 11 12 13 14 15 16 17 18 19 20 21 時

自由診療の料金
体外受精費用 30.5 万～59 万円
顕微授精費用 33 万～71 万円

保険：一般不妊治療 … ○	自由：体外受精 ……… ○	タイムラプス型インキュベーター ○
保険：体外受精 ……… ○	自由：顕微授精 ……… ○	ERA 検査 ……………… ○
保険：顕微授精 ……… ○	調節卵巣刺激法 ……… ○	EMMA・ALICE 検査 … ○
男性不妊 … ●連携施設あり	低刺激・自然周期法 … ○	SEET 法 ……………… ○
不育症 ……………… ●	着床不全 ……………… ○	子宮内膜スクラッチ … ○
漢方薬の扱い ………… ●	勉強会・説明会 ……… ×	PRP ………………… ×
治療費の公開 ………… ●	PICSI ……………… ×	PGT-A ……………… △
妊婦健診 ……………… ×	IMSI ………………… ×	子宮内フローラ検査 … ○

❖ 園田桃代 ART クリニック

豊中市 since 2010.9

Tel.06-6155-1511 豊中市新千里東町 1-5-3 千里朝日阪急ビル 3F

診療日	月	火	水	木	金	土	日	祝祭日
am	●	●	●	●	●	●	-	-
pm	●	-	●	-	●	-	-	-

予約受付時間 8 9 10 11 12 13 14 15 16 17 18 19 20 21 時

土曜は 15:00 まで

自由診療の料金
体外受精費用 26 万～38 万円
顕微授精費用 28 万～49 万円

保険：一般不妊治療 … ○	自由：体外受精 ……… ●	タイムラプス型インキュベーター ●
保険：体外受精 ……… ○	自由：顕微授精 ……… ●	ERA 検査 ……………… ●
保険：顕微授精 ……… ○	調節卵巣刺激法 ……… ●	EMMA・ALICE 検査 … ●
男性不妊 ……………… ●	低刺激・自然周期法 … ●	SEET 法 ……………… ●
不育症 ……………… ●	着床不全 ……………… ●	子宮内膜スクラッチ … ●
漢方薬の扱い ………… ●	勉強会・説明会 ……… ●	PFC-FD ……………… ●
治療費の公開 ………… ●	PICSI ……………… ●	PGT-A ……………… ●
妊婦健診 …… ● 8 週まで	IMSI ………………… ×	子宮内フローラ検査 … ×

兵庫県

❖ 神戸元町 夢クリニック

神戸市 since 2008.11

Tel.078-325-2121 神戸市中央区明石町 44 神戸御幸ビル 3F

診療日	月	火	水	木	金	土	日	祝祭日
am	●	●	●	●	●	●	●	●
pm	●	●	●	●	●	-	▲	-

予約受付時間 8 9 10 11 12 13 14 15 16 17 18 19 20 21 時

自由診療の料金
HP を参照
https://www.yumeclinic.or.jp

保険：一般不妊治療 … ○	自由：体外受精 ……… ●	タイムラプス型インキュベーター ●
保険：体外受精 ……… ○	自由：顕微授精 ……… ●	ERA 検査 ……………… ○
保険：顕微授精 ……… ○	調節卵巣刺激法 ……… ×	EMMA・ALICE 検査 … ○
男性不妊 ……………… ○	低刺激・自然周期法 … ●	SEET 法 ……………… ×
不育症 ……………… ○	着床不全 ……………… ○	子宮内膜スクラッチ … ○
漢方薬の扱い ………… ○	勉強会・説明会 ……… ○	PRP ………………… ×
治療費の公開 ………… ○	PICSI ……………… ×	PGT-A ……………… ●
妊婦健診 …… ○ 9 週まで	IMSI ………………… ×	子宮内フローラ検査 … ×

❖ Koba レディースクリニック

姫路市 since 2003.6

Tel.079-223-4924 姫路市北条口 2-18 宮本ビル 1F

診療日	月	火	水	木	金	土	日	祝祭日
am	●	●	●	●	●	●	-	-
pm	●	●	-	●	●	-	-	-

予約受付時間 8 9 10 11 12 13 14 15 16 17 18 19 20 21 時

自由診療の料金
体外受精費用 26 万円前後
顕微授精費用 30 万円前後

保険：一般不妊治療 … ○	自由：体外受精 ……… ●	タイムラプス型インキュベーター △
保険：体外受精 ……… ○	自由：顕微授精 ……… ●	ERA 検査 ……………… △
保険：顕微授精 ……… ○	調節卵巣刺激法 ……… ●	EMMA・ALICE 検査 … ●
男性不妊 … ●連携施設あり	低刺激・自然周期法 … ●	SEET 法 ……………… ×
不育症 ……………… ●	着床不全 ……………… ●	子宮内膜スクラッチ … △
漢方薬の扱い ………… ○	勉強会・説明会 ……… ●	PRP ………………… △
治療費の公開 ………… ○	PICSI ……………… ×	PGT-A ……………… ○
妊婦健診 …… ● 9 週まで	IMSI ………………… ×	子宮内フローラ検査 … △

[各項目のチェックについて] ○ … 実施している ● … 常に力を入れて実施している △ … 検討中である × … 実施していない

近畿

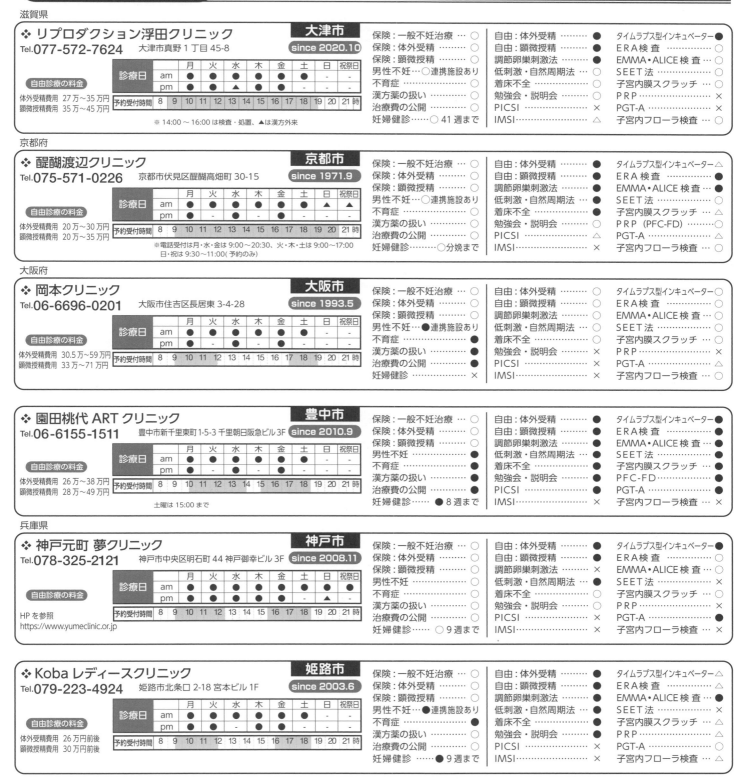

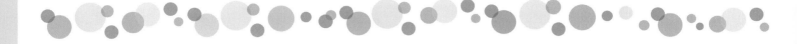

木下産婦人科内科医院
Tel.0884-23-3600　阿南市学原町

香川県

● 高松市立みんなの病院
Tel.087-813-7171　高松市仏生山町

● 高松赤十字病院
Tel.087-831-7101　高松市番町

美術館診療所
Tel.087-881-2776　高松市香西東町

● よつばウィメンズクリニック
Tel.087-885-4103　高松市円座町

● 安藤レディースクリニック
Tel.087-815-2833　高松市多肥下町

香川大学医学部附属病院
Tel.087-898-5111　木田郡三木町

回生病院
Tel.0877-46-1011　坂出市室町

● 厚仁病院
Tel.0877-85-5353　丸亀市通町

● 四国こどもとおとなの医療センター
Tel.0877-62-1000　善通寺市仙遊町

谷病院
Tel.0877-63-5800　善通寺市原田町

高瀬第一医院
Tel.0875-72-3850　三豊市高瀬町

愛媛県

● 梅岡レディースクリニック
Tel.089-943-2421　松山市竹原町

● 矢野産婦人科
Tel.089-921-6507　松山市昭和町

● 福井ウイメンズクリニック
Tel.089-969-0088　松山市星岡町

● つばきウイメンズクリニック
Tel.089-905-1122　松山市北土居

● ハートレディースクリニック
Tel.089-955-0082　東温市野田

● 愛媛大学医学部附属病院
Tel.089-964-5111　東温市志津川

● こにしクリニック
Tel.0897-33-1135　新居浜市庄内町

● 愛媛労災病院
Tel.0897-33-6191　新居浜市南小松原町

サカタ産婦人科
Tel.0897-55-1103　西条市下島山甲

県立今治病院
Tel.0898-32-7111　今治市石井町

高知県

愛宕病院
Tel.088-823-3301　高知市愛宕町

● レディスクリニックコスモス
Tel.088-861-6700　高知市杉井流

● 高知医療センター
Tel.088-837-3000　高知市池

小林レディスクリニック
Tel.088-805-1777　高知市竹島町

北村産婦人科
Tel.0887-56-1013　香南市野市町

● 高知大学医学部附属病院
Tel.088-886-5811　南国市岡豊町

まつなが産婦人科
Tel.084-923-0145　福山市三吉町

● 幸の鳥レディスクリニック
Tel.084-940-1717　福山市春日町

● よしだレディースクリニック内科・小児科
Tel.084-954-0341　福山市新涯町

● 広島中央通り　香月産婦人科
Tel.082-546-2555　広島市中区

● 絹谷産婦人科
Tel.082-247-6399　広島市中区

● 広島 HART クリニック
Tel.082-567-3866　広島市南区

● IVF クリニックひろしま
Tel.082-264-1131　広島市南区

● 県立広島病院
Tel.082-254-1818　広島市南区

● 香月産婦人科
Tel.082-272-5588　広島市西区

藤東クリニック
Tel.082-284-2410　安芸郡府中町

● 笠岡レディースクリニック
Tel.0823-23-2828　呉市西中央

松田医院
Tel.0824-28-0019　東広島市八本松町

山口県

周東総合病院
Tel.0820-22-3456　柳井市古開作

● 山下ウイメンズクリニック
Tel.0833-48-0211　下松市瑞穂町

● 徳山中央病院
Tel.0834-28-4411　周南市孝田町

● 山口県立総合医療センター
Tel.0835-22-4411　防府市大崎

● 関門医療センター
Tel.083-241-1199　下関市長府外浦町

● 済生会下関総合病院
Tel.083-262-2300　下関市安岡町

総合病院山口赤十字病院
Tel.083-923-0111　山口市八幡馬場

● 新山口こうのとりクリニック
Tel.083-902-8585　山口市小郡花園町

● 山口大学医学部附属病院
Tel.0836-22-2522　宇部市南小串

なかむらレディースクリニック
Tel.0838-22-1557　荻市熊谷町

都志見病院
Tel.0838-22-2811　萩市江向

徳島県

● 蕙愛レディースクリニック
Tel.0886-53-1201　徳島市佐古三番町

● 徳島大学病院
Tel.088-631-3111　徳島市蔵本町

春名産婦人科
Tel.088-652-2538　徳島市南二軒屋町

徳島市民病院
Tel.088-622-5121　徳島市北常三島町

● 中山産婦人科
Tel.0886-92-0333　板野郡藍住町

徳島県鳴門病院
Tel.088-683-1857　鳴門市撫養町

中国・四国地方

鳥取県

● タグチ IVF レディースクリニック
Tel.0857-39-2121　鳥取市覚寺区

● 鳥取県立中央病院
Tel.0857-26-2271　鳥取市江津区

● ミオ　ファティリティクリニック
Tel.0859-35-5211　米子市車尾南区

● 鳥取大学医学部附属病院
Tel.0859-33-1111　米子市西町区

● 彦名レディスライフクリニック
Tel.0859-29-0159　米子市彦名町区

島根県

● 内田クリニック
Tel.0120-582-889　松江市浜乃木区

● 八重垣レディースクリニック
Tel.0852-52-7790　松江市東出雲町

家族・絆の吉岡医院
Tel.0854-22-2065　安来市安来町

● 島根大学医学部附属病院
Tel.0853-20-2389　出雲市塩冶町

島根県立中央病院
Tel.0853-22-5111　出雲市姫原

大田市立病院
Tel.0854-82-0330　大田市大田町

岡山県

くにかたウィメンズクリニック
Tel.086-255-0080　岡山市北区

● 岡山大学病院
Tel.086-223-7151　岡山市北区

● 名越産婦人科リプロダクションセンター
Tel.086-293-0553　岡山市北区

● 岡山二人クリニック
Tel.086-256-7717　岡山市北区

● 三宅医院生殖医療センター
Tel.086-282-5100　岡山市南区

● 岡南産婦人科医院
Tel.086-264-3366　岡山市南区

● ペリネイト母と子の病院
Tel.086-276-8811　岡山市中区

● 赤堀クリニック
Tel.0868-24-1212　津山市椿高下

石井医院
Tel.0868-24-4333　津山市沼

● 倉敷中央病院
Tel.086-422-0210　倉敷市美和

● 倉敷成人病センター
Tel.086-422-2111　倉敷市白楽町

落合病院
Tel.0867-52-1133　真庭市落合垂水

広島県

PICK UP!

四国地方 / ピックアップ クリニック

高知県

❖ レディスクリニックコスモス

高知市

since 2001.1

Tel.088-861-6700　高知市杉井流 6-27

診療日		月	火	水	木	金	土	日	祝祭日
	am	●	●	●	●	●	●	-	-
	pm	●	●	-	●	●	●	-	-

予約受付時間	8	9	10	11	12	13	14	15	16	17	18	19	20	21時

自由診療の料金

体外受精費用　27万～35万円
顕微授精費用　35万～45万円

保険：一般不妊治療	○	自由：体外受精	●	タイムラプス型インキュベーター	×
保険：体外受精	○	自由：顕微授精	●	ERA検査	○
保険：顕微授精	○	調節卵巣刺激法	●	EMMA・ALICE検査	○
男性不妊	●	低刺激・自然周期法	○	SEET法	○
不育症	●	着床不全	○	子宮内膜スクラッチ	○
漢方薬の扱い	○	勉強会・説明会	○	PRP	×
治療費の公開	○	PICSI	×	PGT-A	○
妊婦健診	×	IMSI	×	子宮内フローラ検査	×

[各項目のチェックについて]　○…実施している　●…常に力を入れて実施している　△…検討中である　×…実施していない

● 大分大学医学部附属病院　Tel.097-549-4411　由布市挟間町

宮崎県

● 古賀総合病院　Tel.0985-39-8888　宮崎市池内町

● ゆげレディスクリニック　Tel.0985-77-8288　宮崎市橘通東

● ART レディスクリニックやまうち　Tel.0985-32-0511　宮崎市高千穂通

● 渡辺病院　Tel.0982-57-1011　日向市大字平岩

● 野田産婦人科医院　Tel.0986-24-8553　都城市蔵原町

● 丸田病院　Tel.0986-23-7060　都城市八幡町

宮崎大学医学部附属病院　Tel.0985-85-1510　宮崎市清武町

鹿児島県

● 徳永産婦人科　Tel.099-202-0007　鹿児島市田上

● あかつき ART クリニック　Tel.099-296-8177　鹿児島市中央町

中江産婦人科　Tel.099-255-9528　鹿児島市中央町

● 鹿児島大学病院　Tel.099-275-5111　鹿児島市桜ケ丘

マミィクリニック伊集院　Tel.099-263-1153　鹿児島市中山町

● レディースクリニックあいいく　Tel.099-260-8878　鹿児島市小松原

● 松田ウイメンズクリニック 不妊生殖医療センター　Tel.099-224-4124　鹿児島市山之口町

中村（哲）産婦人科内科　Tel.099-223-2236　鹿児島市樋之口町

● 境田医院　Tel.0996-67-2600　出水市米ノ津町

みつお産婦人科　Tel.0995-44-9339　霧島市隼人町

● フィオーレ第一病院　Tel.0995-63-2158　姶良市加治木町

● 竹内レディースクリニック附設高度生殖医療センター　Tel.0995-65-2296　姶良市東餅田

沖縄県

● ウイメンズクリニック糸数　Tel.098-869-8395　那覇市泊

● 友愛医療センター　Tel.098-850-3811　豊見城市与根

● 空の森クリニック　Tel.098-998-0011　島尻郡八重瀬町

Ｎａｏｋｏ女性クリニック　Tel.098-988-9811　浦添市経塚

● うえむら病院　リプロ・センター　Tel.098-895-3535　中頭郡中城村

● 琉球大学医学部附属病院　Tel.098-895-3331　中頭郡西原町

● やびく産婦人科・小児科　Tel.098-936-6789　中頭郡北谷町

● … 体外受精以上の生殖補助医療実施施設

● 高木病院　Tel.0944-87-0001　大川市酒見

● メディカルキューブ平井外科産婦人科　Tel.0944-54-3228　大牟田市明治町

佐賀県

● 谷口眼科婦人科　Tel.0954-23-3170　武雄市武雄町

● おおくま産婦人科　Tel.0952-31-6117　佐賀市高木瀬西

長崎県

● 岡本ウーマンズクリニック　Tel.095-820-2864　長崎市江戸町

● 長崎大学病院　Tel.095-849-7363　長崎市坂本

● みやむら女性のクリニック　Tel.095-849-5507　長崎市川口町

杉田レディースクリニック　Tel.095-849-3040　長崎市松山町

まつお産科・婦人科クリニック　Tel.095-845-1721　長崎市石神町

山崎医院　Tel.0957-64-1103　島原市湊町

レディースクリニックしげまつ　Tel.0957-54-9200　大村市古町

佐世保共済病院　Tel.0956-22-5136　佐世保市島地町

熊本県

● 福田病院　Tel.096-322-2995　熊本市中央区

● 熊本大学医学部附属病院　Tel.096-344-2111　熊本市中央区

● ソフィアレディースクリニック水道町　Tel.096-322-2996　熊本市中央区

森川レディースクリニック　Tel.096-381-4115　熊本市中央区

● ART 女性クリニック　Tel.096-360-3670　熊本市中央区

● 伊井産婦人科病院　Tel.096-364-4003　熊本市中央区

● 北くまもと井上産婦人科　Tel.096-345-3916　熊本市北区

下川産婦人科医院　Tel.0968-73-3527　玉名市中

熊本労災病院　Tel.0965-33-4151　八代市竹原町

● 片岡レディスクリニック　Tel.0965-32-2344　八代市本町

愛甲産婦人科麻酔科医院　Tel.0966-22-4020　人吉市駒井田町

大分県

● セント・ルカ産婦人科　Tel.097-547-1234　大分市東大道

● 大川産婦人科・高砂　Tel.097-532-1135　大分市高砂町

別府医療センター　Tel.0977-67-1111　別府市大字内竈

宇佐レディースクリニック　Tel.0978-33-3700　宇佐市宝鏡寺

九州・沖縄地方

福岡県

産婦人科麻酔科いわさクリニック　Tel.093-371-1131　北九州市門司区

● 石松ウイメンズクリニック　Tel.093-474-6700　北九州市小倉南区

● ほりたレディースクリニック　Tel.093-513-4122　北九州市小倉北区

● セントマザー産婦人科医院　Tel.093-601-2000　北九州市八幡西区

● 齋藤シーサイドレディースクリニック　Tel.093-701-8880　遠賀郡芦屋町

野崎ウイメンズクリニック　Tel.092-733-0002　福岡市中央区

● 井上　善レディースクリニック　Tel.092-406-5302　福岡市中央区

● アイブイエフ詠田クリニック　Tel.092-735-6655　福岡市中央区

● 古賀文敏ウイメンズクリニック　Tel.092-738-7711　福岡市中央区

● 中央レディスクリニック　Tel.092-736-3355　福岡市中央区

MR しょうクリニック ＜男性不妊専門＞　Tel.092-739-8688　福岡市中央区

● en 婦人科クリニック　Tel.092-791-2533　福岡市中央区

ガーデンヒルズウィメンズクリニック小笹　Tel.092-521-7500　福岡市中央区

● 日浅レディースクリニック　Tel.092-726-6105　福岡市中央区

さの ウィメンズクリニック　Tel.092-739-1717　福岡市中央区

● 浜の町病院　Tel.092-721-0831　福岡市中央区

● 蔵本ウイメンズクリニック　Tel.092-482-5558　福岡市博多区

原三信病院　Tel.092-291-3434　福岡市博多区

● 九州大学病院　Tel.092-641-1151　福岡市東区

● 福岡山王病院　Tel.092-832-1100　福岡市早良区

すみい婦人科クリニック　Tel.092-534-2301　福岡市南区

● 婦人科永田おさむクリニック　Tel.092-938-2209　糟屋郡粕屋町

● 福岡東医療センター　Tel.092-943-2331　古賀市千鳥

● 久留米大学病院　Tel.0942-35-3311　久留米市旭町

● 空の森 KYUSHU　Tel.0942-46-8866　久留米市天神町

● いでウィメンズクリニック　Tel.0942-33-1114　久留米市天神町

PICK UP!

九州地方 / ピックアップ クリニック

福岡県

❖ アイブイエフ詠田クリニック

福岡市

Tel.092-735-6655　福岡市中央区天神1-12-1 日之出福岡ビル 6F　since 1999.4

診療日		月	火	水	木	金	土	日	祝祭日
	am	●	●	●	●	●	●	-	-
	pm	●	●	-	●	-	▲	-	-

受付時間　8 9 10 11 12 13 14 15 16 17 18 19 20 21 時

※完全予約制　▲土曜日は 9:00～15:00

自由診療の料金

体外受精費用　24 万円～
顕微授精費用　32 万円～

保険：一般不妊治療 … ○	自由：体外受精 ……… ●	タイムラプス型インキュベーター ●
保険：体外受精 ……… ○	自由：顕微授精 ……… ●	ERA検 査 ………… ○
保険：顕微授精 ……… ○	調節卵巣刺激法 ……… ○	EMMA・ALICE 検 査 … ○
男性不妊 …○連携施設あり	低刺激・自然周期法 … ○	SEET 法 …………… ○
不育症 ……………… ○	着床不全 …………… ○	子宮内膜スクラッチ … ×
漢方薬の扱い ……… ○	勉強会・説明会 ……… ○	PRP ………………… ○
治療費の公開 ……… ○	PICSI ……………… ○	PGT-A …………… ○
妊婦健診 ……○ 10 週まで	IMSI ………………… ×	子宮内フローラ検査 … ○

❖ 日浅レディースクリニック

福岡市

Tel.092-726-6105　福岡市中央区大名 2-2-7 大名センタービル2F　since 2020.10

診療日		月	火	水	木	金	土	日	祝祭日
	am	●	●	●	●	●	▲	-	-
	pm	●	●	-	●	●	-	-	-

予約受付時間　8 9 10 11 12 13 14 15 16 17 18 19 20 21 時

▲土曜午後は 14:30 まで

自由診療の料金

体外受精費用　24 万円～
顕微授精費用　31 万円～

保険：一般不妊治療 … ○	自由：体外受精 ……… ○	タイムラプス型インキュベーター ○
保険：体外受精 ……… ○	自由：顕微授精 ……… ○	ERA検 査 ………… ○
保険：顕微授精 ……… ○	調節卵巣刺激法 ……… ○	EMMA・ALICE 検 査 … ○
男性不妊 …………… ×	低刺激・自然周期法 … ○	SEET 法 …………… ○
不育症 ……………… ○	着床不全 …………… ○	子宮内膜スクラッチ … ○
漢方薬の扱い ……… ○	勉強会・説明会 ……… ×	PRP ………………… ○
治療費の公開 ……… ○	PICSI ……………… ○	PGT-A …………… △
妊婦健診 …… ○ 9 週まで	IMSI ………………… ×	子宮内フローラ検査 … ○

［各項目のチェックについて］　○ … 実施している　● … 常に力を入れて実施している　△ … 検討中である　× … 実施していない

全国の不妊専門相談センター一覧

都道府県、指定都市、中核市が設置している不妊専門相談センターでは、不妊に悩む夫婦に対し、不妊に関する医学的・専門的な相談や不妊による心の悩み等について医師・助産師等の専門家が相談に対応したり、診療機関ごとの不妊治療の実施状況などに関する情報提供を行っています。(各センターの受付は祝祭日と年末年始を除きます)

(2022 年 11 月 1 日現在)

北海道・東北地方

実 施	開設場所	相談方式			電話番号、相談日及び時間など（変更となることがあります）
		電話	面接	メール	
北海道	国立大学法人旭川医科大学	○	○	×	火曜日　11:00 ～ 16:00　電話相談　☎ 0166-68-2568　面接予約受付：月～金曜日 10:00 ～ 16:00
札幌市	札幌市不妊専門相談センター	○	○	×	月～金曜日　9:00 ～ 12:15　13:00 ～ 17:00　電話相談　☎ 011-622-4500（専用） 毎月第 1・3 火曜日 / 午後　専門相談／医師による相談　※要予約　☎ 011-622-4500 毎月第 2・4 月曜日 / 午後　専門相談／不妊カウンセラーによる相談　※要予約　☎ 同上
函館市	函館市不妊相談窓口	○	○	○	月～金曜日 8:45 ～ 17:30　一般相談　☎ 0138-32-1531 産婦人科医師による相談　※要予約　☎ 0138-32-1531 メールアドレス f-soudan@city.hakodate.hokkaido.jp
青森県	青森県不妊専門相談センター（弘前大学医学部附属病院産科婦人科内）	×	○	○	金曜日　14:00 ～ 16:00　※要予約　☎ 017-734-9303　青森県こどもみらい課 Web 相談　https://www.pref.aomori.lg.jp/life/family/funincenter.html　※青森県電子申請システム経由で受付
青森市	青森市保健所	×	○	×	月 1 回　産婦人科医師等による面接　※要予約　☎ 017-718-2984　青森市保健所あおもり親子はぐくみプラザ
八戸市	八戸市保健所　すくすく親子健康課（八戸市総合保健センター内）	×	○	×	月 1 回指定日　産婦人科医による面接相談　※要予約　☎ 0178-38-0714
岩手県・盛岡市	岩手・盛岡不妊専門相談センター （岩手医科大学附属内丸メディカルセンター）	○	○	×	火・水曜日　14:30 ～ 16:30　電話相談　☎ 019-653-6251 木曜日　14:30 ～ 16:30　面接相談　※要予約　電話相談実施日に受付 Web 予約は随時　https://reserva.be/iwatefuninsoudan
宮城県・仙台市	みやぎ・せんだい不妊・不育専門相談センター （東北大学病院産婦人科）	○	○	×	毎週水曜日　9:00 ～ 10:00 ／ 毎週木曜日　15:00 ～ 17:00　電話相談　☎ 022-728-5225 面接相談：事前に電話で相談の上予約
秋田県	「こころとからだの相談室」 秋田大学医学部附属病院婦人科	○	○	○	毎週金曜日　12:00 ～ 14:00　電話相談　☎ 018-884-6234 月～金曜日　9:00 ～ 17:00　☎ 018-884-6666　面接相談予約専用 毎週月曜日と金曜日　14:00 ～ 16:00　治療・費用等 第 1・3 水曜日　14:00 ～ 16:00　心理的な相談 メール相談 ホームページ上の専用フォーム使用
山形県	山形大学医学部附属病院産婦人科	○	○	×	月・水・金曜日　9:00 ～ 12:00　面接相談予約受付　☎ 023-628-5571 火・金曜日　15:00 ～ 16:00　電話及び面接相談　☎ 023-628-5571
福島県	福島県不妊専門相談センター （福島県立医科大学附属病院 生殖医療センター内） 一般相談 各保健福祉事務所	○	○	×	（専門相談） 毎週水曜日（カウンセラー）・木曜日（医師）※要予約　13:30 ～ 16:30 予約は以下の各保健福祉事務所及び中核市で受け付けます。 （一般相談） 県北保健福祉事務所　☎ 024-535-5615、県中保健福祉事務所　☎ 0248-75-7822 県南保健福祉事務所　☎ 0248-21-0067、会津保健福祉事務所　☎ 0242-27-4550 南会津保健福祉事務所　☎ 0241-62-1700、相双保健福祉事務所　☎ 0244-26-1186 福島市こども家庭課　☎ 024-525-7671、郡山市こども家庭支援課　☎ 024-924-3691 いわき市こども家庭課　☎ 0246-27-8597 相談日時：月～金曜日（祝祭日、年末年始を除く）8:30 ～ 17：15
郡山市	郡山市こども総合支援センター	×	○	×	☎ 024-924-3691 奇数月に専門相談日を開設　事前予約制　不妊症看護認定看護師等対応

関東地方

茨城県	茨城県不妊専門相談センター （茨城県三の丸庁舎 茨城県県南生涯学習センター）	○	○	○	月～金曜日　9:00 ～ 15:00　※要予約　☎ 029-241-1130 第 1･4 日曜日 14:00 ～ 17:00 ／第 2･3 木曜日 17:30 ～ 20:30　県三の丸庁舎 第 1･3 木曜日 18:00 ～ 21:00 ／第 2･4 日曜日　9:00 ～ 12:00　県南生涯学習センター URL:http://ibaog.jpn.org/funin/　メール相談 ホームページ上の専用フォーム使用
栃木県	栃木県不妊専門相談センター とちぎ男女共同参画センター（パルティ）	○	○	○	火～土曜日及び第 4 日曜日　10:00 ～ 12:30、13:30 ～ 16:00　助産師による電話相談 面接相談　※要予約　☎ 028-665-8099　相談日は HP で確認を メール相談　funin.fuiku-soudan@air.ocn.ne.jp
群馬県	群馬県不妊・不育専門相談センター （群馬大学医学部附属病院内）	×	○	×	第 2 水曜日、第 4 水曜日　14:00 ～ 16:00 ※要予約 / 月～金曜日　9:00 ～ 16:00　☎ 027 - 220 - 8425
埼玉県	埼玉医科大学総合医療センター	×	○	×	火曜日・金曜日　16:00 ～ 17:30　医師による面接相談　※要予約　ホームページ上の専用フォーム使用（電話での問合せ　月～金曜日 14:00 ～ 16:00 ☎ 049-228-3674）
	一般社団法人埼玉県助産師会	○	×	×	月曜日・金曜日　10:00 ～ 15:00 第 1・3 土曜日　11:00 ～ 15:00、16:00 ～ 19:00　☎ 048-799-3613
さいたま市	さいたま市保健所	○	○	×	月・木・金曜日　10:00 ～ 16:00 毎月第 3 水曜日　10:00 ～、11:00 ～　不妊カウンセラーによる面接相談　※要予約　☎ 048-840-2233 不妊カウンセラーによる面接相談を Zoom で受ける場合はホームページ上の専用フォームを使用
川越市	埼玉医科大学総合医療センター	×	○	×	火曜日・金曜日　16:00 ～　※要予約　月～金曜日 14:00 ～ 16:30　☎ 049-228-3674
川口市	埼玉医科大学総合医療センター	×	○	×	火曜日・金曜日　16:00 ～　※要予約　月～金曜日 14:00 ～ 16:30　☎ 049-228-3674
	性と健康の相談 （川口市保健所　地域保健センター）	○	○	×	木曜日　10:00 ～ 15:00　☎ 048-256-5152 火・水曜日　不妊カウンセラーによる面接相談　※要予約　☎ 048-256-5152 オンラインでの相談も可　※要予約
越谷市	埼玉医科大学総合医療センター	×	○	×	火・金曜日 16:00 ～、16:30 ～、17:00 ～　※要予約　予約はホームページ上の専用フォーム使用　月～金曜日 15:00 ～ 16:00　☎ 049-228-3674
千葉県	千葉県不妊・不育オンライン相談	○	○	×	木曜日　18:00 ～ 22:00、土曜日　10:00 ～ 14:00（Zoom による音声相談） 第 2・4 火曜日、第 3 日曜日　10:00 ～ 13:45　不妊ピア・カウンセラーによる相談 第 3 土曜日　18:00 ～ 19:45 不妊症看護認定看護師による面接（1 組約 45 分）（Zoom によるビデオ通話）　予約はホームページ上の専用フォーム使用

実 施	開設場所	相談方式			電話番号、相談日及び時間など（変更となることがあります）
		電話	面接	メール	
千葉市	千葉市不妊専門相談センター （電話相談）千葉市助産師会・（面接相談） 千葉市保健所（健康支援課）	○	○	×	木曜日 15:30 ～ 20:00（最終受付 19:30）☎ 090-6307-1122 年 15 回（電話で要予約、開催日等詳細はお問い合わせください）助産師による電話相談　☎ 043-238-9925
船橋市	不妊・不育専門相談 船橋市保健所（地域保健課）	○	○	×	医師による面接相談　※要予約　☎ 047-409-3274 助産師による面接・電話相談（要予約）☎ 047-409-3274
東京都	不妊・不育ホットライン	○	×	×	毎週火曜日　10:00 ～ 19:00、毎月１回土曜日　10:00 ～ 16:00　☎ 03-3235-7455
八王子市＊	八王子市保健所＊	○	○	×	月～金曜日　9:00 ～ 16:30　保健師による電話相談　☎ 042-645-5162
神奈川県	神奈川県不妊・不育専門相談センター	○	○	×	毎月２～３回　9:00 ～ 11:30　助産師による電話相談　☎ 0463-34-6717 毎月２～３回　14:00 ～ 16:00　医師・臨床心理士等面接相談 ※要予約　☎ 045-210-4786 神奈川県健康増進課　8:30 ～ 17:15(来所または Zoom)
横浜市	横浜市立大学附属市民総合医療センター	×	○	×	月２～３回　水曜日　16:00 ～ 17:00　女性の不妊相談 年９回　月曜日　14:30 ～ 15:00　不育相談 年３回　水曜日　16:00 ～ 17:00　男性の不妊相談 / 夫婦相談 ※全て要予約　☎ 045-671-3874　8:45 ～ 17:00（こども青少年局地域子育て支援課）
	済生会横浜市東部病院	×	○	×	毎月第３水曜日　9:30 ～ 10:30　公認心理師による心理相談 ※要予約　☎ 045-671-3874　8:45 ～ 17:00（こども青少年局地域子育て支援課）
	一般社団法人横浜市助産師会	×	○	×	毎月第１・第３土曜日　14:00 ～ 17:00　助産師による電話相談☎ 045-534-8108
	横浜市不妊専門相談センター	○	×	×	年３回　オンラインによるピアサポート 開催日約１か月前から web 予約　URL:https://www.city.yokohama.lg.jp/kurashi/kosodate-kyoiku/oyakokenko/teate/josei/peer-support.html
川崎市	川崎市ナーシングセンター（川崎市不妊・不育専門相談センター）	×	○	×	月１回土曜日　9:30 ～ 16:30 受付　※全て要予約　☎ 044-711-3995　面接相談 9:30 ～ 11:30
相模原市	妊活サポート相談（不妊・不育専門相談） ウェルネスさがみはら	○	○	×	毎月第２火曜日　9:00 ～ 11:30　電話相談　☎ 042-769-8345（相模原市こども家庭課） 月１回　13:00 ～ 15:30　※要予約　メール受付 kodomokatei@city.sagamihara.kanagawa.jp
横須賀市	横須賀市不妊・不育専門相談センター （地域健康課内）	○	○	○	月～金曜日　8:30 ～ 17:00　電話相談　☎ 046-822-9818 月１回程度　医師による面接相談　※要予約 メール相談 :chaw-cfr@city.yokosuka.kanagawa.jp

中部・東海地方

新潟県	新潟大学医歯学総合病院	○	○	○	火曜日　15:00 ～ 17:00　電話相談　面接相談　※要予約 平日 10:00 ～ 16:00　☎ 025-225-2184 メール相談 :sodan@med.niigata-u.ac.jp
富山県	富山県女性健康相談センター・ 富山県不妊専門相談センター	○	○	×	火、木、土曜日　9:00 ～ 13:00　水、金曜日　14:00 ～ 18:00　電話相談　☎ 076-482-3033 火、木、土曜日 14:00 ～ 18:00　水、金曜日　9:00 ～ 13:00　面接相談　※要予約
石川県	石川県不妊相談センター	○	○	○	月～土曜日　9:30 ～ 12:30　火曜日　18:00 ～ 21:00　助産師による（電話・面接・メール） 年４回　14:00 ～ 16:00　＜泌尿器科医師による男性不妊専門 面接相談＞ ※面接要予約　☎ 076-237-1871　メール相談 :funin@pref.ishikawa.lg.jp
福井県＊	助産師による助女性の健康相談 福井県看護協会＊	○	○	○	月・水曜日　13:30 ～ 16:00　電話相談　☎ 0776-54-0080 水曜日　16:00 ～ 17:00、毎月第２火　15:00 ～ 16:00　医師による面接相談　※要予約 水曜日　13:30 ～ 16:00　助産師による面接相談　※要予約 メール相談：jkenkou@kango-fukui.com
山梨県	不妊（不育）専門相談センター ルピナス 山梨県福祉プラザ３階	○	○	○	水曜日　15:00 ～ 19:00　助産師による電話相談　☎ 055-254-2001 第２、第４水曜日　15:00 ～ 19:00　専門医師、心理カウンセラーによる面接相談　※要予約 メール相談 :kosodate@pref.yamanashi.lg.jp
長野県	野県不妊・不育専門相談センター 長野県看護協会会館 ((公社) 長野県看護協会内)	○	○	○	火・木曜日　10:00 ～ 16:00　毎週土曜日　13:00 ～ 16:00　電話相談　☎ 0263-35-1012 ／不妊相談コーディネーターによる面接相談　※要予約 / 電話相談日 第４木曜日　13:30 ～ 16:00　産婦人科医師による面接相談　※要予約 / 電話相談日 メール相談 :funin@nursen.or.jp
長野市	長野市保健所	○	○	×	平日 8:30 ～ 17:00　保健師による電話相談　☎ 026-226-9963 毎月第３水曜日　13:00 ～ 16:00　不妊カウンセラーによる面接相談　※要予約
岐阜県	岐阜県不妊・不育症相談センター （岐阜県健康科学センター内）	○	○	○	月・金曜日　10:00 ～ 12:00　13:00 ～ 16:00　電話相談　☎ 058-389-8258　※面接要予約 メール相談 :c11223a@pref.gifu.lg.jp
静岡県	静岡県不妊・不育専門相談センター （一般社団法人静岡県助産師会内）	○	○	×	火曜日　10:00 ～ 19:00　木・土曜日　10:00 ～ 15:00　☎ 080-3636-3229 年数回（開設日は電話でお問い合わせください）医師による面接相談　※要予約 問い合わせ先：静岡県庁こども家庭課　☎ 054-221-3309
浜松市	健康増進課	×	○	×	開催日等詳細はお問合せください　医師による面接相談　※要予約 ☎ 053-453-6188　はままつ女性の健康相談　月～金曜日　13:00 ～ 16:00
愛知県	愛知県不妊・不育専門相談センター名古屋大学医学部附属病院	○	○	○	月曜日 10:00 ～ 14:00　木曜日 10:00 ～ 13:00、第３水曜日 18:00 ～ 21:00 電話相談　☎ 052-741-7830 火曜日 16:00 ～ 17:30　医師による面接相談　※要予約 第１・３月曜日 14:30 ～ 15:30、第２・４木曜日 13:30 ～ 14:30 カウンセラーによる面接相談　※要予約 メール相談 :http://www.med.nagoya-u.ac.jp/obgy/afsc/aichi/
名古屋市	名古屋市立大学病院内	○	×	×	火曜日　12:00 ～ 15:00　金曜日　9:00 ～ 12:00　☎ 052-851-4874
豊田市	豊田市役所	×	○	×	広報とよた・市ホームページに日時を掲載　不妊症看護認定看護師による面接相談　☎ 0565-34-6636
豊橋市	豊橋市不妊・不育専門相談センター （豊橋市保健所こども保健課内）	○	○	×	月～金曜日　8:30 ～ 17:15　予約不要、随時相談可　☎ 0532-39-9160
岡崎市	岡崎市保健所	×	○	×	毎月第４金曜日の午後　※２日前までの事前予約必要　☎ 0564-23-6084
一宮市	一宮市保健所	×	○	×	毎月第４金曜日　14:00 ～ 16:00　※要予約　☎ 0586-52-3858
三重県	三重県不妊専門相談センター （三重県立看護大学内）	○	○	×	相談専用ダイヤル　☎ 059-211-0041 火曜日 10:00 ～ 20:00　電話相談　☎ 059-211-0041 火曜日 14:00 ～ 16:00　面接相談　※要予約

＊は国庫補助を受けず、自治体単独で実施している事業

近畿地方

実 施	開設場所	相談方式			電話番号、相談日及び時間など（変更となることがあります）
		電話	面接	メール	
滋賀県	滋賀県不妊専門相談センター （滋賀医科大学附属病院内）	○	○	○	月～金曜日　9:00 ～ 16:00 電話相談 ☎ 077-548-9083 面接相談 ※要予約 日程は電話にて応相談 メール相談フォーム : http://www.sumsog.jp/consulting-a-doctor/advice-for-sterility
大津市	大津市総合保健センター内	○	○	×	平日 10:00 ～ 16:00 ☎ 077-528-2748 ※要予約
京都府	きょうと子育てピアサポートセンター	○	○	×	妊娠出産・不妊ほっとコール 月～金曜日 9:15 ～ 13:15、14:00 ～ 16:00 ☎ 075-692-3449 電話相談 予約不要 / 面接相談 要予約 仕事と不妊治療の両立支援コール 月～金曜日　9:00 ～ 21:00 ☎ 075-692-3467（ホームページから要予約） 毎月 第 1 金曜日 9:15 ～ 13:15 （面接相談 要予約）
京都市	京都府助産師会（京都府助産師会館）	×	○	○	助産師による面接相談・交流会　要予約　受付　☎ 075-841-1521（月～金曜日 10:00 ～ 15:00） 相談日　第 1 木曜日・第 3 土曜日　14:00 ～ 16:00（7、9 月は第 1 木曜日のみ、11 月は実施なし） すずらん交流会　11 月 19 日　14:00 ～ 16:10（オンライン形式） 匿名メール相談「妊娠ホッとナビ」https:www.ninshin-hotnavi.com/
大阪府・ 大阪市	おおさか不妊専門相談センター （ドーンセンター）	○	○	×	☎ 06-6910-8655（電話相談専用）　☎ 06-6910-1310（面接相談予約電話） 電話相談　第 1・3 水曜日 10:00 ～ 19:00　第 2・4 水曜日 10:00 ～ 16:00　第 1 ～ 4 金曜日 10:00 ～ 16:00　第 4 土曜日 13:00 ～ 16:00 （第 5 水曜日、第 5 金曜日、平日の祝日は除く） 面接相談　第 4 土曜日 14:00 ～ 17:00（30 分 /4 組）　※要予約 火～金曜日 13:30 ～ 18:00 18:45 ～ 21:00 、土・日曜日 9:30 ～ 13:00 13:45 ～ 18:00
豊中市＊	中部保健センター＊	○	○	×	不妊症・不育症専門相談　婦人科医師によるオンライン専門相談（※要予約） 豊中市ホームページ参照 保健師や助産師による相談　月～金曜日 9:00 ～ 17:00 ☎ 06-6858-2293
堺市	堺市役所等	×	○	×	助産師・不妊カウンセラーによる面接相談 （要予約）各保健センター受付 相談日時　月 1 回（第 4 木曜日　相談時間 45 分間）13:00 ～ 16:00 日時変更されることもあり
兵庫県	兵庫県立男女共同参画センター （神戸クリスタルタワー 7 階）	○	○	×	不妊・不育専門相談 電話相談　☎ 078-360-1388　第 1、3 土曜日 10:00 ～ 16:00 助産師（不妊症看護認定看護師） 面接相談（完全予約制予約専用　☎ 078-362-3250） 第 2 土曜日 14:00 ～ 17:00 助産師（不妊症看護認定看護師） 第 4 水曜日 14:00 ～ 17:00 産婦人科医師
	兵庫医科大学病院内	×	○	×	不妊・不育専門相談　面接相談（完全予約制 ☎ 078-362-3250） 第 1 火曜日 14:00 ～ 15:00 産婦人科医師（5 月、8 月及び 1 月は除く）
	男性不妊専門相談 : 神戸市内	○	○	×	電話相談 ☎ 078-360-1388 第 1、3 土曜日 10:00 ～ 16:00 助産師（不妊症看護認定看護師） 面接相談（完全予約制）予約専用 ☎ 078-362-3250 第 1 水曜日 15:00 ～ 17:00 泌尿器科医師　第 2 土曜日 14:00 ～ 17:00 助産師（不妊症看護認定看護師）
	巡回相談会 : 兵庫県内	×	○	×	完全予約制 ☎ 078-362-3250　原則 年 2 回 13:30 ～ 16:30（講話含む）産婦人科医師
明石市	あかし保健所	×	○	×	毎月第 4 水曜日 13:30 ～ 16:30（一人 1 時間まで）予約受付 ☎ 078-918-5414（保健総務課） （広報あかしに日時を掲載）市の委託保健師による面接相談（不育症相談窓口を兼ねる）
奈良県	奈良県不妊専門相談センター 奈良県医師会館内	○	○	×	金曜日 13:00 ～ 16:00　電話相談（助産師）☎ 0744-22-0311 毎月第 2 金曜日 13:00 ～ 16:00　面接相談（産婦人科医師）要予約
和歌山県	県内 3 保健所（岩出、湯浅、田辺）	○	○	○	相談受付（予約兼用）岩出 ☎ 0736-61-0049　湯浅 ☎ 0737-64-1294　田辺 ☎ 0739-26-7952 電話相談　月～金曜日 9:00 ～ 17:45（保健師）　面接相談 （医師）要予約 メール相談 :e0412004@pref.wakayama.lg.jp
和歌山市＊	和歌山市保健所 地域保健課＊	○	○	×	月～金　8:30 ～ 17:15 ☎ 073-488-5120　保健師による電話相談 医師による面接相談（予約制）　毎月第 1 水曜日 13:00 ～ 15:15

中国地方

鳥取県・ 鳥取市	鳥取県東部不妊専門相談センター はぐてらす （鳥取県立中央病院内）	○	○	○	火・金・土曜日 8:30 ～ 17:00　☎ 0857-26-2271 水・木曜日 13:00 ～ 17:00（電話のみ）　※面接要予約 メール相談 :funinsoudan@pref.tottori.lg.jp　FAX 相談： 0857-29-3227
	鳥取県西部不妊専門相談センター はぐてらす （イオンモール日吉津店内）	○	○	○	10:00 ～ 19:00（年末年始を除き年中無休）☎ 0120-0874-15 メール相談 :info@hug-terrace.com ZOOM による遠隔相談も行っています。（要予約）
鳥取市	鳥取県東部不妊専門相談センター はぐてらす （鳥取県立中央病院内）	○	○	○	火・金・土曜日 8:30 ～ 17:00　☎ 0857-26-2271 水・木曜日 13:00 ～ 17:00（電話のみ）　※面接要予約 メール相談 :funinsoudan@pref.tottori.lg.jp　FAX 相談： 0857-29-3227
島根県	しまね妊娠・出産相談センター （島根大学医学部附属病院）	○	○	○	月•火・水・金・土曜日　10:00 ～ 16:00　電話相談　☎ 070-6690-5848 面接　※要予約　☎ 070-6690-5848 メール相談 :shimanesoudan@med.shimane-u.ac.jp
岡山県	岡山県不妊専門相談センター 「不妊、不育とこころの相談室」 （岡山大学病院内）	○	○	○	月・水・金曜日 13:00 ～ 17:00 毎月 第 1 土・日曜日 10:00 ～ 13:00　電話／面接　※面接相談は要予約　☎ 086-235-6542 メール相談 :funin@cc.okayama-u.ac.jp オンライン相談　funin@cc.okayama-u.ac.jp　または☎ 086-235-6542
広島県	広島県不妊専門相談センター	○	○	○	月・木・土曜日　10:00 ～ 12:30　火・水・金曜日 15:00 ～ 17:30　☎ 082-870-5445 金曜日　15:00 ～ 17:00　助産師による面接相談　※要予約 月 1 回　心理士による面接相談　※要予約 予約申込・詳細は :https://www.pref.hiroshima.lg.jp/soshiki/248/funinsenmonsoudan.html ※ FAX 相談・メール相談／原則 1 週間以内に返信
山口県	女性のなやみ相談室 （山口県立総合医療センター）	○	○	○	9:30 ～ 16:00　保健師又は助産師　電話相談　☎ 0835-22-8803 第 1・第 3 月曜日　14:00 ～ 16:00　臨床心理士による面接相談　☎ 0835-22-8803 産婦人科医師による面接相談　※要予約　☎ 0835-22-8803 メール相談 :nayam119@ymghp.jp
下関市	下関市役所	○	○	×	産婦人科医師・泌尿器科医師・臨床心理士による専門相談　※要予約 詳細は、URL:　https://www.city.shimonoseki.lg.jp/www/contents/1133251371142/index_k.html 保健師による一般相談　☎ 083-231-1447 下関市保健部健康推進課

四国地方

実 施	開設場所	相談方式 電話	相談方式 面接	相談方式 メール	電話番号、相談日及び時間など（変更となることがあります）
徳島県	徳島県不妊・不育相談室 （徳島大学病院）	×	○	×	月・金曜日 15:00 ～ 16:00、16:00 ～ 17:00　火～木曜日 15:00 ～ 16:00 ※要予約　月曜日、木曜日　14:00 ～ 16:00　☎ 088-633-7227
香川県	不妊・不育症相談センター （(公社）香川県看護協会）	○	○	○	専用ダイヤル　☎ 087-816-1085（相談と予約） 月～金曜日　10:00 ～ 16:00　電話相談 月１～２回　専門医による面接相談　※要予約 月２回　13:30 ～ 16:00　心理カウンセラーによる面接相談　※要予約 メール相談：サイト内フォームより　https://www.pref.kagawa.lg.jp/kosodate/baby/index.html
愛媛県	愛媛県不妊専門相談センター （愛媛大学医学部附属病院内）	○	○	○	水曜日　13:00 ～ 16:30　電話相談　☎ 080-7028-9836 水曜日　面接相談、随時　メール相談　※要予約 / ホームページ上の専用フォーム使用
愛媛県	休日不妊相談ダイヤル （愛媛助産師会）	○	×	×	土曜日　13:00 ～ 17:00　☎ 080-4359-8187
松山市	松山市不妊専門相談センター 松山市保健所　健康づくり推進課	○	○	×	平日 8:30 ～ 17:15　☎ 089-911-1870
高知県	高知県・高知市病院企業団立高知医療センター内 「ここから相談室」	○	○	×	水曜日、毎月第３土曜日 9:00 ～ 12:00　電話相談　☎ 088-837-3704 毎月第１水曜日 13:00 ～ 16:20　面接相談 ※要予約 / 水曜日、毎月第３土曜日 9:00 ～ 12:00 ７月・10 月・１月に男性不妊専門相談予定　※要予約 予約専用アドレス :kokokara@khsc.or.jp

九州・沖縄地方

福岡県	不妊専門相談センター 県内３保健福祉環境事務所 （宗像・遠賀、嘉穂・鞍手、北筑後）	○	○	×	月～金曜日　8:30 ～ 17:15　電話相談　※面接相談は要予約 宗像・遠賀保健福祉環境事務所　☎ 0940-37-4070 …… 第２木曜日 13:00 ～ 16:00 嘉穂・鞍手保健福祉環境事務所　☎ 0948-29-0277 …… 第１水曜日 13:30 ～ 16:30 北筑後保健福祉環境事務所　☎ 0946-22-4211 ………… 偶数月の第３金曜日 13:30 ～ 16:30
北九州市	小倉北区役所健康相談コーナー内	○	○	×	月～金曜日　9:00 ～ 12:00　13:00 ～ 17:00　電話相談・助産師による面接相談　☎ 093-571-2305 月１回　医師による面接相談　※要予約
福岡市	福岡市不妊専門相談センター	○	○	×	月、火、木曜日　10:00 ～ 18:00　水、金曜日　13:00 ～ 19:00 第２・４土曜日　13:00 ～ 17:00　不妊カウンセラーによる面接相談　※要予約　☎ 080-3986-8872
福岡市	各区保健福祉センター健康課	○	○	×	助産師による面接相談　※要予約　☎ 各区保健福祉センター健康課
佐賀県	不妊・不育専門相談センター 佐賀中部保健福祉事務所（専門相談）	○	○	×	月～金曜日　9:00 ～ 17:00　☎ 0952-33-2298 第３水曜日　15:00 ～ 17:00　専門医・カウンセラー面接相談　※要予約 月～金曜日　9:00 ～ 17:00　保健師面接相談
佐賀県	各保健福祉事務所（一般相談）	○	○	×	月～金曜日　9:00 ～ 17:00　電話 / 面接相談　（面接相談は要事前連絡） 鳥栖　☎ 0942-83-2172　伊万里　☎ 0955-23-2102　唐津　☎ 0955-73-4228　杵藤　☎ 0954-23-3174
長崎県	各保健所	○	○	×	月曜日～金曜日　9:00 ～ 17:45　電話／面接相談 西彼保健所 ☎ 095-856-5159　県央保健所 ☎ 0957-26-3306 県南保健所 ☎ 0957-62-3289　県北保健所 ☎ 0950-57-3933 五島保健所 ☎ 0959-72-3125　上五島保健所 ☎ 0959-42-1121 壱岐保健所 ☎ 0920-47-0260　対馬保健所 ☎ 0920-52-0166
熊本県	熊本県女性相談センター	○	○	×	月～土曜日　9:00 ～ 20:00　電話相談　☎ 096-381-4340 第４金曜　14:00 ～ 16:00　産婦人科医師による面接相談　※要予約　☎ 096-381-4340
大分県・大分市	おおいた不妊・不育相談センター "hopeful" （大分大学医学部附属病院）	○	○	○	☎ 080-1542-3268（携帯） 火曜日～金曜日　12:00 ～ 20:00、土曜日　12:00 ～ 18:00　電話相談 随時　不妊カウンセラー（専任助産師）による面接相談 週１回　医師による面接相談 月２回　臨床心理士による面接相談 月２回　胚培養士による面接相談　※面接相談は要予約 メール相談 :hopeful@oita-u.ac.jp
宮崎県	不妊専門相談センター「ウイング」 （宮崎県中央保健所内）	○	○	×	月～金曜日　9:30 ～ 15:30　☎ 0985-22-1018（専用）　※面接は要予約
鹿児島県	鹿児島大学病院（専門相談）	○	×	○	月・金曜日　15:00 ～ 17:00　電話相談　☎ 099-275-6839 メール相談 :funin@pref.kagoshima.lg.jp
鹿児島県	各保健所（一般相談）	○	○	×	月～金曜日　8:30 ～ 17:15　電話相談／面接相談 指宿保健所 ☎ 0993-23-3854　志布志保健所 ☎ 099-472-1021　加世田保健所 ☎ 0993-53-2315 鹿屋保健所 ☎ 0994-52-2105　伊集院保健所 ☎ 099-273-2332　西之表保健所 ☎ 0997-22-0012 川薩保健所 ☎ 0996-23-3165　屋久島保健所 ☎ 0997-46-2024　出水保健所 ☎ 0996-62-1636 名瀬保健所 ☎ 0997-52-5411　大口保健所 ☎ 0995-23-5103　徳之島保健所 ☎ 0997-82-0149 始良保健所 ☎ 0995-44-7953
鹿児島市	不妊専門相談センター （鹿児島母子保健課）	○	○	○	水曜日　10:00 ～ 17:00　☎ 099-216-1485(鹿児島市母子保健課内）　※面接相談は要予約 メール相談 :boshihoken@city.kagoshima.lg.jp
沖縄県	不妊・不育専門相談センター （沖縄県看護研修センター内）	○	○	○	水・木・金曜日　13:30 ～ 16:30　電話相談　☎ 098-888-1176（直通） 月１～３回　13:30 ～ 16:30　面接相談　☎ 098-888-1176（直通）　※要予約 メール相談 :woman.h@oki-kango.or.jp

＊は国庫補助を受けず、自治体単独で実施している事業

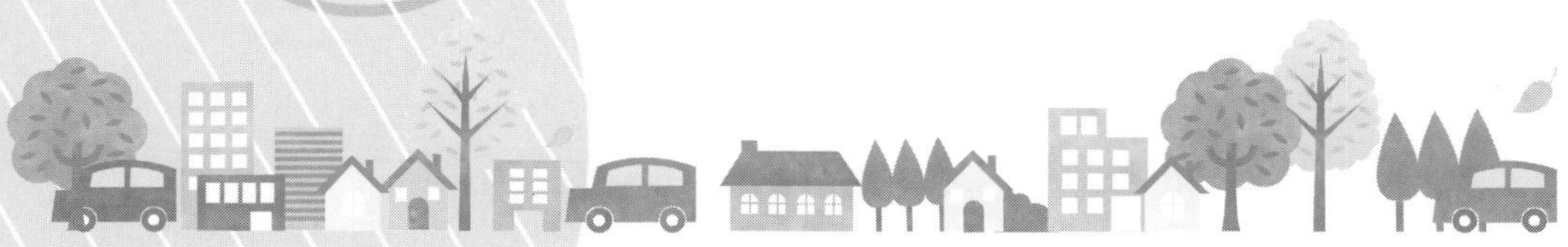

〔 編集後記 〕

不妊治療が保険適用されるようになり、同時に自由診療で行われていたオプション的な診療も、内容に応じて先進医療として認められました。今回は、その先進医療を取り上げてみました。先進医療は全額自己負担になりますが、保険診療と併行して受けることができます。現状の保険診療にプラスして妊娠への効果を高めたい時に、患者さんが適応内で選んで受けることができ、より自分に合った治療を受けることができるでしょう。

特集では、先進医療それぞれを紹介しました。まずは、どのようなものがあるかを知って、あなたの治療の参考にしてください。

代表　谷高哲也

不妊治療の話題の記事サイト

funin.clinic

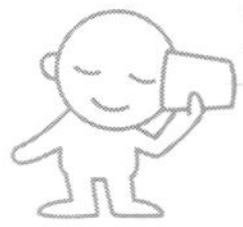

不妊治療の先生に聞いてみた！

不妊治療を専門にしている先生方などに、いろいろな話題をお聞きして記事発表しているサイトをオープンしました。記事だけをシンプルにまとめてタグづけしてありますので、是非ご覧ください。

i-wish ママになりたい　次号のご案内

vol.72

妊娠しやすい体づくり 2023

〔 特集 〕

知っておきたい女性の体と妊娠メカニズム
知っておきたい自然妊娠と不妊治療の違い
精子と卵子によい生活習慣と栄養
子宮内環境を整えよう
夫婦・カップルの心の準備　　などを予定

〔 不妊治療 最前線 〕

★ ドクター・インタビュー

〔 連載 〕

培養室からこんにちは！
ママなり応援レシピ
相談コーナー　ママなり談話室

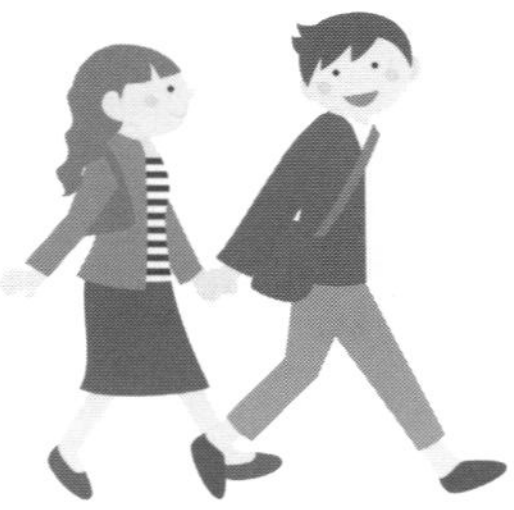

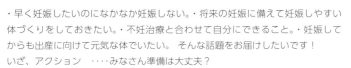

〔 そのほか 〕

★ 全国不妊治療施設一覧
★ 不妊相談センター一覧　ほか

・早く妊娠したいのになかなか妊娠しない。・将来の妊娠に備えて妊娠しやすい体づくりをしておきたい。・不妊治療と合わせて自分にできること。・妊娠してからも出産に向けて元気な体でいたい。 そんな話題をお届けしたいです！
いざ、アクション　‥‥みなさん準備は大丈夫？

発売予定　　2023 年 9 月

内容は、変更になることがあります。

i-wish... ママになりたい

不妊治療と先進医療

発行日	｜	2023 年 6 月 30 日
発行人	｜	谷高　哲也
構成 & 編集	｜	不妊治療情報センター・funin.info
発行所	｜	株式会社シオン　電話 03-3397-5877 〒 167- 0042 東京都杉並区西荻北 2-3-9 グランピア西荻窪 6 F
発売所	｜	丸善出版株式会社　電話 03-3512-3256 〒 101- 0051 東京都千代田区神田神保町 2-17 神田神保町ビル 6F
印刷・製本	｜	シナノ印刷株式会社

ISBN978-4-903598-87-1

© Cion Corporation 2023

本書の内容の一部あるいは全体を無断で複写複製することは制作者の権利侵害になりますので、あらかじめシオン宛に許諾を得てください。

i-wish ママになりたい は、どこで買えるの？

i-wish ママになりたい は、年に 4 回発行しております。
全国の書店やインターネット書店などでお買い求めいただけます。

★ i-wish ショップ 楽天市場店
https://www.rakuten.co.jp/i-wishshop/